医疗健康信息化建设实践与案例分析

主　审　席立锁

主　编　来勇臣　陆　晨

副主编　赵　宁　胡　鑫　鲍玉荣
　　　　王　颖　周　邮　叶　欣

编　者　（按姓氏笔画排序）

王　燕	克拉玛依市卫生健康委	陆　晨	新疆医科大学第一附属医院
王　颖	北京老年医院		
王婷婷	北京师范大学第二附属中学	周　邮	中山大学附属第六医院
		郑巧珠	厦门智业软件股份有限公司
叶　欣	梅州市人民医院		
闫晋红	天津市社区卫生协会	赵　宁	中国健康促进基金会
许　中	厦门大学附属第一医院	郝　珺	中国健康保障实验室
来勇臣	中国医学装备协会远程医疗与信息技术分会	胡　鑫	贵阳市第二人民医院
		黄美欣	中国健康促进基金会
时利民	山东泰山慢病互联网医院	章　沅	杭州医学院信息工程学院
张慧杰	中国人民解放军空军特色医学中心	鲍玉荣	解放军总医院第二医学中心

人民卫生出版社

·北京·

图书在版编目（CIP）数据

医疗健康信息化建设实践与案例分析 / 来勇臣，陆晨主编 . -- 北京 ：人民卫生出版社，2024. 9. -- ISBN 978-7-117-36884-1

I. R199.2

中国国家版本馆 CIP 数据核字第 2024WJ4505 号

人卫智网	www.ipmph.com	医学教育、学术、考试、健康，购书智慧智能综合服务平台
人卫官网	www.pmph.com	人卫官方资讯发布平台

医疗健康信息化建设实践与案例分析

Yiliao Jiankang Xinxihua Jianshe Shijian yu Anli Fenxi

主　　编：来勇臣　陆　晨
出版发行：人民卫生出版社（中继线 010-59780011）
地　　址：北京市朝阳区潘家园南里 19 号
邮　　编：100021
E - mail：pmph @ pmph.com
购书热线：010-59787592　010-59787584　010-65264830
印　　刷：三河市君旺印务有限公司
经　　销：新华书店
开　　本：787×1092　1/16　　印张：18　　插页：4
字　　数：438 千字
版　　次：2024 年 9 月第 1 版
印　　次：2024 年 10 月第 1 次印刷
标准书号：ISBN 978-7-117-36884-1
定　　价：75.00 元

打击盗版举报电话：010-59787491　E-mail：WQ @ pmph.com
质量问题联系电话：010-59787234　E-mail：zhiliang @ pmph.com
数字融合服务电话：4001118166　E-mail：zengzhi @ pmph.com

主 审 简 介

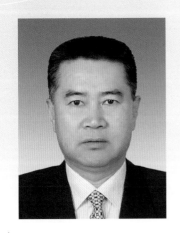

席立锁

中国健康促进基金会副理事长兼秘书长,中央军委后勤保障部卫生局原副局长兼军委保健委员会办公室主任,中国人民解放军原总后勤部卫生部保健局局长,中央军委保健委员会第三届专家组秘书长,《中华保健医学杂志》编委会副主任,主编《自我保健随身行》等8部图书,从事医疗卫生和卫生事业管理、医疗保健工作30余年,两次荣获中央保健工作先进个人称号。

主 编 简 介

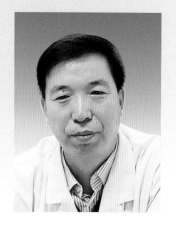

来勇臣，现任中国医学装备协会远程医疗与信息技术分会常务委员兼学术部部长，中国卫生信息学会健康大数据专业委员会常委，中国医院协会医共体分会委员等学术团体职务。2015—2017 年担任国家信息中心中国智慧城市发展研究中心西北分中心特约研究员。

2015 年参与由中国医院协会信息管理专业委员会、《中国数字医学》杂志社主编的《中国医院信息化 30 年》；主编《实用远程医疗技术规范及标准》《实用远程医疗技术示范与推广》《医联体信息化建设实践与典型案例》等图书。在国家核心学术期刊《中国数字医学》《中华医院管理》杂志发表论文 16 篇。

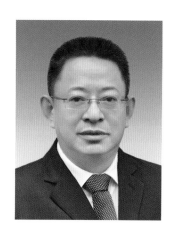

陆晨，医学博士、二级教授、主任医师、研究员、博士生导师、国务院政府特殊津贴专家、国家卫生健康突出贡献中青年专家、新疆有突出贡献优秀专家、中国医师奖获得者、新疆优秀归国留学人员，新疆医科大学第一附属医院/第一临床医学院院长。

现任中国研究型医院学会整合医学专业委员会主任委员、中华医学会理事、中华医学会肾病分会委员、中国医师协会肾脏内科医师分会常委、新疆医学会副会长、新疆医学会肾脏病专业委员会主任委员和新疆医院协会血液净化管理专业委员会主任委员。

主持国家自然科学基金和新疆重大科技专项等课题或项目 31 项，以第一完成人身份获华夏医学奖、中国研究型学会奖、新疆维吾尔自治区科学技术奖等各类奖项 23 项。以第一作者或通信作者发表学术论文 219 篇（其中 SCI 论文 22 篇），主编、参编专著 28 部、指南及专家共识 24 部。培养博士和硕士研究生69 名。

副 主 编 简 介

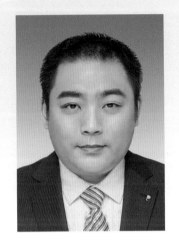

赵宁,原空军远程医学中心主任,空军特色医学中心对外医疗联络部原主任,国内互联网知名医学专家、健康管理学专家,副主任医师、高级健康管理师、高级营养师、国家二级心理咨询师,中国社科院特邀专家。

现任中国健康促进基金会数字发展专项基金秘书长,中国医药教育协会基础与临床科研促进工作委员会常委,数字医疗工作委员会常委;中国卫生信息与医疗健康大数据学会理事,远程医学分会常务委员,名医工作委员会主任;中国医学装备协会远程医疗与信息技术分会常务委员,数据安全学组副组长;中国健康管理协会远程健康专业委员会常务委员,中国心理学会心理学标准与服务管理委员会委员;中国优生优育协会母婴情绪管理专委会专家委员。

在 SCI 及国内核心期刊发表论文 20 余篇,主持和参与国家自然科学基金项目、全军"十一五"专项课题、全军军事医学专项课题等 6 项国家和军队课题研究,参编《临床航空医学进展2010》《中国健康管理与健康产业发展报告 2020》《中国互联网医院发展报告 2021》等著作。

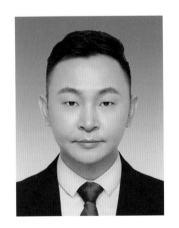

胡鑫,中国南开大学与澳大利亚弗林德斯大学合作办学的医院管理硕士,高级工程师,贵阳市第二人民医院远程医疗中心副主任。

现任中国医学装备协会远程医疗与信息技术分会委员,中国医学装备协会医学信息交互与集成分会(IHE 中国)委员,中国医学装备协会医院物联网分会委员,贵州省远程医疗专家库成员,贵阳市科学技术局"贵阳市科技专家库"专家、贵阳市卫生健康信息化专业专家咨询委员会专家等。

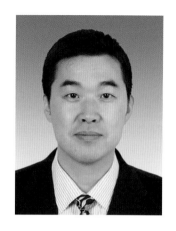

鲍玉荣,博士,解放军总医院第二医学中心质量管理科主任,副主任医师。

担任北京医院协会医院远程医学管理专业委员会主任委员,中国健康管理协会远程健康专业委员会副主任委员兼秘书长,清华大学深圳研究生院医疗服务研究中心受聘专家,《中华医院管理杂志》审稿专家等学术职务。长期从事医院远程医学管理和卫生政策研究工作。主持和参与了国家社科基金项目、国家"863"项目、国家科技支撑计划、国家自然科学基金项目等10余项国家和军队课题的研究。在国内外期刊上发表学术论文40余篇,获各类省部级科技奖项5项。

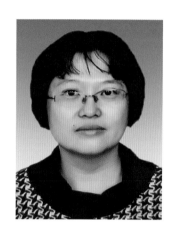

王颖,高级工程师,北京老年医院信息中心主任。负责医院信息化管理工作,从事医疗信息化工作21年,在医院信息化规划与统筹实施推动项目管理方面有丰富的实战经验。

现任北京市卫生信息技术协会电子病历专家委员会常务委员,北京医院协会信息管理专业委员会常务委员,北京卫生技术协会理事会理事,中国人体健康医院信息化管理专家委员会委员,北京市评标专家成员。

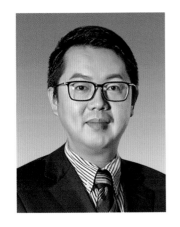

周邮,中山大学附属第六医院数字医院建设处副处长。

现任中国医院协会信息专业委员会委员,中国抗癌协会肿瘤信息化管理专业委员会委员,广东省大数据应用学会医疗信息标准应用专业委员会副主任委员,广东省卫生信息网络协会胃肠疾病智慧应用分会副会长,广东省云计算应用协会医智云协同创新中心副主任委员,广东省医院协会医院信息化专业委员会常务委员。

主持和参与国家、省、市及校级课题6项,参与编写省级医疗信息化行业标准6项。在国家核心期刊发表论文1篇。荣获2023年度广东省医疗云创新人物奖、2023年第一届全国数字健康创新应用大赛医学人工智能主题赛优胜奖、2023年第一届全国数字健康创新应用大赛健康医疗大数据主题赛优胜奖、2023年智慧医疗创新大赛全国总决赛三等奖、2023年中国医院管理奖智慧医院区域优秀奖、2023年数字健康创新大会暨第六届智慧医疗创新大赛全国总决赛三等奖、2021年第二届中国医院绩效大会绩效改革杰出实践医院奖。

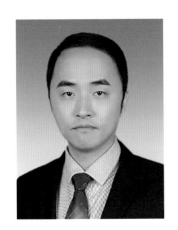

叶欣,梅州市人民医院信息科科长兼数据中心主任。现任广东省医院协会信息化专业委员会副主任委员,梅州市医疗信息协会主任委员,广东省医院协会互联网研究中心研究员,广东省优秀首席信息官。长期从事医院信息化建设工作,在SCI期刊发表论文2篇、国内核心学术期刊发表论文2篇。

序 一

当今社会,信息化技术已成为推动医疗健康等行业发展的重要动力。作为中国健康促进基金会创会理事长,我有幸见证并参与了医疗健康领域的重要发展历程。现代健康管理强调个体化、预防性和全程管理,信息化技术可为此提供强有力的支撑。随着大数据、云计算、物联网、人工智能等在医疗健康领域的广泛应用,信息化建设正深刻改变着人民群众的生活和工作方式,不仅带来了医疗服务质量和效率的提升,还为患者带来了更为便捷和个性化的健康管理体验。《医疗健康信息化建设实践与案例分析》一书,作为中国健康促进基金会重点支持的出版项目,正是围绕这一主题为读者展现了医疗健康信息化建设的最新成果和未来发展趋势。这不仅是一部学术著作,更是一部深入实际、贴近应用的实践指南。该书具有以下 3 个显著特点。

一是严谨。本书的严谨性体现在其深入的理论研究和扎实的实践基础上。作者团队对医疗健康信息化建设理论进行了全面而深入地阐述,确保了本书的理论根基坚实可靠。同时,作者团队还对我国医疗健康信息化建设的政策、法规、标准等进行了系统梳理,为读者提供了翔实而全面的政策背景。

二是实用。这是本书最大的亮点之一。书中不仅有大量的实践案例,还有对各种实践应用的细致分析和解读。特别针对健康管理中的慢性疾病、心理、中医养生、体格检查等亚专科分支以及学校、企业、社区等应用场景,无论对医疗机构、健康管理机构,还是对相关企业,本书都能提供极具操作性的指导意见。通过阅读本书,读者不仅可以了解医疗健康信息化建设的发展现状,还能获得在实际操作中解决问题的方法和技巧。

三是创新。创新是推动发展的第一动力。本书不仅介绍了传统的医疗健康信息化建设情况,还引入了许多新颖的理念、模式和技术,如人工智能在医疗健康领域的应用、"健康之家"家庭健康管理平台应用、"三师共管"慢病健康管理新模式、"家校社协同"青少年心理健康模式等。这些内容可为读者提供新的视角和思考方式,有助于推动医疗健康信息化建设的发展。

本书的编写得到了众多专家和学者的支持与帮助。在此,非常感谢所有参与编写和提供案例的单位与个人,他们的辛勤付出使这本书得以呈现给广大读者。我相信这本书出版后,一定能为医疗健康信息化建设注入新的活力,引领更多的创新和实践,也希望本书能够成为医疗健康行业的一本经典之作,为推动我国医疗健康事业发展作出重要贡献。

中国人民解放军原总后勤部卫生部部长
中国健康促进基金会创会理事长　　白书忠

2024 年 1 月

序 二

在信息化浪潮席卷全球的今天,医疗健康信息化建设正在深刻改变着医疗健康服务的运作模式,已成为提升医疗质量和效率、优化健康管理服务的核心驱动力。

我国已步入人口老龄化社会,慢性疾病发病率逐年上升,传统的医疗健康服务模式已难以满足人们日益增长的健康需求。随着健康管理应用场景的不断拓展,健康管理的理念、方法正在深入人心。医疗健康信息化建设通过大数据、云计算、物联网等技术手段,实现医疗资源优化配置,提高医疗服务质量和效率,极大地推动了健康管理服务的个性化、智能化发展。随着信息化手段不断迭代更新,各类健康数据分析、健康指标监测能力不断提升,各种健康管理服务新理念、新产品、新模式有效推广,有力地促进了健康管理行业的长足发展。在此基础上,来勇臣教授组织国内众多专家和学者精心编写了《医疗健康信息化建设实践与案例分析》一书。

本书的特色在于其理论与实践的紧密结合,从供给、需求到支付三个维度深入剖析了当前医疗健康信息化建设的现状,并为不同场景、不同人群如何利用信息化手段开展优质健康管理服务提出了解决方案。同时,还通过丰富的实践案例,展现了健康管理在医疗健康领域的应用效果。这种理论与实践相结合的方式,使本书更具实用性和可操作性,对相关从业者和决策者具有很高的参考价值。

作为本书的主审,很荣幸为本书作序。本书内容丰富、深入浅出,使我在阅读过程中受益匪浅。我相信,本书的出版,一定能成为医疗健康信息化建设领域的重要参考书,必将为推动我国医疗健康事业发展作出积极贡献。

中国健康促进基金会副理事长兼秘书长

2024 年 1 月

序 三

《"十四五"全民健康信息化规划》为我们指明了方向——在数字化、网络化、智能化的浪潮中，我们正站在卫生健康工作实现质量变革、效率变革、动力变革的关键窗口期。科技的飞速进步，既为医疗健康行业注入了前所未有的活力，也带来了前所未有的挑战。在这样的时代背景下，人民对健康的需求日益旺盛，对医疗服务的期待也随之提升。

每当我看到患者因疾病而痛苦，因烦琐的就医流程而焦虑，我都深感肩上的责任重大。然而，我坚信用心用情做好医院管理，尤其是通过深化医疗健康信息化建设，能为患者提供更加便捷、高效、贴心的医疗健康服务，让他们在就医的道路上感受到更多的关怀与温暖。正是这份坚信，让我毫不犹豫地将提升患者就医体验设定为医院信息化建设的核心目标。经过贵阳市第二人民医院全体职工三年的不懈努力，我们秉持"办人民满意医院"的信念，推动医疗健康信息化服务建设，致力于为患者带来真切可感的改进。这份坚持与付出，收获了显著的成效，不仅提升了患者的就医体验，也为医院赢得了广泛的社会认可和赞誉。

《医疗健康信息化建设实践与案例分析》一书，是众多行业专家和学者的智慧结晶，我院受邀积极参与该书的创作。我始终认为，医院的高质量发展是一个循序渐进的过程，如果医院的管理者能够始终将患者的需求放在心中，那么医院的进步是可以在较短时间内上台阶、见成效的。本书通过深入探讨医疗健康信息化建设的实践及案例，特别是在基础疾病的关口前移，加强基层医疗卫生健康管理服务、做好慢病管理服务等方面，阐述了较为完整的建设思路和方法，旨在为医疗健康行业提供有益的借鉴和启示。

很荣幸为本书作序，衷心希望这本书能够激发更多医院管理者对医疗健康信息化建设的热情，让我们携手共进，用信息化手段提升患者的就医体验，让医疗服务更加人性化、便捷化，让医疗健康事业更好地服务于人民群众。

让我们一起为"办人民满意医院"而努力，为患者的健康和幸福贡献我们的力量！

贵阳市第二人民医院原院长
湖北省鄂州市第三人民医院终身名誉院长

2024 年 1 月

前　言

随着我国小康社会的全面建成以及居民可支配收入的逐步提高,医疗健康管理服务中供给、需求及支付三者之间的关系也发生了改变,具体体现在:一是我国社会各阶层群体对健康管理服务日益增长的需求以及呈现出来的多样性;二是当前我国健康管理服务供给能力的不足与社会各阶层需求之间存在的差距;三是当前依托我国健康消费个体支付能力不足是限制健康产业发展的关键因素。为推动我国健康事业快速发展,需要从扩大健康供给和提升支付能力两方面入手,采取必要措施。同时,逐步培养全民健康的意识,从自觉预防各种疾病的发生及保持良好的健康生活习惯开始,促进全民健康水平的提升。

为贯彻落实健康中国的发展战略,在总结分析国内互联网医疗健康业务开展的基础上,我们组织了近20位专家、学者编写了《医疗健康信息化建设实践与案例分析》一书,该书提出了一系列新的观点与方法。一是通过机制和模式创新来完善现有的健康管理服务体系,释放动能,满足不断增长的健康服务需求;二是利用数字化驱动卫生健康高质量发展,提高医疗卫生机构的健康管理与服务水平;三是通过引导社会资本积极投入到健康产业中来,扩大健康管理与服务供给能力;四是积极引导社会保险机构扩大健康险种,解决当前我国健康管理服务支付能力不足的困境,探索商业健康保险与我国健康管理服务行业融合发展之道,促进我国健康管理服务产业的发展。展望未来,阐述了人们在重视生理健康的同时,也要关注心理健康,构筑"社会-生理-心理"三位一体的健康管理服务模式,满足人类生命健康管理与服务的需要。

科学的健康管理服务机制是医疗健康信息化建设的基础。在总结分析大量的案例中得到启示,提出了围绕智慧健康城市建设,依托区域城市医疗集团,在城市二三级医院联合基层社区卫生服务中心,建立网格化的医疗健康管理服务新机制。在农村围绕智慧健康乡村建设,依托县域医共体,县级医院联合乡镇卫生院和村卫生室,以村为单位建立网格化的健康管理服务新机制。除此之外,详细阐述了老年人健康管理服务、妇幼健康管理服务、中小学生健康成长管理服务、慢性疾病患者的健康管理服务、疾病预防与筛查、健康危险因素预防与干预、心理健康与市域治理、严重精神障碍患者管理等创新机制的研究等。

先进的健康管理服务模式是医疗健康信息化生命的源泉。通过大量案例分析总结出,围绕健康管理师、全科医师、专科医生、专科护士、药师、中医师、营养师、患者和居民等多角色联合起来并参与到健康管理链条中来。利用健康信息化平台连接互动与协同的特点创新医疗健康管理服务模式,为孕产妇、婴幼儿、学龄前儿童、中小学生、老年人、出院患者、慢性疾病患者以及企业职工等人群,提供全生命周期持续动态的线上线下一体化的健康管理与服务模式。

结合创新管理机制与服务模式的研究,利用互联网、物联网等先进技术,通过实践检验,为广大读者总结出了开发各类医疗健康管理服务系统平台的方法和思路,详细阐述了各个健康管理系统所具有的管理与服务内容。诸如互联网医疗健康管理服务系统、健康教育系统、家庭病床护理系统、慢性疾病预防管理系统、妇幼健康管理系统、中小学生健康成长管理系统、老年人健康管理与健康养老管理系统、企事业单位职工健康管理服务系统、医疗健康实时监护系统、慢性疾病管理服务系统、心理健康管理服务系统、精神疾病诊疗服务系统、中医药健康管理服务系统、女性健康管理服务系统、高端健康管理服务系统等。

该书在全国范围内筛选了智慧健康城市、医疗健康管理、互联网医院、老年人健康管理服务、妇幼健康管理服务、慢性疾病健康管理服务等 11 个典型系统项目建设与应用优秀案例,供广大读者借鉴成功的建设经验。

在"十四五"期间,正是我国大力倡导健康管理服务创新时期,该书的出版发行,为从事医疗健康管理服务的广大医务工作者,提供了一份比较全面可借鉴的参考资料。

该书在创作过程中,中国健康促进基金会副理事长兼秘书长席立锁担任主审,亲自为该书把关并指明了方向;中国人民解放军原总后勤部卫生部部长、中国健康促进基金会创会理事长白书忠为本书作序,对本书的内容给予了高度肯定;贵阳市第二人民医院原院长李昆教授也给予了大力支持和帮助。该书会聚了国内一批行业学者和参与各类医疗健康信息化系统开发建设的专家,他们艰辛地付出,才使得该书能顺利出版。在此,向参与该书编写以及在编撰过程中提供支持和帮助的领导和专家学者表示衷心的感谢!

由于作者水平所限,书中难免存在不妥之处,恳请广大读者批评指正!

来勇臣　陆　晨

2024 年 1 月 10 日

目　录

第一章

背　景

第一节　健康管理概述

一、健康管理概念

健康管理是指运用医学、管理学、心理学、环境科学等学科理论技术与方法,对群体和个体健康状况及健康风险因素进行全面检测、评估、干预的全过程,是建立在现代生物医学和信息数字化管理技术基础之上的一门管理科学。从"生物学、心理学、社会学"的角度,实现对个人和群体全面的健康保健与服务。健康管理是对危害个人及群体的健康危险因素、健康功能改变、疾病危险因素等进行全面监测、分析、评估、预测、预防和维护的全过程干预管理的服务方法和服务过程,是以周期性健康体检为基础,以健康信息收集为前提,通过采取综合管理和调理的方法,从社会、心理、环境、营养、运动的角度来对每个人进行全面的健康保障服务。实施健康管理是将被动的疾病治疗变为主动的管理健康,将科学的健康生活方式传递给健康的需求者,帮助并指导人们成功有效地把握与维护自身的健康,以达到预防和控制疾病的发生及降低个人、群体医药费用开支的目的,更加有效地保护和加固人类的健康。

健康管理有广义和狭义之分。狭义的健康管理是指针对个体,对影响健康的危险因素进行检测、评价干预。广义的健康管理是指构建一套完整、科学、现代、多元化的服务体系,在国家层面为人民群众制订一整套完善、系统、科学的健康预防干预计划,预防各类疾病的发生,提升人民的健康素质。

在生理和精神两个层面,健康是指一个人在机体、精神两个层面都处于良好的状态。要求每个人各项生理医学功能指标和精神心理层面的各个量化测评指标均在正常范围,才能称之为健康。从生命个体健康表现形式上来讲,机体脏器无疾病,身体形态发育良好,人体各器官系统具有良好的生理功能,有良好的身体活动能力和劳动能力。健康不仅是躯体没有疾病,还要在心理、心灵、社会道德等层面上保持一个健康状态。因此,现代人的健康内容包括躯体健康、心理健康、心灵健康、社会健康等,健康是每个人的基本权利。

从全生命周期的角度来看,健康管理可分为孕育生命孕产妇健康管理、婴幼儿健康管理、儿童生长发育健康管理、中小学生健康管理、成年人健康管理、老年人健康管理等。从健康管理业务类别角度来看,健康管理可分为慢性疾病健康管理、职业疾病健康管理、心理情绪管理、生活方式管理、体重管理、睡眠管理、情绪压力管理、运动管理等。健康服务包括健康体检、健康评估、健康咨询、健康干预、健康随访、疾病预防、疾病诊疗以及生活环境因素改善等。

二、影响健康的因素

1. 从人类文明的发展历史来看 影响人类健康的因素有很多。①生活环境因素:包括空气质量,饮用水的质量,食物中有害物质的含量,噪声和有害的各种射线、粒子波、电磁波等;②基因遗传因素:部分疾病具有显著的疾病遗传性,通过基因遗传给下一代;③生活方式:饮食规律性、膳食结构、暴饮暴食生活习惯等也对身体健康有较大的影响;④运动方式:运动过量或缺少运动锻炼等也是影响身体健康的因素;⑤超级细菌感染和病毒性传染性疾病传播:可影响人群的健康;⑥精神心理因素:如果心理有障碍或患有某种精神疾病,将对个人的行为产生极大的影响;⑦社会因素:接受对社会一些不良风气的引诱和影响,或者具有违反社会伦理道德行为,都对个人成长和认知表现造成不良后果。

2. 从影响健康的因素分析来看 健康不单纯是一个生理和心理问题,更主要的是一个管理问题。如果受过良好的健康教育并具有良好的生活习惯,保持良好的心理状态,很多疾病是可以避免发生的。如果人类生活环境提高了,空气质量保持在良好的指数范围内,饮用水质量达到标准,人类就会减少很多疾病的发生。如果人的心理保持健康,尊重社会约定俗成的生活道德规范,遵纪守法,作为一个社会正能量的人,社会就会保持和谐状态。对于某些疾病,通过健康管理对诱导疾病发生的危险因素采取干预方式,从而能避免疾病的发生。我们应当重视健康的管理,把影响生理和精神等方面的健康因素有效地管理起来,让生命个体沿着健康正确的轨道前行。

综上所述,健康管理就是对个体和群体进行全面监测、分析评估,提供健康咨询和指导,对危及个体和群体健康的危险因素进行干预的全过程。

三、健康需要持续动态管理与服务

健康不仅是管理问题,还是一个系统管理服务问题。我们从医疗、疾病预防、科学管理及信息技术4个方面审视健康本质和内涵。

1. 从医疗角度看 生命个体从出生到死亡不可避免地患上各类疾病,这些疾病影响到生命个体的时间长短不一。患有疾病的人需要去医院接受医生的诊治服务,各级医疗机构是解决生命个体疾病诊疗的场所,利用各种医学技术手段帮助患者解除病痛折磨、恢复机体健康。从这个角度,健康离不开医疗机构科学的医疗诊治技术。

2. 从疾病预防角度看 健康管理是以个人和群体的健康为中心,针对影响健康的危险因素开展健康风险筛查与评估,提前介入并提供疾病预防干预的保障方案。健康需要做好各种疾病诱发因素的预防和干预,达到减少或避免各类疾病发生的目的。

3. 从科学管理角度看 健康管理属于一种流程式的管理范畴,是健康管理师、专科医生、中医师、营养师等与健康管理相关的角色,运用其相关的生命科学技术理论知识、信息技术等手段,对健康危险因素、人体健康信息进行监测、分析、评估、指导的服务流程,从而达到对人体健康有效管理预防与社会健康资源优化配置的目的。健康是一个全生命周期的系统管理问题,不同年龄阶段采取不同的科学管理措施,有效地提升生命个体或群体的健康质量和时长。

4. 从信息技术角度看 健康离不开现代信息科学技术支撑和管理。通过计算机对健康信息数据的收集、存储、分析和应用,开展健康动态管理服务,为健康管理手段的改进提供了科学化研究的数据资源,提高健康管理的科学性和时效性。充分利用互联网信息化系统平台技术,连接居民与医疗卫生业务人员,实现多角色协同管理服务,有效提升健康管理服务人员的工作效率。

第二节 健康中国战略与行动部署

一、健康中国战略

健康中国是 2017 年 10 月 18 日习近平总书记在党的十九大报告中提出的发展战略。人民健康是民族昌盛和国家富强的重要标志,要完善国民健康政策,为人民群众提供全方位全周期地健康服务。

自新中国成立以来,中国医疗卫生健康事业获得了长足发展,居民主要健康指标总体优于中高收入国家平均水平。随着工业化、城镇化、人口老龄化进程的加快,中国居民生产生活方式和疾病谱不断发生变化。2020 年 2 月 28 日,国家统计局发布的《中华人民共和国2019 年国民经济和社会发展统计公报》指出,心脑血管疾病、癌症、慢性呼吸系统疾病、糖尿病等慢性非传染性疾病导致的死亡人数占总死亡人数的88%,导致的疾病负担占疾病总负担的 70% 以上。居民健康知识知晓率偏低,吸烟、过量饮酒、缺乏锻炼、不合理膳食等不健康生活方式比较普遍,由此引起的疾病问题日益突出。

实施健康中国战略,需要深化医药卫生体制改革,全面建立中国特色基本医疗卫生制度、医疗保障制度和优质高效的医疗卫生服务体系,健全现代医院管理制度。加强基层医疗卫生服务体系和全科医师队伍建设。全面取消以药养医,健全药品供应保障制度。坚持预防为主,深入开展爱国卫生运动,倡导健康文明生活方式,预防控制重大疾病。实施食品安全战略,让人民吃得放心。坚持中西医并重,传承发展中医药事业。支持社会办医,发展健康产业。促进生育政策和相关经济社会政策配套衔接,加强人口发展战略研究。积极应对人口老龄化,构建养老、孝老、敬老政策体系和社会环境,推进医养结合,加快老龄事业和产业发展。

二、健康中国行动部署

党中央、国务院为了加快健康中国的建设步伐,针对健康中国的发展,开展了系列行动部署,从医疗卫生体制改革和行动组织入手,颁布了系列规划纲要和实施考核方案。2016年 10 月 25 日,中共中央、国务院印发了《"健康中国 2030"规划纲要》;2019 年 7 月 15 日,国务院印发的《国务院关于实施健康中国行动的意见》中强调,国家层面成立健康中国行动推进委员会,制定印发《健康中国行动(2019—2030 年)》。2019 年 7 月 15 日,国务院办公厅印发的《健康中国行动组织实施和考核方案》提出,建立健全组织架构,依托全国爱国卫生运动委员会,成立健康中国行动推进委员会。

第三节　我国的健康管理服务体系

一、我国的医疗卫生事业得到了快速发展

自新中国成立以来,国家建立了比较完善的公立医疗卫生保障服务网络体系。新中国成立以前,人均寿命平均 35 岁("国民政府"的统计),2019 年 5 月 22 日,国家卫生健康委发布的《2018 年我国卫生健康事业发展统计公报》中,我国居民人均预期寿命由 2017 年的 76.7 岁提高至 2018 年的 77.0 岁,孕产妇死亡率从 19.6/10 万下降至 18.3/10 万,婴儿死亡率从 6.8‰ 下降至 6.1‰。人均寿命和健康水平显著提高。习近平总书记在党的十九大报告中提出的健康中国发展战略,站在一个新的高度诠释了未来 30 年健康中国发展的思路和方向。

二、我国公共卫生机构承担着健康管理与服务工作

广义的公共卫生机构是指一切能够促进健康,预防疾病,保护健康的机构。国务院 2009 年 4 月 6 日发布新医改意见,新医改界定的公共卫生机构包括各级卫生行政机构、疾病控制机构、卫生监督机构、妇幼保健机构、慢性疾病防治机构、社区卫生服务机构及公共卫生研究机构。

"卫生"的本义可以理解为"维护生命和保护身体",包括预防和治疗疾病、维护和增进健康所采取的一切措施。

人类社会文明进步的目的是保障人类大家庭中每个成员的生命健康,就是居民的生活质量不断提高和生命的不断延长,而这主要是通过公共卫生事业的发展来体现和衡量的。现代公共卫生最简单的定义为"3P",即 Promotion(健康促进)、Prevention(疾病预防)和 Protection(健康保护)。

公共卫生机构的职责是增强人群的健康、预防疾病、控制感染、延长寿命,提供安全的生活方式,提供安全、健康的生活环境,即人的吃、穿、住、行、生、老、病、死,均在公共卫生的职责范围之内。

综上所述,健康工作主要是由公共卫生机构承担的,医疗机构主要负责疾病的诊疗工作。

三、我国的基本公共卫生服务

基本公共卫生服务,是指由疾病预防控制机构、城市社区卫生服务中心、乡镇卫生院等城乡基本医疗卫生机构向全体居民提供的公益性的公共卫生干预措施,主要起到预防与控制疾病的作用。基本公共卫生服务均等化有 3 个方面的含义:一是城乡居民,无论年龄、性别、职业、地域、收入等,都享有同等权利;二是服务内容将根据国力改善、财政支出增加而不断扩大;三是以预防为主的服务原则与核心理念。

根据《国务院办公厅关于印发医疗卫生领域中央与地方财政事权和支出责任划分改革方案的通知》,自 2019 年 1 月 1 日起,基本公共卫生服务包括以下内容。

1. 原基本公共卫生服务内容　由基层医疗卫生机构承担的健康管理服务工作,主要是居民健康档案的建立、健康教育、预防接种、儿童健康管理、孕产妇健康管理、老年人健康管

理、高血压和 2 型糖尿病等慢性疾病患者健康管理、严重精神障碍患者管理、肺结核患者健康管理、中医药健康管理、传染病和突发公共卫生事件报告和处理、卫生监督协管 12 类项目。其中,在开展儿童健康管理过程中,要规范开展 0~6 岁儿童眼保健和视力检查有关工作,加强儿童肥胖筛查和健康指导。

2. 新划入基本公共卫生服务内容 主要包括地方病防治,职业病防治,重大疾病与健康危害因素监测,人禽流感、SARS 防控项目,鼠疫防治,国家卫生应急队伍运维保障管理,农村女性"两癌"检查项目,基本避孕服务项目,贫困地区儿童营养改善项目,贫困地区新生儿疾病筛查项目,增补叶酸预防神经管缺陷项目,国家免费孕前优生健康检查项目,地中海贫血防控项目,食品安全标准跟踪评价项目,健康素养促进项目,国家随机监督抽查项目,老年健康与医养结合服务管理,人口监测项目,卫生健康项目监督管理等工作。由各省结合本地实际实施,资金不限于基层医疗卫生机构使用。

四、公共卫生服务内容和对象

自 2019 年起,国家基本公共卫生服务包括以下内容:一是根据《国家基本公共卫生服务规范(第三版)》,继续实施 12 项基本公共卫生工作。二是从 2019 年起,将原重大公共卫生服务和计划生育项目中的妇幼卫生、老年健康服务、医养结合、卫生应急、孕前检查等内容纳入基本公共卫生服务。其中,地方病防治、职业病防治和重大疾病及危害因素监测 3 项工作为每年确保完成的工作,其余 16 项工作由各省结合本地实际实施。这些工作不限于基层医疗卫生机构开展。新划入项目实施主体、管理路径和工作机制不变。具体服务内容通过省级卫生健康部门组织开展转移支付项目运行监控、绩效考核、效果评价等工作,推动各地进一步完善项目各项管理制度,加强项目组织管理,规范资金管理和使用,加快项目执行进度,促进项目任务落实。

从国家颁布的公共卫生服务内容和对象来看,我国的基层医疗卫生机构是负责全民健康管理和服务工作的主体,包括健康档案的建立与管理、家庭医生签约管理、疾病预防与宣传教育等工作。在城市是社区医疗卫生服务中心负责社区居民的健康管理和家庭医生签约管理;在农村是乡镇卫生院负责农村人口的健康管理和家庭医生签约管理。

五、当前我国健康管理与服务的现状

健康管理与服务是我国公共卫生重要的工作内容,我国现阶段基本的健康管理与服务工作,主要是为基层医疗卫生机构提供服务,在农村是由乡镇卫生院和村卫生室联合提供,在城市由社区医疗卫生服务中心(含社区卫生服务站)承担具体的医疗健康管理与服务工作。我国实行的是家庭医生签约制度,每个家庭医生为所管辖的社区家庭居民签约并建立健康档案,按照国家对家庭医生签约的要求,对其健康进行管理,开展定期随访工作。

从基层医疗卫生机构信息化建设现状来看,无论是城镇还是农村,绝大多数基层医疗卫生机构均配置了健康管理与服务信息化系统,建立起了辖区内居民健康档案。诸如妇幼健康管理、慢病管理等信息化软件系统。这些软件系统大多是十几年前基于 C/S 应用架构(Client-Server 模式,客户端-服务器),为基层社区卫生服务中心服务的。随着县域医共体和城市医疗集团的发展以及移动互联网技术飞速发展,原来单一服务模式的各种健康管理系统也需要不断升级迭代,满足当前协同健康管理业务模式的需求。

"十二五"期间,基于国家、省、地市、县4级医疗卫生信息化平台建设得到了快速发展,其中电子健康档案、电子病历、人口信息三大基础数据库建设积累了庞大的数据资源,为后来的统一开发利用奠定了基础。在"十四五"期间,依托近10年来三大基础数据库建设和积累的数据资源,将利用人工智能和大数据技术进行充分的开发和利用,为我国医疗卫生事业的发展产生积极的影响。

健康管理与服务的主要核心是做好疾病的预防工作,目的是减少或避免疾病的发生,尽最大可能避免一切危险诱导因素的发生。当疾病发生后,能够有效持续地对疾病进行干预治疗,阻止疾病进一步恶化,降低患者痛苦和延缓疾病的发展,对诱发疾病各种危险因素分析及干预措施方面的系统化分析研究,是非常重要的。在这方面的研究往往投入大、周期长、市场转换风险较大,需要国家级的科研院所投入重金组织开展。这些基础性研究工作非常重要,决定着我国在疾病预防控制方面能力的强弱。

近些年来,我们国家高度重视在慢性疾病和常见多发疾病预防方面的基础研究工作,积极迎接在慢性疾病预防与控制方面的挑战,投入更多人力、物力,希望取得突破性进展,将会极大地降低这类疾病的发生,将从根本上解决健康的管理与服务问题。

六、持续不断地推动健康管理与服务事业的发展

国家在"十二五"期间就提出了建立全民健康档案和加强健康管理与服务工作,如果对我国14亿多人口按照健康管理要求全部有效地管理起来,是件了不起的事情,需要投入大量的人力、物力。我国的健康档案数据挖掘利用工作尚处于开发初期,健康管理服务产业发展空间很大,有待于进一步开发利用。为了持续不断地推动健康事业的发展,需要从多方面入手。具体总结如下:

(1)我国有比较健全的医疗卫生服务体系,各个医疗卫生部门之间有效的健康管理与服务协同保障机制还没有真正建立起来,需要从政策层面给予推动。健康管理服务不是一个医疗卫生机构能独立完成的,需要多部门之间的相互协同服务。如基层医疗卫生机构的健康管理工作与二级以上医疗机构医疗工作是相互脱节的,无法围绕一个生命个体完成系统的健康管理与医疗服务工作。

(2)围绕居民健康档案等医疗数据信息尚未做到互联互通与共享。居民在多个医疗卫生机构诊疗后的数据信息无法实现共享,这与基层医疗卫生机构的健康管理工作是相互脱节的。虽然部分地区实现了电子病历与健康档案共享,但缺少一个健康管理数据联动共享机制。

(3)健康管理服务是一门全新的学科,发展空间巨大,目前处于探索和快速发展阶段,需要医疗卫生多部门之间建立横向之间的联合工作协同机制和纵向之间的分工机制,才能有效推进。

(4)医疗卫生机构是健康管理服务供给部门,医保和商业保险等机构是服务购买支付部门,人民群众是具体的需求方,三者之间需要相互结合。建立完善的健康管理服务支付制度,健康管理方可向纵深推进,需要政策引导和支持。当前的现状是人民群众对健康管理服务需求是不断增长的,提供健康管理服务的卫生机构也具备了这个服务能力,需要进一步健全健康管理服务完善的支付制度和政策引导。

(5)实行家庭医生签约,让每个家庭及成员都有一个指定的负责医生,是确保生理健康

的最好手段,签约后的持续服务工作还需要进一步加强。

（6）健康不单纯是公共卫生机构的事,同时也是全社会和每个人自己的头等大事,需要做好健康宣传教育等工作,在这方面开展的服务形式和技术手段有待于提高。

（7）医疗与健康管理相互脱节,没有形成一个有机的整体。当前的健康管理服务是碎片化的,缺少对个人全生命周期的健康管理与维护计划,缺少对个人全生命周期创新的健康管理与服务模式,也缺少先进的技术支撑手段。

（8）心理问题也是困扰健康的重要因素。随着社会经济快速发展,来自生活经济方面及社会其他方面的压力剧增,导致因为心理障碍发生的社会不良行为逐渐增多。我国目前能够提供心理服务的精神专科医生数量以及心理辅导师与社会需求形成较大的反差。

（9）健康管理行业发展潜力巨大,需要更多的健康管理专业人才积极参与到行业中来,推动行业的发展。

从上述分析来看,当前我国单纯依靠城市社区卫生机构和乡村医疗卫生机构无法满足全社会健康管理与服务的需求,相对单一的健康管理与服务机制无法承担起健康中国的发展战略,需要从现有的管理服务体系、管理服务机制、管理服务模式上进行创新改革,以适应当前全社会对健康管理与服务的需求。同时,需要医保和商业保险机构积极参与进来,推动健康产业的可持续发展。

第四节　国民对健康日益增长的需求

一、从社会行业及生态环境的变化看对健康管理与服务的需求

改革开放四十余年,人民的物质生活和精神生活均得到显著提高。我国由一个农业大国逐步发展成为全球工业门类最齐全的国家之一,工业文明的到来带来一个不可忽视的自然生态环境的恶化。环境的恶化势必影响到人类的健康生存,促使各种慢性疾病呈现暴发式增长态势。为了遏制这种态势,有必要从根本上解决这些问题,通过"蓝天白云、青山绿水"生态环境的改造,从水质、气候、空气以及食品质量等方面进行整顿,营造一个健康良好的生态环境。提升大江大河以及饮用水的质量,提高空气环境质量,提高食品以及农副产品质量,避免各种慢性疾病的发生。

社会行业种类较多,每个行业对人体健康所带来的影响是不同的。如从事放射性工作的人群、粉尘作业的人群、高空作业的人群、化学实验室人群、钢铁工人等,对健康所造成的影响是不同的,因此,每个行业对健康管理和服务的需求也是不同的。根据职业因素所带来的健康影响,需要定期进行健康评估,以便作出相应的防护措施。当今社会分工复杂,行业种类较多,每个行业都有其对健康管理与服务的特殊性要求。

二、小康社会促使国民对健康管理与服务的需求增多

2021年7月1日,在中共中央庆祝中国共产党成立100周年大会上,习近平总书记代表党和人民庄严宣告:"经过全党全国各族人民持续奋斗,我们实现了第一个百年奋斗目标,在中华大地上全面建成了小康社会,历史性地解决了绝对贫困问题,正在意气风发向着全面建成社会主义现代化强国的第二个百年奋斗目标迈进。"

随着小康社会全面建成,我国居民可支配收入逐步提高,从经济角度逐渐分化社会不同群体,出现超高收入群体、高收入群体、中高收入群体、低收入群体。总体上,我国城镇居民的经济收入相对比较富裕,超高收入、高收入与中高收入群体对健康的渴望程度和服务内容要求相对比较高,社会不同阶层对健康的需求呈现出多样性。特别是超高收入和高收入群体,需要有相对固定的私人保健医生对全家的健康状况提供持续的科学管理与服务,其要求远远高于普通工薪阶层,他们的健康服务支出能力相对较强。

工薪阶层对自己父母亲的健康渴望也是比较高的,根据艾瑞集团 2020 年《中国家庭医疗健康服务消费白皮书》中有关"中国家庭医疗健康服务现状"调查指出:近六成中青年认为父母缺少医疗健康层面的计划与指导。由于普遍患有不同程度的慢性疾病,家庭中身体状况最受关注和担忧的是老年人,近七成的被访者表示"在身体健康方面,最担忧的是父母"。被访者对父母身体状况的担忧除疾病本身外,还体现在父母的健康意识、生活习惯等方面。其中,担心"父母身边没有人可以进行健康计划及指导""父母可能不清楚如何进行诊疗或服药"的比重均超过 50%。对于身在他乡工作或定居的人而言,不能及时掌握父母的健康状态更加剧了这种焦虑,认为"父母和自己离得远,不了解父母健康状况"和"父母可能隐瞒自己的病情"的比重分别为 44.1% 和 41.5%。

为了满足人民群众日益增长的健康需求,需要进一步提升国家现有的健康管理与服务能力,探索适应未来健康管理与服务的新机制和新模式。

健康产业的发展也要遵循市场经济规律。根据国民经济发展与居民可支配收入以及不同社会阶层的需求,提供差异化的健康管理服务,满足社会各个阶层对健康管理与服务的诉求。同时要依据国家医保和公共卫生基本的健康管理服务政策,划分健康管理与服务内容的种类,确定哪些属于基本医保范畴,哪些属于商业保险和个人承担的范畴。因此,我们在探索健康管理与服务发展模式的时候,按照社会不同类别的服务对象,依据他们的经济状况和差别提供不同种类差异化的健康管理服务内容,满足全社会不同阶层和人群的健康管理需求。

三、从社会和谐发展角度看对心理健康管理与服务的需求

建设和谐社会需要公民具有良好的心理健康素质,站在社会民主、文明、和谐的视野树立个人的世界观,要爱国爱家,对待国家和地方政策法规等,都要积极遵守,做一个遵纪守法的公民。对待社会上发生的一切不合理事件和现象,要正面对待,有一个健康的心理素质,在大是大非面前要保持清醒的头脑,不能盲从和一时的心理冲动,给社会和家庭带来影响。一个和谐稳定的社会,需要全体公民具有健康的心理素质。因此,要在全社会积极开展心理健康教育,对待社会上心理方面有阴影或者偏执的部分人群,要利用心理干预手段积极正面引导和教育,把社会不稳定因素消灭在萌芽状态。

四、从全生命周期的视角看对健康管理与服务的需求

新婚夫妇结婚后,面临着生育的现状。在受孕准备阶段,男女双方都比较重视自己的身体健康管理,女性受孕后到产前这个阶段,孕妇健康管理非常重要,关系到优生优育的问题。孕妇从生产到产后 49 天以及学龄前儿童,对婴幼儿成长发育至关重要,对健康管理的需求也是不一样的;进入到小学直至初高中阶段,面临着身体发育、心灵成长及社会科学知

识的学习,对心理健康教育和机体的生长发育方面的健康管理与服务需求,也不同于其他年龄段;大学期间和即将走向社会选择工作期间,面临着人生重大转折,心理的成熟度等对其非常重要;走上工作岗位,面临着社会各种压力的考验,到了谈婚论嫁的年龄,特别是婚姻问题,都有着不同的健康需求。从恋爱、结婚、生子到 45 岁左右,人们对健康的管理与服务需求也不同于其他年龄段;从 45 岁到 60 岁,是慢性疾病的高发期,对各种疾病的预防非常重要,需要周密严谨的健康管理与预防服务;退休到步入老年行列之后,逐步进入依赖医疗服务的阶段,需要深入持久的关心与呵护。从出生到生命结束,全生命周期的健康管理与服务,呈现出不同年龄段的差异化服务与供给需求。

女性对健康管理与服务的需求,与男性之间也有一定的差别。女性比较关注生理周期,如月经期、孕产期、围绝经期,以及乳腺系统和生殖系统的健康管理与服务。不同年龄段的男性对健康管理服务、渴望和重视程度也是不同的,成年男性比较关注自己的前列腺和生育能力健康。

五、新形势下健康管理与服务的需求

随着中国经济的快速发展,人们自我保健意识越来越强,对健康的渴望和要求也越来越高,新形势下对医疗卫生机构疾病诊治能力的要求更是越来越高。这种健康需求与现有社会医疗卫生保障服务体系供给形成了一种反差,供需矛盾也依然存在。在新的形势下,健康管理是以预防和控制疾病发生与发展、降低医疗费用、提高生命质量为目的的,针对个体及群体进行健康教育,提高自我管理意识和水平,并对其与生活方式相关的健康危险因素进行有效干预;通过物联网技术手段实施健康信息采集、健康监测、健康评估,制订个性化健康管理方案并持续改善的过程和方法。做到针对不同年龄阶段以及个体特质,从疾病的早筛、精准的干预、准确的预防、优质的诊疗、全面的康复等全方位的闭环管理及服务,这就是新形势下人们对健康管理与服务的渴望与追求。

健康管理是对个人或人群的健康危险因素进行全面管理的过程。其宗旨是调动个人、集体和社会的积极性,有效地利用有限的资源来达到最大的健康效果。健康风险评估是健康管理过程中关键的专业技术部分,是通过健康管理才能实现的,是慢性疾病预防的第一步,也称为危险预测模型。它是通过所收集的大量的个人健康信息,分析建立生活方式、环境、遗传等危险因素与健康状态之间的量化关系,预测个人在一定时间内发生某种特定疾病或因为某种特定疾病导致死亡的可能性,并据此按人群的需求提供有针对性的控制与干预。

实现"家庭健康"是实现"健康中国"的基础。因此,医疗健康管理服务的中心是围绕"家庭"展开的。围绕家庭成员开展实时健康监测、远程问诊、健康教育、专业护理服务、养老照护、慢病管理及疾病预防等业务。建设覆盖城市各级医疗卫生机构和县级基层医疗卫生机构的医疗健康管理信息化系统,是发展的必然趋势。

第五节　健康中国战略需要提升健康管理服务能力

一、我国的健康管理服务机制

从 2019 年起,我国新界定的公共卫生服务内容全面地阐释了健康管理服务。疾病预

防机构主要负责传染性疾病的预防与控制工作,对孕产妇与婴幼儿、中小学生、老年人、慢性疾病患者、严重精神障碍患者等的健康管理服务,都有了明确的规定,服务体系相对比较完善。

1. 创新机制和模式,提升健康服务能力　一个人从出生到死亡,要经历各阶段生命周期的健康管理与服务,目前各阶段生命周期的健康管理服务是相互脱节的,但健康管理是相互联系不能割裂开的,需要利用一种技术手段把全生命周期各个阶段健康管理有机地串联起来,形成一个相互协同的有机体,建立一个连续协同的健康管理服务体系。同时需要对每个生命个体,采取持续动态式医疗健康管理与服务。因此,我们要为生命个体建立一种从出生到死亡全生命周期的健康管理服务模式,做好疾病预防和健康管理等工作。

健康管理的人群包括健康、亚健康和慢性疾病人群。健康管理需要开展的工作有很多,建立档案、健康宣教、亚健康人群干预、健康人群的预防、具有家族遗传史人群个性化管理、慢性疾病患者长期治疗,等等。特别是60岁以上的老年群体,大多患有高血压、糖尿病等慢性疾病,需要长期服药治疗和健康干预。对于长期患有慢性疾病者,一旦发生并发症或病情严重时,基层医疗卫生机构是解决不了他们的诊疗问题的,需要去二、三级医院的专科治疗,出院后的康复和干预工作需要基层医疗卫生机构负责。这些慢性疾病人群单纯依靠基层公共卫生服务机构是解决不了他们的医疗健康问题的,需要在新形势下探索新的健康管理服务模式。

2. 从医疗的角度看健康问题挑战依然很突出　过去大多数医疗机构的医疗行为,对患者来说是一个离散的行为,医院和患者彼此双方没有针对疾病和健康建立一种系统持续的服务关系。需要有一套科学系统化的健康管理制度,从疾病的诊治,到病愈后随访,按健康管理规范起来。医疗卫生机构主动与患者建立一种长期连续的医疗健康服务关系,长期给予患者健康指导。这就需要各级地方卫生行政管理部门,从健康管理服务机制上寻找答案和破解困扰我国全生命周期的管理服务问题。

二、不断完善我国健康管理服务体系

1. 社会资本不断推动健康事业的发展　从家庭医生签约到各种慢性疾病管理、疾病预防教育等,除了公立医疗卫生机构外,近年来涌现出一批民营医疗健康管理服务机构,如美年健康集团、国康健康管理公司、深圳仁孝堂健康管理有限公司、海德健康管理咨询服务公司、北京爱康国宾健康体检中心、瑞康健康体检中心、九华健康体检中心等众多企业,不断扩大我国健康服务供给方市场,针对不同的收入群体,提供相应的健康服务内容。正是由于第三方资本力量的介入,不断丰富完善着现有的健康管理服务体系,才能积极推动我国的健康产业的发展。

2. 先进的技术是推动健康事业发展的动力　利用互联网、物联网、大数据、人工智能等技术积极探索健康管理与服务新模式,来满足新形势下人民群众日益迫切的健康服务需求。利用互联网连接技术建立跨越时空的健康管理供给双方的沟通联系方式,提升了健康管理服务的效率与质量。利用物联网可穿戴实时健康监护技术,对慢性疾病实现动态的健康管理与服务。利用大数据技术对各类慢性疾病患者进行归纳总结较好的治疗预防控制方案,利用人工智能技术帮助人们照护慢性疾病患者,等等。

3. 机制和模式创新是推动健康事业良性发展的动力　上海与厦门两地由卫生行政部门牵头主导,开展了专科医院与基层社区医院联合为城镇居民健康保驾护航模式的有益探索,弥补了基层社区卫生机构能力不足的问题。传统依靠基层社区卫生服务中心单一的健康管理与服务机制,是无法满足人们日益增长的健康管理需求的,亟待需要建立一个创新的健康管理和服务机制,来满足这种全生命周期和动态科学的健康管理与服务,从完善现有的健康管理服务体系过程中寻找答案。建立县级医院与基层医疗卫生机构协同网格化的创新健康服务机制,是目前比较好的办法。

推动健康管理与服务事业快速发展,只有创新机制是不够的,需要发挥广大基层医疗卫生机构和医疗防疫机构从业人员的积极性,创造性挖掘更多的服务内容和满足广大人民群众的服务新模式,满足广大群众多样化的需求,进一步提升健康管理与服务的质量和能力。因此,在新时代背景下,创新服务模式是推动健康事业快速发展的必要手段。

4. 数字化是驱动卫生健康高质量发展的重要手段　创新的健康管理机制和服务模式需要创新的信息化服务平台。基层医疗卫生机构开展家庭医生签约,为居民建立健康档案,开展全生命周期的健康管理与服务工作,都需要有创新的信息化软件系统提供健康管理与服务。当今社会,科技信息非常发达,基于大数据的健康管理与服务、基于人工智能的健康筛查与管理等信息化建设是开展大健康战略的必然选择。

三、完善健康管理服务机制促进健康事业快速发展

随着社会文明的进步与发展,健康是每个人追求的梦想。社会各阶层对健康服务的需求是多样化的,对服务的内容根据其经济状况也呈现出了不同的要求,多元化的服务与需求将引领我国健康事业发展的趋势和方向。我国目前这种基于全民基本健康管理与服务的模式,已经无法满足社会各个阶层对健康管理与服务的需求,需要在原有提供的基本健康管理与服务模式的基础上,引入社会资本和保险业,扩大对健康管理与服务内容的投入,重构新的健康管理与服务机制,根据市场需求提供不同层次的健康服务要求,提升我国健康管理与服务的种类和健康服务总体规模。目前,虽然我们国家提出购买商业医疗健康保险来应对人民群众医疗健康的风险,但是,医疗健康保险从某种程度上解决了人民群众的疾病发生后的支付问题,但无法解决疾病的预防问题。只有提前支付与购买比较规范的医疗健康管理与预防服务,提高疾病的预防与控制意识,才能减少或避免疾病的发生,从而提升人们的健康水平。

为了应对全社会对健康管理服务需求不断增长的挑战,在以下几个方面,需要寻求政策机制方面的突破。

(一)完善以公立医疗卫生机构为主体的健康管理服务机制

我国现阶段仍然是以公立医疗卫生机构为主导的健康管理服务机制,主要依托基层医疗卫生机构承担健康管理与服务工作。近年来,国家出台了一系列政策,明确要求二、三级医院成立相应的健康管理服务机构,指导基层医疗卫生机构开展健康管理方面医疗业务。这种机制已经形成,但在具体开展健康管理服务业务方面,各地还在探索当中。这种协同健康管理与服务机制,应当进一步加强协同作用,做好具体任务分工与合作,充分利用好信息化手段管好辖区内居民的健康管理与服务工作。

(二)引入社会资金和先进技术等措施解决供给不足的问题

前面阐述了我国的基本健康管理服务机制,为了提升健康服务总体水平,需要采取有效的措施提升整体健康管理服务水平。一是创新医疗健康管理机制和服务模式,发挥现有医

疗资源作用。二是引入社会资本,扩大健康管理服务供给规模和服务种类。通过制定政策和措施,鼓励和引导更多的社会资本参与到健康管理与服务的行业中来。扩大健康管理服务方规模与服务种类,是重新构造健康管理服务方资源,改变目前基层医疗卫生机构健康管理服务薄弱的有效措施。三是引入健康管理先进技术提高疾病预防水平,通过引入健康管理服务新技术,将其应用到健康管理服务行业中来,提高健康管理服务的效率与质量。如引进人工智能诊疗和疾病预防控制等技术,为每个生命个体提供不同的预防、医疗健康实施方案,有效地预防遗传或非遗传性疾病发生。大力开发影响健康的环境危害因素感知技术,减少因为环境变化引起的健康恶化。四是建立健康管理医疗保险制度。将健康管理与服务参照医疗保险制度具体执行情况,将健康管理与服务划分成几个级别,国家负责基本的健康管理与服务,更高级别的健康管理与服务实行自负或引入健康保险的方式解决。为了满足社会不同收入阶层对健康管理与服务的需求,需要建立不同层次的医疗健康管理与服务模式,以满足社会不同收入阶层对健康管理的需求。

(三)重构服务机制,建立联合协同服务机制,提升服务质量

把二、三级医院纳入健康管理与服务的责任单位之一,与基层医疗卫生机构联合开展健康管理与服务工作。二、三级医院牵头,以居民社区为单位,成立"健康管理服务中心""妇幼儿童保健中心""老年人健康管理中心""康复护理中心""慢性疾病管理中心"等。根据各自的专业特长合理分工,二、三级专科医院针对每个患有慢性疾病社区群众制订医疗健康管理方案,基层医疗卫生机构按照上级医院的方案开展具体的医疗健康管理与医疗服务工作。

前面阐述了单纯地依靠基层医疗卫生机构是无法胜任医疗健康管理和服务工作的,需要建立二、三级医院与基层医疗卫生机构建立联合协同管理工作服务模式,共同为慢性疾病患者提供医疗诊疗方案、日常的医疗和健康管理与随访等动态管理服务工作。探索"二、三级医院专科医生 + 社区家庭医生"联合慢性疾病管理与服务模式,各司其职,相互协同服务模式。这种协同创新业务模式,联合为患者开展医疗健康管理与服务,是有偿服务模式。具体的服务方式和种类需要根据具体情况探索。

(四)建立多角色协同的健康管理高端服务模式

为满足生活在一线城市的高收入阶层对健康管理与服务的需求,探索"专科医生 + 健康管理师 + 药师 + 中医师 + 营养师"多角色协同精准服务模式,以满足高收入慢性疾病人群健康管理服务的需求。

对于患有慢性疾病的人群,主动防御性地提供建议性的服务方案,提供线上慢性疾病专科医生为患者一对一的服务,内容包括慢性疾病定期监测、慢性疾病定期评估,制订慢性疾病干预治疗方案,开展线上线下咨询、定期体检、随访服务,开展慢性疾病实时监测预警服务。提供线上健康管理师服务,针对慢性疾病情况,提供健康管理方案,制订科学的健康预防方案,提供科学定制化的运动、生活方式;提供线上中医师服务,针对个体体质,制订中医养生方案和咨询;提供线上药师服务,指导长期用药服务和咨询;提供线上营养师服务,针对慢性疾病制订科学合理的膳食营养方案,为患者提供科学的营养配餐和咨询。对于健康人群提供线上疾病预防咨询、中医健康养生、科学膳食营养配餐、定期体检等服务。

(五)发挥二、三级医院作用,建立出院后健康管理服务模式

《医院管理词典》中指出:"现代的医疗服务,已从医院内扩大到医院外,形成了综合医疗的概念,医疗内容也日益广泛,包括增进健康、预防疾病和灾害、健康咨询、健康检查、急救处理、消灭和控制疾病、临床诊疗、康复医疗等。"为医院提供一种出院患者延续管理服务模式,探索"专科医院临床科室专科医生＋护士"疾病患者出院后购买定制化服务模式,开展出院后针对性的持续健康管理服务模式。根据每种疾病出院康复时长,制订每种疾病出院后服务包时长、具体服务内容,包括线上咨询、随访、定期检查、线上开具治疗、检查、药品处方等内容。对于肿瘤患者,提供长期的家庭服务模式,利用互联网医院开展定期随访、问诊、开药、检查等服务。

第六节 健康中国战略需要建立完善的支付保障体系

一、当前我国健康管理服务发展的瓶颈

健康管理的核心目的是有效预防各类疾病的发生,提高人民群众的健康素养和生命质量。当前我国健康管理的主要手段是通过三级预防实现的。一级预防,是指预防保健,是为避免健康人群发病,降低人群发病率。采取的手段是全民健康教育、避免不良的生活习惯,控烟控酒和控制高盐腌制食品,各种防疫疫苗接种。除了国家提供的免费防疫疫苗外,个人采取的其他健康预防行为,都不在医保支付范畴,需要居民自己支付。二级预防,主要指健康和疾病的筛查预防措施,做到早发现早治疗,以降低疾病病死率,减少卫生资源消耗,如宫颈癌、乳腺癌、胃癌、直肠癌等癌症的早期筛查,或肺结节、甲状腺结节等癌前病变的早期筛查。但是,这些健康与疾病筛查,属于健康管理行为,均不属于医保支付范畴,大多由企事业单位和个人支付。三级预防,是指患病后的疾病管理,包括康复护理等,是为延缓疾病进程,降低疾病病死率、复发率。这些疾病在住院和门诊诊疗属于医保的支付范畴。但是这些慢性疾病患者非住院期间,在家里发生的专业护理费用、健康管理和服务项目,目前还没被纳入医保支付范畴。

从人们对疾病诊疗和疾病预防健康管理两个认知态度上分析,大多数人认为疾病诊疗是刚需,也是医保"基本医疗"覆盖的范围;对待疾病预防健康管理方面认为可有可无,不是刚需。尽管健康管理利于降低整体卫生资源消耗和提高个体生命质量,但并未纳入医保,如健康体检、宫颈疫苗等服务都不在医保范围。站在大众付费的角度看,由于大部分健康管理和服务内容尚未纳入医保,对于低收入人群消费的意愿自然降低,不利于健康管理服务业务的发展。

当前我国的健康管理与服务内容,仍然以个人支付为主。对于社会中高收入人群来说,其经济能力允许他们购买这类的健康管理服务。但对于低收入家庭,由于大部分的健康管理服务项目医保不能支付,加上商业健康险种门槛较高,限制了普通大众人群的健康消费意愿。如果支付方购买能力远小于供给方服务能力,造成供需双方不平衡,将限制健康管理服务产业的发展。因此,当前支付能力已成为我国健康管理服务产业发展的瓶颈。

随着互联网医疗健康业务内容不断拓展和丰富,特别是疾病预防和健康体检是节约医疗资源的重要手段,相比癌症中晚期才确诊后所花费的大量医药费用,还是节约医疗资源的。需要从更长远的角度变革当前医疗卫生付费制度,扩大健康管理服务与疾病预防支付业务范围和比例,逐步加大健康管理服务的医保支付范畴,引导广大人民群众不断增强疾病预防健康管理意识。

二、发展健康管理服务产业需要建立完善的支付保障体系

（一）引导社会商业保险机构积极扩大健康险种提升支付能力

根据银保监会 2019 年发布的《健康保险管理办法》，健康保险，是指由保险公司对被保险人因健康原因或者医疗行为的发生给付保险金的保险，主要包括医疗保险、疾病保险、失能收入损失保险、护理保险以及医疗意外保险等。其作用是既可以补偿由于疾病给人们带来的直接经济损失，也可以引导被保险人自觉健康体检和提高疾病预防的自我健康管理能力，有助于降低和减少疾病的发生，降低社会保险机构赔付率。

我国健康保险起步于 1995 年，从国内引入重大疾病保险开始，随着国家医保制度的建立以及一批专业健康保险公司的成立，健康保险逐步规范发展起来；2009 年以后，医改推动健康保险进入快速发展阶段。根据银保监会数据统计，2020 年我国健康保险保费收入为 8 173 亿元，同比增长 15.7%。

由于个体健康需求付费意愿低，单一的医保支付方缺少相应的推广政策，国内面向主流大众非院内医疗的医疗健康产业，因支付闭环难实现而发展滞缓。三级医疗卫生体系更多是靠公共卫生体系支撑，健康医疗生态还有很长的路要走。健康产业的发展，当然需要很多社会改革的系统工程，但作为健康生态的改善工具，健康保险应从问题中寻找机遇实现价值。事实上，随着医疗技术的发展、人口老龄化的进程、服务形态的演变，医疗健康产业链很长，需求和供给都必然会继续向上，这与国内基本的医保相矛盾，这样就给商业健康保险带来了更多空间。关键需要商业健康保险迎接使命，融入生态链接服务解决问题。对于公立医疗机构，商业健康险较难获得机会，那促进非医保非院内医疗服务的供需两侧改善，提升各方效率，是国内商业健康险可能的舞台。

由于我国医保支付能力还无法满足健康管理发展的需要，需要政策引导社会保险机构主动参与并开发健康管理与服务这个市场，需要有更多的商业保险机构介入，推进适应各种年龄人群和不同收入阶层的健康险种，广泛地宣传普及，扩大购买健康险种人群数量，提升支付能力。

对于广大人民群众来讲，引入健康险种能够提升健康管理服务支付方能力，对推动健康产业的发展，有较大的促进作用。对于社会商业保险机构来说，在设计健康险种时，应提高疾病预防支付比例，引导消费者自觉地参与到疾病预防和健康活动中来。

（二）医疗保险机构为适应健康中国发展战略，需要完善当前支付政策

我国社会医疗保险支付体系，经过近 30 多年的快速发展，相对比较完善，对提升我国居民的健康发挥了重要的作用。随着 2017 年我国健康中国发展战略的提出，把疾病预防和健康管理放到前所未有的高度，改变了过去多年"重医疗轻预防"的发展策略。作为我国医疗卫生最大最健全的社会医疗保险服务体系，也应当积极响应国家发展战略，把疾病预防工作纳入到社会医疗保险体系中来，调整过去以疾病保险为主的支付策略。如果单纯依靠社会商业保险机构推动健康产业的发展，从目前现状来看有点"势单力薄"，需要社会医疗保险机构积极参与进来，完善调整当前的支付政策，把健康管理服务以及疾病预防筛查等服务项目，纳入到社会医疗保险支付体系范畴中，积极推动我国健康产业的发展，这关系到健康中国发展战略能否顺利实施和实现的问题。

第七节　互联网技术是提升我国健康管理服务水平的重要手段

互联网技术重要的作用是快速连接人与人、人与物、物与物,除了建立连接之外,还能实时互动,即人与人之间、人与物之间、物与物之间都可以做到实时智能互动和信息反馈。特别是移动互联网快速发展,完全打破了时空的限制,无论你身在世界何处,只要有无线互联网的地方,你就可以沟通交流与互动,接收来自四面八方的信息,可以利用互联网遥控机器设备运转工作并及时掌握设备的运行状况等。互联网与移动互联网、物联网等技术的出现,极大地提升了人类改造世界的工作效率,同时也改变了原有的生活工作方式。最近十年的互联网技术飞速发展和在医疗卫生行业的应用,极大地促进了原有医疗与健康管理服务的工作模式,也极大地提升了服务效率和服务质量。

第 二 章

互联网医疗健康管理服务机制研究

第一节　围绕健康城市开展医疗健康管理服务机制研究

一、新型冠状病毒感染全国预防管理机制的启发

2022年12月7日,国务院应对新型冠状病毒肺炎疫情联防联控机制综合组,印发了联防联控机制综发〔2022〕116号文《关于印发以医联体为载体做好新冠肺炎分级诊疗工作方案的通知》。文件要求,按照"健康监测、分类管理、上下联动、有效救治"的原则,科学统筹区域医疗资源,以网格化布局医联体为载体,完善亚定点医院、定点医院、医联体和医联体外部协作的三级综合医院之间的转诊机制,提高医疗服务效率和连续性,最大限度地保护人民生命安全和身体健康。利用信息化技术构建新冠病毒感染相关症状患者分级诊疗服务网络。统筹现有医疗资源,以地级市、县为单位,按照分区包片原则,规划覆盖辖区内所有常住人口的若干网格,每个网格内组建1个医联体(包括城市医疗集团和县域医共体),或依托现有医联体将辖区内所有居民纳入管理。科学统筹亚定点医院、定点医院和医联体之间的空间布局,明确高水平三级医院作为医联体外部协作医院,建立对应转诊关系,畅通双向转诊机制,实现发热等新冠病毒感染相关症状患者的基层首诊、有序转诊。

从以上文件和预防工作布局给我们一个明确的启示,未来的医疗健康管理模式,参照医疗卫生机构属地网格化管理原则,按照居民居住区域分社区建立各级医疗卫生机构医联体,医疗卫生机构之间按照分工协同、有序工作原则开展好各类慢性疾病和传染性疾病(甲类除外)管理与救治等工作。同时,按照国家赋予基层医疗卫生机构相应的健康管理职责,在上级医院的协同指导下有序地开展老年人健康管理、孕产妇健康管理、婴幼儿健康管理、慢性疾病人群的健康管理等工作。在城镇实行社区网格化管理促进智慧健康城市的发展,在农村实行县级医院、乡镇卫生院、村卫生室联合包干到村的网格化管理服务模式,促进智慧健康农村的建设。

负责辖区居民医疗和健康管理的各级医疗卫生机构,要制订相应的考核细则,诸如所辖区域居民健康指数、各类慢性疾病预防管理率、随访率、疫苗接种率、医疗卫生健康科普知识普及率、家庭医生签约率以及居民健康档案建立等纳入绩效考核范畴中,将预防和健康管理实现前置化。

为推动网格化医疗健康管理工作,要求信息化建设围绕医联体网格化管理机制的变化

作出新的安排,按照这种医联体网格化医疗健康管理创新机制和服务模式,开发出对应的互联网医疗健康管理服务软件系统平台,能够把居民与辖区内各级医疗卫生机构有机联系起来,做好基础性健康以及慢性疾病(含传染性疾病)健康管理工作。

二、建立健康城市网格化管理机制

健康城市内容比较广泛。本书所描述的健康城市,是指政府利用宏观调控政策,能够充分整合城市内的各种医疗卫生资源,建立全市统一规范化的医疗健康管理服务机制,按照国家城镇居民健康管理要求,为居民提供健康管理与服务,不断满足人民日益增长的健康管理服务需求。利用互联网信息化技术手段,提升健康管理服务质量和效率。

建立健康城市网格化管理机制,就是建立一套从上至下完善的健康管理和服务机制,建立和完善各级医疗卫生行政部门以及各级医疗机构内部的健康管理机构与人员配置,借助于城市医疗集团和县域医共体两大组织,抓好卫生健康管理服务工作,按照属地网格化布局有效地落实到市、区(县)、街道(乡镇)、社区(村)居民身上,实现医疗卫生健康管理服务工作全覆盖,有序推动规范化健康管理与服务内容,让每个居民能够享受到医疗和健康管理社会服务。

三、围绕健康城市建设规划健康管理服务组织体系

围绕健康城市建设,为开展好网格化医疗健康管理服务工作,需要做好顶层规划设计,以行政区划为单位,把健康管理服务覆盖到城市中的每个角落,向辖区内居民提供服务,按照各级医疗卫生机构属地化原则划分片区负责居民小区(图2-1)。

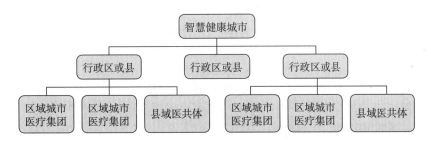

图 2-1　健康城市按照行政区划开展健康管理与服务

在城市利用紧密型城市医疗集团等组织形式,按照区域三级医院、二级医院、社区卫生服务中心、社区居民四要素,建立医疗卫生机构之间协同管理服务机制,按照一所三级医院指导服务于多家二级医院,一家二级医院指导服务于多家社区卫生服务中心,一家社区卫生服务中心服务于多个居民社区的居民,从上至下建立一种树状网状金字塔的管理机制和服务架构,具体每个层级之间服务的数量依据具体情况设置,主要取决于服务资源的多少和服务的人口数量等指标(图2-2)。

在乡村利用县域医共体等组织形式,按照县级医院、乡镇卫生院、村卫生室及村民四要素,建立医疗卫生机构之间协同管理服务机制,按照一所县级医院指导服务于多家乡镇卫生院,一家乡镇卫生院指导服务于多家村卫生室,一家村卫生室服务一个村的居民,从上至下建立一种树状网状金字塔的管理机制和服务架构,具体每层之间服务的数量依据具体情况设置,主要取决于服务资源的多少和服务的人口数量等指标(图2-3)。

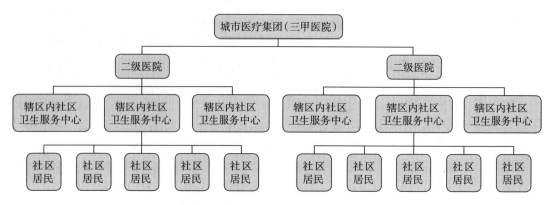

图 2-2　城市医疗集团网格化的健康管理与服务模式

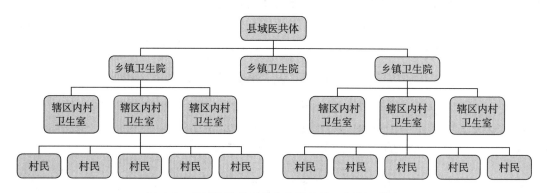

图 2-3　县域医共体网格化的健康管理与服务模式

　　具体到业务开展方式上,是医生之间建立一种联合协同机制,二、三级医院一名专科临床医生与管辖区域内多家社区卫生服务中心多名全科医生建立一种协同服务关系,形成一种树状协同关系服务模型(图 2-4)。

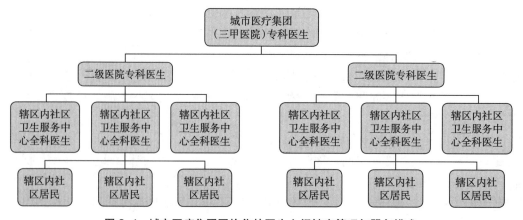

图 2-4　城市医疗集团网格化的医生之间健康管理与服务模式

如图 2-4 所示,三级医院专科医生与二级医院专科医生建立协同服务机制,二级医院专科医生与辖区内社区卫生服务中心多名全科医生建立这种协同服务机制,共同为居民提供健康管理与服务。每个社区卫生服务中心的全科医生服务多户居民,形成这种网状的健康管理与服务模式,这就是网格化健康管理与服务模式。

在农村地区,利用紧密型县域医共体等组织形式,按照县级医院、乡镇卫生院、村卫生室、村民四要素,建立医疗卫生机构医生之间协同管理机制。具体协同机制与城市类似(图 2-5)。

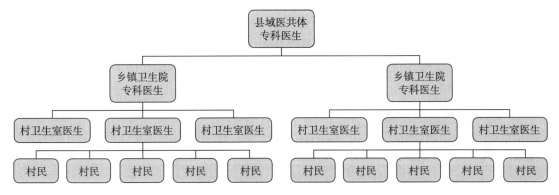

图 2-5　县域医共体网格化的医生之间健康管理与服务模式

四、建立健康城市网格化健康管理服务运行机制

(一)在卫生健康委机构内成立医疗健康管理中心

在一个城市内部,卫生健康委员会是统筹负责卫生健康行政管理的机构,为了加强健康城市建设和开展好健康管理服务工作,应成立全市医疗健康管理中心。负责健康城市的发展规划以及对全市健康管理和服务工作监督考核,贯彻落实国家有关的卫生健康政策,监督考核各区县以及各级医疗卫生机构健康管理服务业务开展与达标情况。在健康管理中心内部设置慢性疾病管理、老年人健康管理、妇幼健康管理、职业健康管理、中小学生健康管理等不同的机构部门,配置专人负责各项业务板块的健康管理服务工作。

参照市级健康管理组织架构,在每个下辖行政区县内卫生健康委分支机构,设置医疗健康管理分中心,负责对各区县内健康管理和服务工作监督考核等。

(二)在城市医疗集团或县域医共体内成立健康管理服务中心

在每个区域城市医疗集团或县域医共体内部,应成立医疗健康管理服务中心,配置专职人员,负责辖区内健康管理服务工作,督导医院和基层社区卫生服务中心开展网格化的居民健康管理与服务工作。对城市医疗集团和县域医共体内部各级医疗卫生机构健康管理服务从业人员进行业务指导和培训等工作,同时,建立相应的绩效考核制度,监督管理各部门业务开展情况。

(三)二、三级医疗机构成立健康管理服务业务指导中心

按照城市医疗集团和县域医共体开展网格化管理服务要求,在两个组织机构内的二、三级医院分别成立健康管理服务指导中心。三级医院应发挥专业学科优势,按照网格化管理要求,对二级医院和基层社区医疗卫生服务中心提供指导帮助工作,指导二级医院和社区卫生服务中心开展居民健康评估等具体的健康管理服务业务工作。

建立城市医疗集团和县域医共体内部机构之间协同管理与服务机制,下级须接受上级的指导和帮助,在上级医院健康管理服务指导中心的指导下,对社区居民开展统一规范化的健康管理与服务。上下两级机构之间建立一系列的协同业务工作机制,为老年人、孕产妇、婴幼儿、慢性疾病人群等开展远程会诊、上下转诊、健康评估、生活能力评估、健康体检、专业护理照护、健康随访、健康咨询等协同服务。让居民足不出户,享受各种健康管理服务。

(四)基层社区卫生服务中心成立健康管理服务中心

居民的健康管理是基层卫生机构的重要管理工作之一,为做好居民的健康管理与服务工作,参照网格化管理服务的要求,在基层社区卫生服务机构成立对应的健康管理服务中心,配备专职业务人员,为社区居民等提供具体的健康管理和基本的诊疗业务工作。配备必要的设备,能够与上级医疗机构开展各种协同健康管理服务业务。让居民和老年人足不出户,享受各种健康管理服务。

五、明确机构之间分工协同责任与工作任务

为了推动网格化医疗健康管理服务工作,需要对参与医疗与健康管理服务各级医疗卫生机构,做好责任与任务分工,按照医疗健康管理服务内容,建立机构之间清晰的协同与任务分工,便于机构之间有序地开展工作。

第二节 慢性疾病健康管理服务机制的研究

为了做好慢性疾病健康管理服务工作,在借鉴智慧健康城市医疗健康管理服务机制基础上,成立慢性疾病管理独立机构,也可以将该机构合并到智慧健康城市健康管理服务机构中,如城市医疗健康管理中心。增加慢性疾病专职管理人员,负责全市慢性疾病管理与服务工作。

一、建立慢性疾病健康管理运行机构

(一)在市级医疗健康管理中心机构中设置慢性疾病管理分支机构

为加强慢性疾病医疗健康管理服务工作,需要在市级医疗健康管理中心内,增设慢性疾病管理分支机构。安排有经验的慢性疾病管理专家负责该项工作。职责是负责全市慢性疾病的预防与控制、动态化的监督管理,对全市相关机构的慢性疾病医疗健康管理服务工作进行监督考核。同时,在各区县医疗健康管理分中心内增设慢性疾病管理机构,安排专人负责对各区县内的慢性疾病医疗健康管理服务监督考核等工作。

(二)在区域城市医疗集团和县域医共体内成立慢性疾病管理服务中心

为了开展好辖区内慢性疾病群体的健康管理服务工作,依托区域城市医疗集团和县域医共体机构,开展网格化的慢性疾病群体诊治及康复工作。在每个区域城市医疗集团或县域医共体内部,成立慢性疾病医疗健康管理服务中心,用于贯彻落实规范化的慢性疾病医疗健康管理服务工作,对城市医疗集团和县域医共体内部各级医疗卫生机构健康管理服务从业人员进行业务指导和培训等工作,同时,建立相应的绩效考核制度,对业务部门进行考核管理。

(三)二、三级医疗机构成立慢性疾病医疗健康管理服务业务指导中心

为慢性疾病人群提供持续的医疗健康关怀与照护,帮助其疾病诊疗和康复,提高生活质

量。在政府统一政策指导下,根据城市医疗集团和县域医共体开展网格化管理服务要求,在二、三级医疗机构内分别成立慢性疾病健康管理业务指导中心,当居民患有疾病需要住院接受诊疗时,主要依靠辖区内的二、三级医疗机构提供医疗服务。

(四)基层社区卫生服务中心配备专职人员负责慢性疾病管理服务工作

慢性疾病健康管理是基层卫生机构的重要管理工作之一,为加强慢性疾病管理服务工作,须配备专职人员负责辖区患有慢性疾病人群的健康管理和基本诊疗业务工作。配备必要的设备,能够与上级医疗机构开展远程会诊、上下转诊、医疗健康实时监护、老年人健康评估、生活能力评估、健康体检、专业护理照护、健康随访、健康咨询等协同服务。

二、明确机构之间分工协同责任与工作任务

为了推动慢性疾病群体网格化医疗健康管理服务工作,需要对各级医疗卫生机构之间做好责任与任务分工,按照医疗健康管理服务内容,建立机构之间清晰的协同与任务分工,便于机构之间有序地开展工作。

辖区内二、三级医疗机构,对基层社区医疗卫生服务中心的慢性疾病管理工作提供指导帮助,指导社区卫生服务中心开展居民的健康评估以及具体的慢性疾病诊疗等工作。

城市医疗集团和县域医共体内部各级医疗卫生机构之间,下级须接受上级的指导和帮助,在上级健康管理指导中心的帮助下,对社区居民开展规范化的慢性疾病的健康管理服务。上下两级机构之间建立一系列的协同业务工作机制,如开展远程会诊、上下转诊、慢性疾病健康评估、生活能力评估、健康体检、专业护理照护、健康随访、健康咨询等协同服务。

第三节　老年人健康管理服务机制的研究

一、建立老年人健康管理服务运行机构

(一)成立全市老年医疗集团等类似机构

在一个城市内部,大部分都建设有公立和私立的福利院、养老院、老年人社区等各种为老年人服务的组织机构。绝大多数老年人对日常生活的最大渴望是有一个健康的身体,希望社会能够为他们提供更多的健康生活指导和帮助。对于患有慢性疾病的老年人,他们更需要有一个医疗卫生机构能够为他们提供持续的医疗关怀与照护,帮助其疾病诊疗和健康康复,提高生活品质。

为了开展好一个城市内的老年人医疗健康管理与服务工作,需要在一个城市内部成立老年医疗集团,专门为老年人提供健康管理与服务的管理组织机构。该组织机构负责全市老年人健康管理服务指导与管理工作。老年医疗集团须由综合性三级医院牵头成立,与辖区内二级医院和基层医疗卫生机构联合组成类似于医联体的组织管理架构。参照网格化管理的要求,为辖区内居家老年人、养老机构内老年人、福利院老年人等提供健康管理与医疗服务。要求三级或二级医院成立老年健康管理指导中心,由老年医疗集团提供规范化的培训以及指导服务,基层社区卫生机构须成立老年健康管理服务中心。

建立老年医疗集团内部机构之间协同管理与服务机制,基层社区卫生机构须接受上

级医疗机构的指导和帮助,在上级医疗机构老年健康管理指导中心的指导下,对社区所有的老年人开展统一规范化的健康管理与服务。让老年人足不出户,享受各种健康管理服务。

(二)三级或二级医院成立老年人健康管理指导中心

在政府统一政策指导下,根据网格化管理服务要求,二、三级医院成立老年健康管理指导中心,是为老年人提供健康管理与医疗服务的核心机构。当老年人患有疾病需要住院接受诊疗时,主要依靠辖区内的二、三级医院提供服务,同时,辖区内二、三级医院内的老年人健康管理指导中心按照网格化管理要求,对基层社区医疗卫生服务中心提供指导帮助工作,指导社区卫生服务中心开展老年人健康评估以及具体的慢性疾病诊疗等工作。

(三)基层社区卫生机构配备专职人员负责老年人的健康管理服务工作

老年人的健康管理是基层社区卫生机构的重要管理工作之一,为了做好老年人的健康管理与服务工作,须配备专职或兼职的人员,为辖区内老年人群提供具体的健康管理和基本的诊疗业务工作。配备必要的设备,能够与上级医疗机构开展远程会诊、上下转诊、医疗健康实时监护、老年人健康评估、生活能力评估、健康体检、专业护理照护、健康随访、健康咨询等协同服务。让老年人足不出户,享受各种健康管理服务。

二、明确医疗机构之间分工协同责任与工作任务

为了推动老年群体健康管理服务工作,需要对负责老年群体健康管理各级组织机构,做好网格化医疗健康管理责任与任务协同分工工作,按照为老年群体提供的医疗健康管理服务内容,建立机构之间清晰的协同与任务分工,便于机构之间有序地开展好工作。

三、为居家社区养老群体提供的医疗健康服务方式

为居家社区养老群体,利用搭建的老年人健康管理服务平台,提供方便快捷的各类医疗健康预约服务,将医疗健康服务延伸到家庭和社区,方便老年人就医和健康自我管理。

在居民社区为老年人安装视频智能终端设备,方便老年人操作使用线上医疗健康管理服务业务,打造以"呼叫救助、医疗服务、档案管理"为中心的智能社区养老服务网络,为老年人提供综合性的养老服务。

四、为机构养老群体提供的医疗健康服务方式

目前我国养老以居家和社区养老为主,机构养老为辅。现在的公立或是私立养老机构大多设有医务室,为老年人提供力所能及的医疗服务。但是,大部分养老机构在提供医疗服务方面的能力比较弱。养老机构无法提供专业化的医疗健康管理服务,需要老年人赴医院就医做各种检查治疗服务。部分养老机构接受的失能和半失能老年人还需要提供专业的护理服务,也需要专业的医护人员给予指导和帮助。

为了给养老机构中的老年人提供专业化的医疗护理服务,利用搭建的老年人健康管理服务平台所提供的医疗与健康业务服务功能,为养老机构中的老年人提供线上和线下医疗健康服务。这种服务需要养老机构与提供服务的医疗机构签约,联手打造医养结合的机构养老管理新模式,提供专业化的远程线上线下诊疗以及专业护理服务。除此之外,还要与提供社会心理咨询服务的机构合作,为老年人提供心理咨询与辅导工作。

第四节　妇幼健康管理服务机制的研究

一、建立城市妇幼健康管理服务工作机制

按照健康城市建设的理念,参照网格化管理的原则,需要成立多层级的妇幼健康管理组织。在市卫生健康委行政管理机构内,成立一个妇幼健康管理分支机构,具体负责妇幼健康管理政策以及业务督导考核等业务层面管理工作。同时,在各个行政区或县成立对应的妇幼健康管理组织机构,负责辖区内相关的妇幼健康管理等工作。借助城市医疗集团和县域医共体,在城市内三级医院、二级医院和基层社区卫生服务中心分别成立具体妇幼健康管理部门,为生活在辖区的内妇幼群体提供健康管理服务。

在本章第二节中已着重阐述了在二、三级医院成立健康管理服务指导中心,在该机构内配备专职人员负责妇幼健康管理服务工作,目的是从业务层面指导基层社区卫生服务中心开展好妇幼群体的健康管理服务工作,在基层社区卫生服务中心也要配备专职或兼职的人员负责辖区内具体的妇幼健康管理服务工作。业务部门之间建立业务运行工作机制,促进上下级机构之间业务协同工作。结合共同参与妇幼健康管理机构以及他们之间的关系,形成以下妇幼健康管理网络(图2-6)。

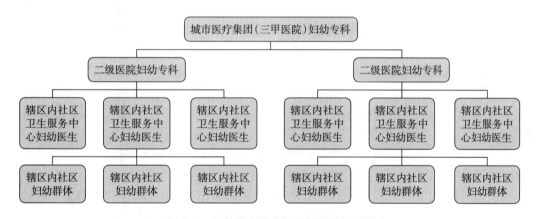

图 2-6　智慧健康城市妇幼健康管理网络

妇幼健康管理服务工作是多机构之间参与协同的工作,在城市孕产妇和婴幼儿所在辖区内基层社区卫生服务中心是负责妇幼健康管理和服务日常业务机构,包括各种疫苗接种、孕产妇健康体检、健康评估等。当孕产妇和婴幼儿健康出现问题时,二、三级医院的妇产科和儿科是承担他们健康诊疗的主要机构。为了做好妇幼持续健康管理服务工作,需要二、三级医院成立妇幼健康管理服务指导中心,基层医疗卫生机构成立妇幼健康管理服务中心,接受上级医院健康指导服务工作。

二、建立乡村妇幼健康管理服务工作机制

我国绝大多数的行政区(县),都设有妇幼保健医院,各乡镇卫生院都设有妇幼保健科室。借助于县域医共体组织,在县级妇幼保健院、乡镇卫生院分别成立具体妇幼健康管理部

门。在妇幼保健院成立妇幼健康管理服务指导中心,目的是从业务层面指导乡镇卫生院和村卫生室开展好妇幼群体的健康管理服务工作。在乡镇卫生院成立妇幼健康管理服务中心,为广大农村女性和儿童提供妇幼健康管理工作。乡村妇幼健康管理网络见图2-7。

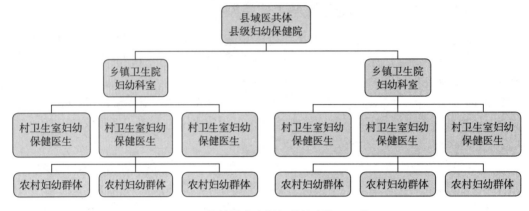

图 2-7　智慧健康乡村妇幼健康管理网络

第五节　中小学生健康成长管理服务机制的研究

一、建立中小学生健康成长管理服务工作机制

在一个城市的众多中小学校里,中小学生的健康成长管理关系到全社会和国家的未来。为了做好中小学生的健康成长管理工作,需要成立多层级的中小学生健康成长管理组织机构。在市教育局行政管理机构内,成立中小学生健康成长管理指导中心机构,具体负责中小学生生理、心理以及德育健康管理、政策督导执行以及业务监督考核等工作。同时,在各个行政区县教育局分别成立对应的管理组织机构,在各个中小学校分别成立中小学生健康成长管理服务中心。

中小学生健康管理服务也是多机构之间参与协同的工作,包括中小学生所在的中小学校、二级和三级医院、社会心理咨询机构以及所在的教育行政管理机构等。其中,学校是负责中小学生健康管理的日常机构。当中小学生患有某种疾病时,二、三级医院承担他们生理健康诊疗工作,社会心理机构主要承担他们心理健康咨询工作,当学生患有严重精神障碍疾病时,需要医院精神专科介入给予治疗。近年来,由于社会多种因素造成的中小学生自杀和自残事件频繁发生,给社会和家庭带来了较大的影响,心理健康干预和德育教育是中小学生成长过程中非常重要的环节。家长是中小学生健康的督促人。为了做好中小学生持续健康管理服务工作,需要多机构和学生家长携起手来共同参与中小学生健康成长管理工作(图2-8,图2-9)。

二、明确服务机构之间分工协同责任与工作任务

为了推动中小学生健康成长管理服务工作,需要在提供管理与服务部门之间做好责任与任务分工。参与管理的部门包括城市内中小学生健康成长管理中心、各区县教育局管理

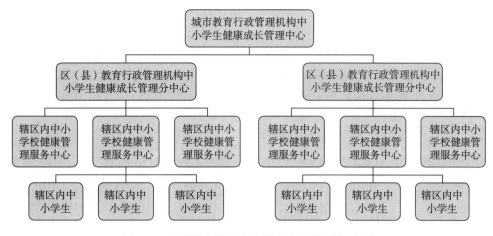

图 2-8 智慧健康城市中小学生健康成长管理网络

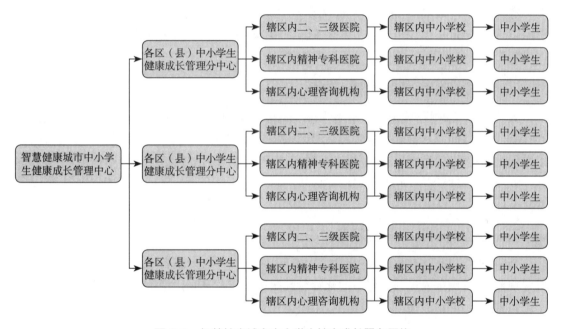

图 2-9 智慧健康城市中小学生健康成长服务网络

分中心、各中小学校管理服务中心,提供医疗健康业务服务部门分别为各级医疗机构、社会心理咨询服务机构等,按照为中小学生提供的医疗健康管理与服务内容,建立机构之间清晰的协同与任务分工,便于机构之间有序地开展好工作。

第六节　医疗机构健康管理服务机制的研究

　　健康管理服务不单纯是基层医疗卫生机构的事情。按照网格化健康管理机制的要求,二、三级医院需要建立相应的健康管理服务机构,需要与基层医疗卫生机构之间建立一个清晰明确的权责分工机制和详细的业务分工机制。随着健康管理的深入开展,二、三级医院也需要不断拓展丰富医疗健康管理服务方面的内容。

一、成立健康管理服务指导中心

为推动二、三级医院健康管理与服务工作,在政府统一政策指导下,成立健康管理服务指导中心。按照网格化健康管理服务要求,统筹所有的健康管理服务业务,包括妇幼、老年人、慢性疾病患者、职业病患者等人群的健康管理服务。

二、成立妇幼健康管理服务指导中心

为了做好妇幼持续健康管理服务工作,在政府统一政策指导下,需要二、三医院成立妇幼健康管理服务指导中心,基层医疗卫生机构须接受上级医院妇幼健康管理服务指导工作。

三、成立家庭病床管理服务中心

对于二、三级医院来说,家庭病床管理已成为必需,其目的是提高床位的使用率。为推动家庭病床管理工作规范化、制度化,需要成立家庭病床管理服务中心。制订临床科室家庭病床管理服务规范,指导医务人员开展工作。为部署互联网家庭病床管理系统、建立科学化的家庭病床管理服务运行机制,创造必要的条件。

四、成立日间手术管理服务中心

为了加强日间手术管理,规避手术患者回家后的风险,需要成立日间手术管理服务中心,制订各类日间手术管理服务规范,指导医务人员开展好日间手术管理服务工作。日间手术医疗健康管理,包括术后随访管理、术后居家护理、康复指导、线上复诊、营养指导、心理干预等。为部署互联网日间手术管理系统、建立科学化的日间手术管理服务运行机制,创造必要的条件。

五、成立日间化疗管理服务中心

为了加强日间化疗管理服务工作,需要成立日间化疗管理服务中心,制订日间化疗管理服务规范,指导医务人员开展好日间化疗管理服务工作。日间化疗后续健康管理工作,包括心理咨询和干预、营养指导、康复指导、用药指导等工作。

六、成立日间血液透析管理服务中心

为了加强日间血液透析管理服务工作,需要成立日间血液透析管理服务中心,制订日间血液透析管理服务规范,指导医务人员开展好日间血液透析管理服务工作。为部署互联网日间血液透析管理系统、建立科学化的日间血液透析管理服务运行机制,创造必要的条件。

第七节 疾病预防与筛查工作机制研究

一、疾病预防工作机制

疾病预防控制中心(以下简称"CDC")是我国疾病预防控制的核心管理部门,负责拟定并实施全国重大疾病预防控制和重点公共卫生服务工作计划和实施方案,并对全国实施情况进行质量检查和效果评价;指导建立国家公共卫生监测系统,对影响人群生活、学习、工作等生存环境质量及生命质量的危险因素,进行营养食品、劳动、环境、放射、学校卫生等公共卫生监测;对传染病、地方病、寄生虫病、慢性非传染性疾病、职业病、公害病、食源性疾病、学生常见病、伤害、中毒及老年卫生、精神卫生、口腔卫生等方面的发生、发展和分布的规律进行流行病学监测,并提出预防控制对策;参与和指导地方处置重大疫情、突发公共卫生事件,建立国家重大疾病、中毒、卫生污染、救灾防病等重大公共卫生问题的应急反应系统。国家和地方 CDC 部门,在我国历次重大公共卫生事件预防、控制方面发挥了巨大的作用。

(一)建立多级联合协同的疾病预防工作机制

疾病预防是一项非常重要的工作,是我国特有的社会治理与管理模式。按照城市紧密型医疗集团建设与管理的思路,二、三级医疗机构将联合社区卫生服务中心,按照社区卫生服务中心覆盖的居民社区,开展网格化的健康管理与服务。除此之外,还有一项重要的工作,依靠社区卫生服务中心和基层居民社区居委会开展网格化的疾病预防管理工作。通过居民健康档案,开展网格化的疾病预防和管理,发挥基层社区和各级医疗卫生机构预防控制作用,发现可疑或确诊的传染性和慢性疾病,分别及时向上级 CDC 和慢性疾病管理机构上报。

目前我国的 CDC 机构在传染性疾病上报方面有着规范化制度要求,在防止漏报瞒报方面加大机制创新,做到了发现一例上报一例控制一例。

(二)依托科研院所建立疾病危险因素方面的研究工作机制

中国行为危险因素监测系统(BRFSS)是由中国疾病预防控制中心主持的公共卫生监测系统之一,于 1996 年依托于中国世界银行第七次卫生贷款项目——健康促进子项目建立,整个监测系统覆盖全国七市一省(上海市、北京市、天津市、成都市、洛阳市、柳州市、威海市、云南省),是以城市为单位的入户调查监测系统。目的是通过每月连续性的入户调查,搜集16~69 岁人群与疾病发生、发展或死亡有关的行为危险因素资料,包括吸烟、饮酒、缺乏体育锻炼、不良饮食、交通安全、性传播疾病(艾滋病)等,为政府部门制定政策、评价预防及干预措施提供有力的参考依据。

随着经济的发展、教育及社会组织的完善,人群中出生率、生育率的下降,传染病的发生率和死亡率的下降,慢性疾病、性传播疾病、意外伤害逐渐成为危害人类健康的主要卫生问题,这就必然要求对引起这些疾病的危险因素进行监测。在 1995 年以前,虽然针对某些危险因素,如吸烟、高血压进行过多次流行病学调查,但有关这方面的监测还没有开展。

按照健康中国战略,公共卫生坚持以"疾病预防为主"的发展思路。未来一段时间内,以常见病、多发病为主的危险因素进行分析及干预科学调查研究。针对遗传人群,对疾病遗传的发生,进行危险因素分析与干预措施研究,为这类人群提供预判的治疗与行为生活方式,有效地避免或延缓了其发生的可能性,延长了生命健康时长,提高了生活质量。对于每一种慢性疾病,组织专家学者对其进行诱发危险因素分析与干预措施研究,建立一种软件预测分析模型,通过行为调查和危险因素的输入,系统能够相对比较准确地预测发生的概率和提供有效预防措施,这是健康预防管理的重要核心工作。我们把这种软件系统称之为"疾病发生评测与对应预防措施分析健康管理系统"。

随着生物医学技术和大数据技术的进步,我国医学科研机构在开展传染性疾病和慢性疾病发病诱因的研究工作取得了一定成就,包括遗传、职业环境、饮食、生活习惯、心理、气候以及自然生态环境等方面的研究。通过对这些疾病发病诱因的研究,提高我国对各种疾病的预防与控制水平,减少和延缓疾病的发生以及提高人类寿命和生命健康质量,具有较大的现实意义。

因此,在未来相当长的一段时期内,基于传染性疾病、常见疾病等预防管理与控制研究工作,是一个重要的工作方向;另一方面,对于影响人们健康的疾病如心脑血管疾病、呼吸系统疾病、内分泌系统疾病、肿瘤等的预防控制研究,也是非常重要的。这些研究工作非常重要,需要齐头并进,研究出实实在在的科技成果出来,惠及人民群众。

二、疾病筛查工作机制

2017年2月14日,《国务院办公厅关于印发中国防治慢性疾病中长期规划(2017—2025年)的通知》发布。该通知要求对各种慢性疾病开展预防筛查工作,做到早期发现和干预,如癌症早诊早治,脑卒中、心血管病、慢性呼吸系统疾病筛查干预,高血压、糖尿病高危人群健康干预,重点人群口腔疾病综合干预等。

为了做好慢性疾病的筛查预防工作,做到早发现、早诊治、早预防,卫生行政部门应当成立健康与疾病筛查机构,负责疾病预防筛查等政策引导工作,指导二级和三级医院、基层医疗卫生机构等积极开展疾病预防筛查工作。要求二、三级医院和基层医疗卫生机构按照上级卫生行政部门要求成立相应的疾病预防筛查办公室,组建相应的疾病筛查技术队伍,制订筛查工作计划及做好经费预算,按照计划开展特定人群的疾病健康筛查工作。

第八节 社会治理心理健康工作机制研究

一、心理健康与社会治理

党的十九届四中全会审议通过的《中共中央关于坚持和完善中国特色社会主义制度、推进国家治理体系和治理能力现代化若干重大问题的决定》(以下简称《决定》),确定了"构建基层社会治理新格局"的战略目标,并提出了"加快推进市域社会治理现代化"的行动目标。市域社会治理是国家治理的基石之一。加快推进市域治理现代化,是推进基层社会治理现代化的关键一环。可以说,它直接关系到国家治理体系和治理能力现代化顶层设计的落实、落地,直接关系到市域社会的和谐稳定,直接关系到党和国家的长治久安。

2020年2月10日,中央政法委下发了《关于推进市域社会治理现代化的意见(试行)》的通知。通知要求,在未来一段时期内,利用科技手段加强社会市域现代化治理。从市域治理手段来看,市域社会治理主体是运用党建、法律、道德、心理、科技、民规民约等社会规制手段开展的一种社会行动。从治理目标来看,市域社会治理的直接目标是化解市域社会矛盾、解决市域社会问题;市域社会治理的终极目标是促进市域社会和谐稳定与持续健康发展。

从市域治理的目标上看,加强市域内社区矫正对象、吸毒人员、严重精神障碍患者等各类特殊人群服务管理工作,健全政府、社会、家庭三位一体的关怀帮扶体系,市、县两级建有相关的专业社会组织及社会工作人才队伍等,落实安置、教育、矫治、管理以及综合干预措施。落实严重精神障碍患者监护人"以奖代补"政策。深化预防青少年违法犯罪,加强专门学校建设和专门教育工作。健全社会心理服务体系和疏导机制、危机干预机制。将社会心理服务纳入本市城乡基本公共服务体系,市、县两级建立心理人才库,推进社会心理服务队伍和机构建设。100% 乡镇(街道)建立精神卫生综合管理小组,推进相关工作开展。推动社会心理服务和教育进学校、进社区、进单位,充分开展公众心理健康宣传。搭建信息化的市级心理援助公益服务平台,实现城市、农村普通人群心理健康知识知晓率分别达到 70% 和 50%。

习近平总书记在 2020 年 8 月 24 日对"十四五"规划编制工作作出重要指示,"'十四五'时期如何适应社会结构、社会关系、社会行为方式、社会心理等深刻变化,实现更加充分、更高质量的就业,健全全覆盖、可持续的社保体系,强化公共卫生和疾控体系,促进人口长期均衡发展,加强社会治理,化解社会矛盾,维护社会稳定,都需要认真研究并作出工作部署。"

心理健康与市域治理之间是一个相互依赖的关系。市域社会治理是一个由心而治的柔性善治过程;是利用现代化信息工具与科学的治理手段,提升全社会治理水平,达到"和谐社会"建设目标。它是在尊重人、遵循人的心理和行为规律的基础上实现的治理。基于市域治理的社会心理健康服务,是运用心理学专业知识和技能为社会治理提供科学预防的必要手段,是市域治理的基础,也是市域治理的重要组成部分。前者侧重于对已发生的事件科学治理,后者侧重于通过人群的心理健康筛查和分析评估,对可能发生的潜在隐患提前采取干预措施,防止社会不良事件的发生,侧重于预防工作。二者是相辅相成的,缺一不可。

从社会治理、化解社会矛盾、维护社会稳定角度来看,心理健康服务体系建设与完善,对促进市域治理,提升管理能力和化解社会潜在矛盾,维护社会和谐与稳定都具有重大的现实意义。

通过科技信息化手段,为中小学生、居民等全社会全人群提供大规模人群的心理健康测评服务,通过心理健康测评,进行分析服务,将人群分为心理健康、亚健康、精神疾病三类,对于亚健康和精神疾病人群,采取针对性的二次心理和精神疾病测评,进一步精准地筛查出心理障碍人群和精神疾病人群,通过心理咨询师的干预和精神专科治疗,降低社会各种不良事件的发生,达到社会和谐与稳定的目的。利用全社会全人群的心理健康测评筛查,为社会治理提供科学的预防手段,做到防微杜渐。

二、建立全社会全人群的社会心理健康服务机制

根据近年来各地市域治理和心理健康信息化建设项目的实践经验,参与心理健康服务的角色比较多,围绕全社会心理健康服务体系建设,涉及的社会治理主导建设管理部门是各地市综治中心和基层社区及村委会等,为全社会人群提供心理健康管理服务的机构有医疗卫生行政管理部门、社会心理咨询服务机构、精神专科医院和其他综合医院精神专科门诊、社会志愿者等。参与全社会心理健康服务体系建设的机构部门有教育行政部门、中小学校、企事业单位等。按照各地示范成功的建设和实践经验,这些跨机构部门之间需要相互协作、相互支持,开展好全社会心理健康服务体系的建设工作。为了做好基于社会治理的心理健康工作,需要建立横跨社会多部门之间的联动工作机制。

(一)联合成立市域治理心理健康工作办公室

面向全社会服务的心理健康工作是社会市域治理的基础。为了开展好全社会心理健康服务工作,需要市综治中心和医疗卫生行政管理机构联合成立心理健康社会服务工作办公室,由部门主要领导负责推动该项工作。

两部门牵头联合制定面向全社会人群的心理健康建档与筛查业务服务规范、社会心理咨询机构开展线上线下心理咨询业务服务规范、医疗机构开展线上线下精神疾病诊疗业务规范、心理健康教育服务规范、基层社会事件心理服务规范以及重点人群管控业务等系列业务规范,指导心理健康服务部门为社会市域治理提供规范化的业务服务。建立各级医疗卫生机构、精神专科医院、企事业单位、社区服务中心、村委会、学校、社会心理咨询机构等部门之间协同工作机制,组织相关部门为全社会全人群提供心理筛查与分析报告、心理咨询、心理辅导、心理诊疗、心理健康教育等多种心理服务。

(二)各级医疗机构开展线上精神门诊业务等服务

市域范围内各级开设有精神专科门诊的综合医院和精神专科医院,开展互联网精神专科门诊,为全社会有精神障碍疾病的患者提供线上线下诊疗服务,包括提供各种精神疾病以及严重程度测评服务、治疗服务等。

(三)社会心理咨询机构提供心理咨询干预等服务

社会心理服务机构或专业协会积极主动地承担心理咨询等服务工作,为全社会患有心理障碍人群提供心理咨询服务,帮助民众从心理困惑中走出来,化解人民群众心理上的问题,促进街坊邻里以及同事之间和谐共处。利用专业知识面向全社会提供心理健康科普知识等心理素质教育工作,提升民众的心理健康素质。

(四)社区或村委会配备网格员负责群众心理健康等工作

城市内各街道社区和乡村村委会,配备专职或兼职社会网格员,负责社区居民以及重点人群的心理辅导干预工作。对社会重点关注人群如无业游民、吸毒者、社会闲散人员,加强心理健康辅导等工作,对于基层社会发生的矛盾纠纷,采取心理干预等手段化解潜在社会风险。

社区或村委会按照社会心理健康服务体系建设牵头管理部门要求,积极配合组织开展好社区居民和村民的心理健康筛查工作,通过筛查及时掌握人民群众的社会心理动态,为市域治理采取预防干预措施服务。

(五)社会志愿者

社会志愿者是开展社会心理健康服务的重要力量,开展好社会心理志愿者心理健康公益活动,积极引导社会上心理咨询师以及心理行业学会参与到这项工作中来,为社会需要心理辅导帮助的人群提供心理咨询及心理健康教育等服务。

(六)教育行政机构和中小学校成立中小学生心理健康管理办公室

为做好中小学生的心理健康工作,各级教育行政管理机构和中小学校须成立心理健康管理办公室,认真督导落实中小学生的心理健康工作。

(七)医疗卫生机构成立员工心理健康管理办公室

医务人员心理健康素质直接决定着医务人员为广大患者服务水平,为了确保广大医务人员做好疾病诊治服务工作,各级医疗机构要为广大医务人员开展心理健康职业培训等工作,成立心理健康办公室,定时开展心理测评和心理辅导等工作,提升医务人员心理健康素质。

(八)企事业单位工会组织成立员工心理健康管理办公室

各类企事业单位应当重视对员工的心理健康素质教育和培训工作,保持良好心理状态的员工能够更好地为单位创造更大的社会价值。为了关心、爱护员工,企事业单位工会组织应当定期开展员工的心理健康素质培训等工作,培养员工保持社会正能量,正确抵制社会不良习气,保持健康的心态,积极为企业和社会创造价值;自觉地杜绝和抵制歪风邪气,培养爱国、爱岗、爱家的高尚情怀,树立正确的人生观。

第九节 严重精神障碍患者管理工作机制研究

严重精神障碍,是指疾病症状严重,导致患者社会适应等功能严重损害、对自身健康状况或客观现实不能完整认识,或者不能处理自身事务的精神障碍。患者由于各种原因造成大脑功能失调,导致认知、情感、意志行为等精神心理活动异常,可表现为幻觉、妄想、思维障碍、情感障碍和行为紊乱等,并且造成社会生活能力严重受损。

目前,纳入国家基本公共卫生服务项目管理和救治救助管理的主要精神疾病是精神分裂症、双相(情感)障碍、分裂情感性障碍、偏执性精神病、癫痫所致精神障碍、精神发育迟滞伴发精神障碍六类。以精神分裂症最常见。

为了加强严重精神障碍患者的发现、治疗、管理、服务,促进患者康复、回归社会,充分发挥各级卫生健康行政部门、精神卫生防治技术管理机构、精神卫生医疗机构(含精神专科医院和综合医院精神/心理科)、基层医疗卫生机构在严重精神障碍患者管理治疗工作中的作用,明确各自职责、任务和工作流程,提高防治效果,2018年新版《严重精神障碍管理治疗工作规范》明确了严重精神障碍患者管理的工作机构、工作机制及工作流程,并对患者早期发现、建档、随访、流转管理、双向转诊、应急处置、精神康复、教育宣传等各项工作制订了具体工作内容及标准。

严重精神障碍患者的管理是一项非常重要的工作。当严重精神障碍患者病情复发时,如果管理不到位,就会给社会造成严重危害。近些年来,严重精神障碍肇事肇祸患者时常发生。这些严重精神障碍患者的管理,单纯依靠患者家庭、医院是不够的。为了做好严重精神障碍患者管理工作,近年来提出了"六位一体"的创新管理服务模式,即六个社会角色围绕严重精神障碍患者进行管理和服务。这六个角色分别是精神科医生、精防人员、公安民警、网格员、志愿者、家属。每个角色赋予不同的管理责任与义务,建立一种相互配合协同的工作机制。同时,为了做好全社会的严重精神障碍患者的管理工作,以地市为单位,分别在市、区/县、乡镇/街道、社区/村,成立对应的四级管理机构,建立四级纵向管理架构,筑牢管理防线。每个管理层级赋予对应的管理职责,做到层层落实、严抓共管。具体管理组织架构以及对应的职责如下。

一、市级管理组织

市级管理组织主要是指市级精神卫生中心,负责全市范围内严重精神障碍患者全面监督管理工作,负责年度严重精神障碍患者的经费,负责对管辖范围的各级管理机构监督考核和指导工作,定期进行检查督导,确保严重精神障碍患者病情稳定不复发。

二、区和县级管理组织

区县级管理组织主要是指区县级精神卫生中心,负责管辖范围内严重精神障碍患者全面监督管理工作,负责对管辖范围的各级管理机构监督考核和指导工作,定期进行检查督导,确保严重精神障碍患者病情稳定不复发。

三、乡镇和街道管理组织

负责对辖区内严重精神障碍患者日常管理工作以及具体业务工作,监督管理本乡镇、街道内下属村和社区患者药物服用情况,负责与精神专科诊疗机构患者流转管理、危险事件上报等。

四、社区和村级管理组织

负责监督管理严重精神障碍患者治疗工作执行。联合村和社区内的公安民警、网格员、患者家属、志愿者等组成患者管理团队,管理患者信息,定期开展随访,监督管控患者的病情变化,预防危险事件的发生。

严重精神障碍患者管理工作,涉及国家、省、地市、区/县、乡镇/街道、村/社区等不同层级的协同,包括患者管理、随访管理、流转管理、应急处置、精神康复等工作。除了上述四级管理组织架构外,更主要的是建立一套协同管理与服务机制,上面四个层级偏重宏观层面的管理,核心是微观层面的管理协调机制,也就是六个服务角色的协同管理服务机制。按照六个角色赋予不同的服务职责,各自做好每个角色的服务工作,使每位严重精神障碍患者都在正常可控的管理范围之内,杜绝给社会和家庭造成损害和影响事件的发生。

第 三 章

互联网医疗健康管理服务模式研究

第一节　围绕智慧健康城市开展医疗健康管理服务模式研究

在围绕智慧健康城市建设的基础上,要依托城市医疗集团和县域医共体两个组织,筑全新的健康管理服务模式。在城市依托三级医院、二级医院和社区卫生服务中心建立的联合协同管理服务模式;在农村依托县级医院、乡镇卫生院和村卫生室建立联合协同管理服务模式,明确各级医疗卫生机构在协同健康管理机制中的职责和具体工作内容,共同为生活在城市社区居民和生活在农村地区的村民开展健康管理与服务工作。

一、智慧健康城市网格化健康管理服务模式

智慧健康城市网格化管理服务模式,是借助于城市医疗集团和县域医共体两大医联体组织机构,把城市中各区、县、街道、社区居民健康管理服务任务和责任,明确落实到辖区内的医疗卫生机构,按照国家健康管理服务内容与规范,为居民提供相应的健康服务。同时探索挖掘居民的健康服务需求,不断满足人民群众日益增长的需求。按照区域网格化管理服务模式,实现医疗卫生健康管理服务工作全覆盖,有序推动我国卫生健康事业的发展。

二、建立多部门协同参与的工作服务模式

基于全生命周期不同年龄段的健康管理与服务需求,需要多方社会机构参与协同工作,完成健康管理与服务。

图 3-1 左侧的监管方,包括卫生健康委、城市医疗集团、县域医共体、互联网健康监管机构、疾病预防控制机构等。医疗健康业务监管方,负责服务供给方与被服务方医疗健康业务内容以及行为合规性监督管理。图 3-1 中间的服务方包括各级医疗卫生机构、疾病预防控制机构、居民社区机构、养老机构、医养健康机构、中小学校以及居家服务社会化机构等。图 3-1 右侧的被服务方包括健康人群、亚健康人群和患有慢性疾病的人群,具体服务对象是指孕产妇、婴幼儿、中小学生、老年人群、慢性疾病人群和其他健康、亚健康人群等社会群体。

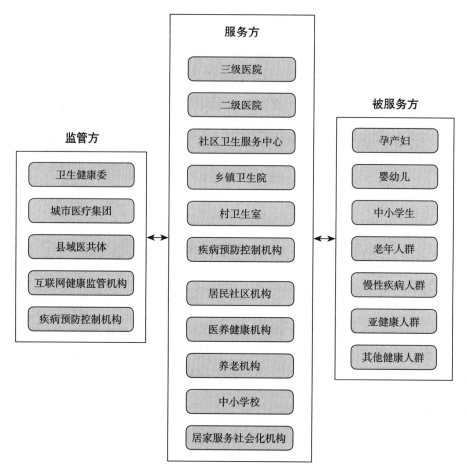

图 3-1　健康管理与服务参与机构图

三、探索跨部门多角色联合协同的健康管理服务模式

社区医疗卫生服务中心承担着居民的健康管理与服务的基本健康业务功能,是为辖区居民提供健康档案管理和不同年龄段社区居民的基本医疗、预防以及健康教育等服务工作。社区医疗卫生机构受技术水平等方面因素的限制,无法独自承担大多数慢性疾病患者等人群健康评估以及诊疗工作,需要由二、三级医疗机构承担,但目前它们之间的工作各自独立完成,无法形成一个合力。因此,需要建立一个跨部门之间多角色联合协同机制共同承担健康管理与服务的工作。从疾病的预防与控制角度来看,需要引入疾病预防控制机构参与进来,利用专业化的知识引导居民加强疾病预防方面的工作。

为了满足社会人群对健康服务不同层次的需求,需要增加若干服务角色,如二级或三级医院中的营养师、中医师(健康调理)、药剂师、健康管理师等,提供健康个性化有偿服务。

1. 二、三级医院　二级或三级医院专科医生负责慢性疾病患者健康状况评估、诊疗与康复方案的制订、阶段性疗效评估等工作。

2. 基层医疗卫生机构　如城市中的社区医疗卫生服务中心、社区医疗保健站,农村地区的乡镇卫生院和村卫生室等,负责慢性疾病的签约、档案建立、日常治疗、定期随访、健康教育等工作。如果基层医疗卫生机构配备有健康管理师,则负责慢性疾病患者的健康评估、定期健康随访、日常生活及运动健康方式,疾病的预防措施等宣教工作。

3. 营养师　根据个体健康状况,提供营养配餐和健康行为,如为糖尿病患者提供每日膳食计划。这些角色,也可以利用信息技术实现智能化营养指导服务。

4. 中医师　根据个体体质和季节变化,提供养生健康计划,调理身体,强身健体。

5. 药剂师　可为患者提供科学的用药剂量和用药时间,达到事半功倍的效果,避免用药差错。通过建立数字医嘱服务系统,为患者提供定时服药提醒服务。

6. 健康管理师　为居民提供个性化的健康管理服务,包括健康饮食、健康生活方式等。如果是慢性疾病患者,提供个性化健康管理方案等服务。

四、建立跨部门多角色协同健康管理服务系统平台

建立一种专科医生、家庭医生、健康管理师、疾病预防师、中医师、药师、护士、营养师、中小学校医务人员、社区机构管理人员、居民等多角色联合参与健康管理与服务的系统平台,面向社会各种人群包括慢性疾病患者提供有偿的健康管理协同服务。提供多角色使用的基于 Web 版和移动端医疗健康软件系统平台,利用该软件系统平台开展以下健康管理服务业务。

1. 家庭医生签约与建档服务　利用家庭医生版医疗健康软件,开展家庭医生线上签约服务,同时为居民建立个人健康档案。

2. 社会人群健康筛查与分析　根据人群年龄段以及职业等因素,确定不同人群的健康筛查内容,利用健康体检等医疗技术手段,进行筛查与分析。

3. 健康咨询服务　利用医疗健康软件(公众版),可以分别与专科医生、健康管理师、家庭医生、中医师、药师、营养师等之间,开展诊疗、营养、健康等专业方面问诊与咨询服务。

4. 健康评估服务　健康管理师与专科医生利用软件,根据健康档案资料、最新的健康体检资料、健康实时监测资料、个人电子病历数据及现场问诊等业务,由专业医生、健康管理师等联合作出健康客观评估报告。

5. 干预服务　根据健康评估状况,专科医生为患者针对潜在危险因素作出干预方案,指导健康管理服务工作。

6. 健康随访服务　根据随访计划,社区家庭医生、专科医生或健康管理师利用医疗健康软件(公众版、医生版),开展家庭健康随访工作。

7. 健康教育服务　利用健康管理与服务网站、医疗健康软件,开展面向社会群体和家庭的健康教育服务。

8. 健康实时监测服务　利用物联网技术和可穿戴设备,对其开展实时监测服务,为健康评估提供实时数据依据。

9. 医疗服务　利用健康管理,居民可以预约健康体检、线上线下门诊、专业护理、医疗咨询等各种医疗服务。

(1) 社会化服务:利用健康服务平台,预约社会化服务,包括家庭卫生打扫、做饭保姆、上门理发等。

(2) 基于医疗健康大数据的预防分析、决策、治疗等服务:建立全生命周期的健康档案数据资料,开展医疗健康大数据的分析研究工作,为疾病预防、治疗提供决策依据。

第二节　家庭医生签约创新管理服务模式研究

一、我国实行的家庭医生签约管理服务制度

2016 年 6 月 6 日,国务院医改办等七部委联合印发《关于推进家庭医生签约服务的指导意见》。2022 年 3 月 3 日,国家卫生健康委等七部门联合下发了《关于推进家庭医生签约服务高质量发展的指导意见》(国卫基层发〔2022〕10 号文)。这些文件中均要求,准确把握工作节奏,在确保服务质量和签约居民获得感、满意度的前提下,循序渐进地积极扩大签约服务覆盖率,逐步建成以家庭医生为健康守门人的家庭医生制度。从 2022 年开始,各地在现有服务水平基础上,全人群和重点人群签约服务覆盖率每年提升 1~3 个百分点,到 2035 年,签约服务覆盖率将达到 75% 以上,基本实现家庭全覆盖,重点人群签约服务覆盖率将达到 85% 以上,满意度达到 85% 左右。

在上述两个指导意见中均要求,在实行家庭医生签约后,要为居民提供基本公共卫生服务。目前主要依托城市社区卫生服务机构、农村乡镇卫生院、村卫生室,为居民提供包括基本医疗、公共卫生和约定的健康管理等服务内容。同时,还提供包括常见病和多发病的健康咨询、疾病诊疗、就医路径指导和转诊预约等服务,有的地区还可以提供包括家庭病床、家庭护理等个性化服务内容。

目前,我们国家实行的是基本健康管理服务制度,由国家负责为每个生活在城镇和乡村的居民建立基本的医疗健康档案,同时,国家拨付专项资金,鼓励基层医疗卫生机构实行家庭医生签约服务制度,鼓励社区和乡镇卫生院全科医生,为每个家庭成员签署家庭医生服务并建立医疗健康档案,提供基本的健康服务。

家庭医生签约工作是一项常态化的工作,需要创新工作服务模式,提升签约效率和签约质量。我国基层医疗卫生机构医务人员数量有限,承担的居民家庭签约工作量非常大。采取上门签约服务的工作效率非常低,而且大多集中在非上班时间,医务人员非常辛苦。为了提高家庭签约工作质量和效率,考虑利用移动互联网技术开发一款家庭签约 APP 或微信公众号软件,该软件 APP 或微信公众号软件是按照社区和乡村网格化的管理机制,由基层卫生组织的家庭医生完成居民家庭签约对应填报工作。

家庭医生签约是一项持续动态的工作,不管是在城市还是在农村,负责社区家庭医生签约的服务主体是基层卫生机构,与过去不同的是依托城市医疗集团或者县域医共体组织来开展具体的工作。

按照网格化签约管理应签尽签的原则,必须对辖区内居民住户档案一清二楚,利用信息化技术,全面掌握辖区内居民的健康档案,根据居民健康档案制订签约计划,逐一开展签约。为了方便居民签约,利用家庭签约软件系统,为居民提供三种方便快捷的签约服务模式。

二、家庭医生签约方式

(一) 线上签约

根据辖区内居民家庭住户数量以及家庭情况,对于相对年轻的住户,通过家庭医生签约

APP 和微信公众号,将家庭医生签约二维码推送到居民住户手机上,督导住户下载开展线上签约和健康初评。

(二)居家签约

对于行动迟缓的老年人群,通过电话预约,家庭医生带上移动终端设备或手机,赴居民家中签约。

(三)就诊过程签约

小区的居民在去社区卫生服务中心就诊的过程中,通过电脑中家庭医生签约软件系统,进行签约,完成健康评估。

三、家庭医生签约管理

城市内部各级医疗卫生行政管理机构健康管理部门,将对各区县内居民家庭医生签约工作进行监督管理。按照应签尽签的原则,做到居民 100% 签约。将签约完成率作为对每个基层卫生服务机构考核的一项工作任务指标,督导负责居民小区签约的基层卫生服务机构开展好签约工作。

对于已经签约的家庭居民,按照随访服务的考核要求,对每个基层卫生服务机构随访工作进行完成率考核,督导负责居民家庭随访(含线上随访)的基层卫生服务机构开展好家庭随访工作。

第三节　慢性疾病健康管理服务模式研究

按照网格化慢性疾病健康管理模式,需要依托城市医疗集团或县域医共体组织,开展辖区内慢性疾病的健康管理工作。这种网格化管理模式,其核心是各级医疗机构之间的协同管理和服务,不再单纯依靠基层医疗卫生机构主导的管理服务模式,由城市医疗集团或者县域医共体中各级医疗卫生机构联合为慢性疾病患者提供协同的管理与医疗服务。为了做好慢性疾病人群的健康管理与医疗服务工作,要求基层医疗卫生机构全面掌握辖区内慢性疾病群体健康档案以及每个慢性疾病患者的健康状况。

根据参与慢性疾病健康管理与医疗服务各级医疗卫生机构协同管理服务机制模式,开发一套慢性疾病健康管理服务系统平台,由政府或者医联体出资建设部署该平台,将提供基层医疗卫生机构以及医联体内医疗机构使用。要求医联体内部各级医疗卫生机构入驻慢性疾病健康管理服务系统平台,为辖区内慢性疾病患者提供管理与医疗服务。

一、基层医疗卫生机构承担的慢性疾病管理工作

国家政策要求,基层医疗卫生机构主要承担辖区内慢性疾病群体以及慢性疾病的管理工作,包括建档管理、健康档案的管理、家庭医生签约服务、基本的诊疗服务、随访管理、医疗健康实时监护服务、慢性疾病健康教育服务等。

对于二、三级医院的慢性疾病出院或门诊患者,按照二、三级医院专业临床科室为慢性疾病患者拟定的持续治疗方案,后续治疗方案以及康复管理工作由所在社区医疗卫生机构负责管理和落实。在后续的诊疗工作中出现问题时,利用系统及时与上级医生进行会诊等服务。

二、医联体内二、三级医院与基层医疗卫生机构之间分工协同服务

为落实慢性疾病协同工作机制,二、三级医院内部成立慢性疾病健康管理指导服务中心,负责医院的慢性疾病管理和诊疗业务工作。建立慢性疾病在院期间诊疗规范,督导各专业临床科室开展好慢性疾病的诊治工作。慢性疾病患者的专业治疗是由医院对应的专业科室承担,为其提供专业的慢性疾病治疗、评估、线上线下诊疗、线上预约、专业护理、线上随访等服务,直至病情好转稳定状态。

医联体内的二、三级医院主要负责慢性疾病的诊疗、健康评估以及对基层医疗卫生机构指导帮助业务工作,重点在于慢性疾病的治疗方案拟定和治疗效果评估等工作。慢性疾病患者日常的管理和基本的诊疗工作由基层医疗卫生机构负责承担,当病情发生变化,超出基层医疗卫生机构(主要是指社区卫生和村卫生室一级的机构)诊治能力时,由二、三级医院接管慢性疾病患者的诊疗工作,病情稳定出院后交由基层负责。按照网格化管理要求,二、三级医院与基层医疗卫生机构做好具体分工协同。

二、三级医院还要为慢性疾病群体提供居家护理、互联网线上诊疗、医疗健康实时监护等服务。

三、社会心理服务机构

社会心理服务机构,主要是为慢性疾病群体提供辅助的心理健康服务,帮助慢性疾病群体减轻心理精神上的疾病负担,以积极人生态度配合治疗做好身体锻炼等各方面的工作。提供心理健康测评和心理干预服务。

四、慢性疾病患者

慢性疾病患者利用慢性疾病健康管理服务平台,积极参与自我健康管理活动中来,接受健康教育和随访,配合医疗卫生机构做好疾病筛查等工作。同时,利用系统提供的慢性疾病健康管理 APP 和微信公众号,预约各种医疗服务,包括居家护理、线上线下诊疗等服务。

第四节　妇幼健康管理服务模式研究

按照智慧健康城市建设以及网格化健康管理模式总体设计,依托城市医疗集团和县域医共体组织,开展辖区内妇幼健康管理服务工作,改变了过去基层医疗卫生机构单一的妇幼健康管理模式。国内绝大多数城市和县城都设有妇幼保健医院,很多地市县依托妇幼保健院,在城市成立妇幼保健医疗集团和妇幼县域医共体。

借助于城市医疗集团和县域医共体这两个组织,将妇幼健康管理工作延伸到社区和乡村。妇幼健康管理主导部门仍然是医疗集团和县域医共体内的基层卫生机构,其他医疗机构协同做好相关的医疗健康管理服务工作。为了做好妇幼健康管理服务工作,基层卫生机构必须准确地掌握辖区内孕产妇以及婴幼儿情况,利用信息化技术全面掌握辖区内孕产妇婴幼儿健康档案。

开发一套妇幼健康管理系统平台,实现各级医疗卫生机构之间协同健康管理服务工作。由政府或者医联体出资建设部署该平台,提供各城市医疗集团和县域医共体使用,妇幼保健

院与基层卫生机构入驻平台提供服务,孕产妇和婴幼儿家长通过下载 APP 和关注微信公众号入驻平台,按照协同分工网格化管理模式提供服务和接受服务。各级医疗卫生机构提供的服务模式和协同内容如下。

一、基层医疗卫生机构妇幼健康管理服务模式

基层医疗卫生机构主要担负着妇幼健康基础性管理工作,如妇幼健康档案建立、孕产妇产前定期检查管理、新生儿的发育健康管理、儿童保健免疫服务等工作。通过妇幼健康管理服务系统平台与孕产妇和婴幼儿家长建立线上互动,接受健康咨询、免疫咨询;通过移动端妇幼健康 APP 和微信公众号,推送有关健康服务知识,提升自我健康管理意识。

二、二、三级医院妇幼科室健康管理服务模式

二、三级医院妇产科和儿童保健科,利用妇幼健康管理服务系统平台为妇幼群体提供健康检查、健康评估、疾病诊疗等服务。提供女性常见疾病筛查、新生儿发育健康评估等业务服务。为基层医疗卫生机构提供远程会诊、疾病诊疗以及健康指导等服务。

三、孕产妇和婴幼儿家长自我监控管理模式

利用妇幼健康管理服务系统平台为妇幼群体提供的移动端妇幼健康 APP 和微信公众号,向二、三级医院和基层医疗卫生机构预约健康检查、咨询、疾病诊疗等业务,同时,也接受随访、儿童预防保健服务等。

第五节　中小学生健康成长管理服务新模式

中小学生健康成长管理模式不同于妇幼和老年人健康管理。中小学生的健康成长管理的主体是中小学校和学生家长,各级医疗卫生机构为其提供医疗健康服务。按照市、区、县网格化管理的要求,各级教育行政管理机构管理好辖区内中小学生健康管理工作,对照国家对中小学生健康管理要求,协调各级医疗卫生机构、社会心理机构提供医疗和心理两方面的服务工作。

按照参与中小学生健康成长管理与服务的机构以及协同与任务分工,开发一套中小学生健康成长管理系统平台,由中小学校出资建设部署该平台,将辖区内提供健康管理和服务的中小学校、各级医疗机构、心理健康服务机构以及中小学生本人和家长入驻平台,按照协同分工管理模式提供医疗健康服务和被服务。

一、中小学校健康管理服务

中小学校均设有健康管理机构,负责中小学生健康成长管理。负责为中小学生建立健康档案,包括心理健康档案。利用中小学生健康成长管理系统记录中小学生的成长管理,实现与家长的互动。

二、医疗机构提供的医疗健康服务

医疗机构为中小学生提供成长发育评价服务,包括营养状况、牙齿发育状况、身体器官

功能状况全面检查与评估,如发现问题给予指导性建议和疾病诊疗服务。利用中小学生健康成长管理服务系统(与医院系统有接口)提供健康体检预约、线上线下门诊预约、健康咨询等服务。

三、社会心理机构提供的心理健康服务

社会心理机构入驻中小学生健康成长管理系统,为中小学生提供心理健康筛查和心理干预服务,帮助中小学生提升心理健康素质,增强抗压能力等。

四、学生和家长自我健康管理

利用中小学生健康成长管理系统为中小学生及家长提供的移动端 APP 和微信公众号,向二、三级医院和基层医疗卫生机构预约健康检查、心理咨询、疾病诊疗等业务。

第六节 医疗机构健康管理服务模式研究

一、患者出院后康复服务模式

在二、三级医院,每一位出院的患者大多有相同的期望,希望出院后能够与自己的主管临床医生和护士建立一个有效的联系方式与沟通渠道。希望出院后康复期内能够及时与主管临床医生和护士咨询沟通。对于大多数慢性疾病患者,更是需要与临床主管医生建立一个长期的沟通渠道。对于出院患者来说,这种需求是刚性的,也希望医疗机构能够为每一位出院患者提供出院后的院外医疗健康服务。同时,对医院来说,是将医院的诊疗与健康业务服务延伸到患者家里。

对于临床医务人员来说,一个 1 000 张床位的医院,每年出院数万名患者,每个临床医生要经历数百甚至上千名患者,几年累计下来每位临床医生累计的出院患者数量越来越多。对于大多数出院患者,出院后康复期若干个月内,他们迫切希望能够与临床主管医生和主管护士进行咨询沟通,咨询一些与康复相关的事情。过了康复期后,如果仍需要与医生咨询沟通的话,可以预约对应的门诊医生。

由于临床医生比较繁忙,精力有限,在临床工作期间不太可能受理大量出院患者咨询服务。这就需要医院成立一个健康管理服务机构,负责患者出院之后的随访、医疗以及健康管理服务工作。对于每种疾病的出院患者康复期内,为患者提供康复健康管理服务,仍安排原来的主管医生和主管护士,抽出一定时间负责患者出院后具体医疗康复工作。或者成立一个部门单独受理出院后的健康管理工作,也可以通过医联体组织,授权下级医院如社区卫生服务中心等受理患者出院后的健康管理工作。医院要组织临床专家,按照出院病种拟定规范化的康复健康管理服务内容。包括出院随访、健康咨询、健康管理方案、专业护理、用药咨询、检查预约、治疗预约等专业化服务。这样做的目的,一是扩大了医院影响力,提升医患之间的黏性;二是拓展服务范围,引导患者参加医院规范化健康管理服务;三是为患者提供更加贴心的服务,提升医院的服务能力。

康复期过后,慢性疾病患者的健康管理业务工作,交由患者所在的基层社区卫生服务中心负责,必要时可由基层社区卫生服务中心医生向上级医院申请联合干预诊治患者的疾病。

为了实现出院患者健康管理服务工作,需要开发一个出院患者医疗健康管理系统。该系统采取互联网线上与线下一体化的业务服务模式,临床医生、护士利用该系统提供 Web 端为出院患者提供健康管理服务;为出院患者提供基于移动端 APP 或微信小程序的业务服务。业务功能包括出院后随访、线上咨询、检查预约、治疗预约等服务。

如果医院的服务力量有限,也可以借助于医联体组织的力量完成出院后的健康服务工作。医联体内部各级医疗机构之间有明确的分工与协同,出院后的康复管理工作由二级医疗机构和基层社区卫生服务机构承担。

二、日间手术的医疗健康服务模式

日间手术是目前一种常见的手术管理方式,其目的是提高医院手术资源的利用效率,降低手术患者排队时间,满足更多手术患者的需求。日间手术在三级医院较为普遍。日间手术定义为:在一个工作日 24 小时内完成住院、手术前评估、手术准备、手术操作、手术后观察以及办理出院的全过程,患者不在医院过夜,特殊患者 48 小时内延时出院。这种手术方式适用于术后并发症较少,以及患者身体条件较好,减少患者占用过多的医疗资源。其特点有:①日间手术可以为患者节省住院费用,减轻经济负担。②可以节省床位资源,加速床位周转,提高床位利用率,使更多的患者可以得到诊治,极大程度地满足患者的就诊需求。③日间手术给患者带来的创伤相对较小。

近年来,随着医疗水平的发展,以及国家相关制度的制定,日间手术直接成为一种趋势,因此如果患者身体条件较好,且病情较轻的可以选择日间手术。为了将日间手术管理以及术后的健康管理信息化与规范化,我们对日间手术前、入院中、出院后 3 个阶段的医疗业务进行细分研究,作出一个比较规范化的日间手术业务管理流程,在此基础上开发 1 个涵盖 3 个阶段的日间手术医疗健康管理服务系统,为医院提供 1 个较为全面的日间手术医疗健康管理服务系统,指导日间手术业务的开展。

日间手术医疗健康管理系统,基于 B/S 应用架构,采取互联网线上与线下一体化的服务模式,该系统为临床手术医生和手术室护士提供 Web 端业务服务,为日间手术患者提供基于移动端 APP 或微信小程序业务服务。

日间手术前,利用互联网日间手术医疗健康管理系统提供的相关业务服务,主要完成对患者手术的预约、术前评估、术前患者准备(包括化验、检查)、医院术前准备(包括日间手术通知单、手术排班、手术医生、麻醉医生、手术护士、手术器械准备等),以及手术日期的确定等工作。

日间手术入院期,利用系统提供办理入院手续,提供日间手术电子病历记录系统,对术中进行管理,包括用药医嘱、麻醉医嘱、心电监护、监护医嘱、治疗医嘱、手术医嘱进行管理和记录,将麻醉和监护数据信息导入日间手术电子病历管理系统中。日间手术完成观察一段时间后,患者办理出院结账手续。

出院后,利用系统对患者进行随访管理、康复评估、术后拆线管理等业务服务。

三、日间血液透析医疗健康服务模式

血液透析是治疗肾衰竭的一种方式,血液透析是将患者的血液引出体外,使血液通过医学的特殊装置,即透析器,将患者血液里面的代谢废物(毒素)、多余的水分透出去。经过透析器以后的血液就是没有毒素与多余水分的血液,这部分血液再重新输回到患者体内,这个过程称为血液透析。

血液透析适应的人群,主要是慢性尿毒症患者。但是现在医学的模式发展越来越快,血液透析应用的医疗范围也越来越广。现在血液透析的适用范围不仅是尿毒症患者,很多其他专业的科室都用血液透析,如急危重症科,或者中毒患者等都需要用血液透析。

为了让血液透析实现科学化管理,我们参照日间手术管理模式,把患者开展血液透析的全过程划分为 3 个阶段,血液透析前、透析中、透析后。开发 1 个全流程业务的互联网日间血液透析医疗健康管理信息系统,完成 3 个阶段的业务管理。

日间血液透析医疗健康管理系统,基于 B/S 应用架构,采取线上与线下一体化的服务模式,该系统为临床血液透析医生和护士提供 Web 端业务服务,为日间血液透析患者提供基于移动端 APP 或微信小程序业务服务。

利用互联网日间血液透析医疗健康管理系统,把需要血液透析的患者统一管理起来,建立日间血液病员档案,透析患者利用系统预约透析医生或者护士,咨询相关透析业务等,透析医生或护士利用系统与透析患者视频问诊、透析前相关准备工作,如开具药品、化验或检查等服务,患者可以线上缴费、预约检查、化验等。透析医生利用系统对患者进行透析前病情评估、患者透析前准备、医院血液排班等准备工作。

患者确定透析日期后,将透析日期通过系统 APP 或微信小程序自动通知患者,患者收到信息后在透析当日办理入院手续。为患者提供日间透析电子病历记录系统,记录医院为患者开展透析的全过程,包括医嘱管理,如药品医嘱、治疗医嘱、监护医嘱等。

透析完成后,经过短时间观察,利用互联网日间血液透析医疗健康管理系统,为患者办理出院与结账手续,包括购买透析材料、缴纳药品费用、治疗费用等。

透析患者离开医院后,在规定时间对透析患者进行随访管理、康复评估管理等。

四、日间化疗后的医疗健康服务模式

日间化疗是为癌症患者提供的一种人性化医疗服务,患者可以根据化疗方案,"白天在院治疗,晚上回家静养",最大程度回归正常生活。患者在接受治疗的同时,还能享有高质量的休息和调养,治疗看病、家庭团聚两不误,得到家人在精神、心理、饮食等方面的更多照顾。为患者节约医疗费用,还可以降低医保支出。

参照日间手术的方式,将日间化疗管理实现信息化与规范化,对日间化疗分成 3 个阶段进行分析研究,即化疗前、化疗中、化疗后。开发 1 个涵盖上面 3 个阶段的互联网日间化疗医疗健康管理系统。

日间化疗医疗健康管理系统,基于 B/S 应用架构,采取线上与线下一体化的服务模式,该系统为临床化疗医生和护士提供 Web 端业务服务,为日间化疗患者提供基于移动端 APP 或微信小程序业务服务。

化疗前利用互联网日间化疗医疗健康管理系统,提供互联网线上门诊业务。化疗前,患者可以预约化疗医生,咨询相关化疗业务。化疗医生为患者提供线上线下业务咨询、线上诊疗、线上药品处方、线上开具化验以及各种检查,患者利用系统提供的线上支付功能完成线上支付和实验室检查预约服务。化疗医生与患者视频,交代化疗前各种准备工作和注意事项等。利用系统主要完成对患者化疗前方案的确定、评估、患者准备(包括化验、检查、用药)、医院准备(包括化疗定位、化疗方案拟定、化疗排班、化疗医生、化疗护士、化疗物理师等)、化疗日期的确定等工作。

患者确定化疗日期时间后,将日期和时间通过系统 APP 或微信小程序自动通知患者,患者收到信息后在化疗当日办理入院手续。为患者提供一个日间化疗电子病历记录系统,记录日间透析期间医疗全过程,包括用药医嘱、监护医嘱、治疗医嘱进行管理和记录,日间化疗完成观察一段时间后,患者办理出院结账手续。

化疗患者离开医院后,利用系统提供的随访业务功能,在规定时间对化疗患者进行随访管理、康复评估管理等。

第七节　家庭病床健康护理服务模式

一、家庭病床概念

家庭病床是指对需要连续治疗,但因本人生活不能自理或行动不便,到医疗机构就诊确有困难,需依靠医护人员上门服务的患者,由指定医院医护人员为其建立家庭病床并定期查床、治疗、护理,并在特定病历上记录服务过程的一种卫生服务形式。

家庭病床服务对象是居住在本市辖区内患者,由其本人或家属提出建床需求,并由医生评估后经所在医疗机构审核通过的符合家庭病床收治范围的患者。具体包括:①诊断明确,需连续治疗的慢性疾病患者,因行动不便,到医疗机构就诊确有困难,并经医生评估后经所在医疗机构审核病情稳定适合家庭病床治疗的患者。②经住院治疗病情已趋稳定,出院后仍需继续观察和治疗,并经医生评估后经所在医疗机构审核适合家庭病床治疗的患者。③其他诊断明确、病情稳定的非危重症患者,需连续观察和治疗,并经医生评估后经所在医疗机构审核适合家庭病床治疗的患者。④处于疾病终末期需治疗或安宁疗护,并经医生评估后经所在医疗机构审核适合家庭病床治疗的患者。

二、家庭病床服务内容

2019 年上海市家庭病床服务项目清单内容包括上门服务、检查项目、基础护理项目、康复项目、中医项目、药品服务项目、指导评估服务项目、安宁疗护服务项目八类六十四项。

三、上门开展家庭病床服务的人员要求

上门开展家庭病床服务的医生、护士、康复等人员,都具有相关的注册执业资格,并有 2 年以上临床工作经历,能独立开展工作。

四、如何确保家庭病床服务的医疗质量和医疗安全

《上海市家庭病床服务办法》主要从统一服务流程、规范服务行为、加强质量控制 3 个方面来保证家庭病床服务的医疗质量和医疗安全。

1. 统一服务流程　按照建床、查床、护理、撤床、医疗安全等分步骤明确管理要求,如建床流程要经过患者申请、医疗机构评估、指定医生和护士、建床告知、办理建床手续、制订治疗计划、书写家庭病床病历等。

2. 规范服务行为 如明确抗菌药物、化疗药物、生物制品、升压药物、降压药物、精神药品、麻醉药品、易制毒药物、毒性药物、其他临床上易引起不良反应的药物及外机构配置的药物的注射剂型,不得在家庭病床使用。

3. 加强质量控制 一方面,医疗机构自身加强家庭病床服务管理,明确家庭病床服务管理部门,制定家庭病床服务制度。另一方面,本市将成立市家庭病床服务质量控制中心,质控中心负责建立质量控制架构,制定质量控制管理制度,编制家庭病床服务业务指南,组织区级专业质控组对开展家庭病床服务医疗机构定期和不定期的质控和考核,对开展家庭病床服务的医疗机构进行统一的质控管理和考核。

五、创新家庭病床科学化管理服务模式

围绕家庭病床科学化管理与专业化服务,是互联网医疗延伸服务到家庭的必然趋势,随着老龄化老年人口日益增多,多数患有慢性疾病的老年人,需要居家康复和专业的护理照护,各级医疗机构围绕居家养老和康复健康护理,利用互联网医疗健康服务平台,开展这方面的服务。

为了开展好家庭病床管理与诊疗康复服务工作,医院设置家庭病床管理科,安排专职人员负责家庭病床管理工作。抽调医疗和护理方面的临床专家制订家庭病床管理规范与服务标准,拟定各种慢性疾病家庭病床照护标准。包括患者家庭病床开设评判标准,即针对患者病情对照家庭病床开设标准进行对比评判,适合开设家庭病床的患者在经患者和家属同意的基础上准予开设。因此,制订家庭病床管理规范与健康服务标准,有利于对工作质量的控制与监督。

为了实现家庭病床健康服务管理,需要开发一个家庭病床健康护理管理系统。该系统提供线上与线下一体化的服务模式,为临床医生、护士提供 Web 端业务服务,为出院患者提供基于移动端 APP 或微信小程序业务服务。

系统为医护端提供业务服务功能,为患者建立家庭病床、每日远程查床、撤床服务。提供线上线下家庭病床预约咨询服务、居家护理预约、线上线下问诊、健康实时监护、患者健康评估、患者家庭病床开设评估、开具检查检验和药品处方,检查线上预约、支付结账、药品线下配送、随访等业务服务。为家庭病床患者端提供业务服务,有家庭病床预约、专科医生预约、居家护理预约、线上咨询、线上线下问诊、线上支付、服务评价等业务。

第八节 随访服务模式的研究

一、随访的概念

在医院的日常临床工作中,随访是指医院医护人员对门诊和出院患者,利用电话或者居家开展出院后康复情况的一种调查和观察方法,旨在了解门诊患者和出院后康复结果,验证患者诊疗方式的有效性。也是对出院患者进行定期了解患者病情变化和指导患者康复的一种观察方法。通过随访可以提高医院的诊疗服务水平,也为临床医务人员掌握第一手资料和积累经验提供了保障。

总体来讲,随访是医院根据临床诊疗、科研、教学的需要,对门诊和出院患者进行疗效跟

踪持续观察和进行沟通的一种方式。同时要求患者定期来医院复查,对患者的疾病疗效、发展状况继续进行追踪观察的工作。

二、随访服务的目的和作用

(一)加强医患沟通,改善医患关系

出院患者随访制度是加强医患沟通、改善医患关系的有效方法之一,把院内服务延伸到院外家庭,是提升医患黏性的重要手段。通过随访,了解患者出院康复情况,也是提升诊疗水平的重要体现。

(二)提升医院服务质量的重要手段

医院品牌的建立表现在各个方面,其中随访是有效提升医院品牌建设和服务质量的重要手段,也是体现医院人文关怀的服务内容之一。通过随访,提高患者对医院满意程度,同时也提高了患者的忠诚度,是维系医患关系的重要桥梁。

(三)是临床科研的重要工作

医院开展新药研制或一种创新诊疗技术的应用,都需要通过临床获取实际的效果,其中随访是科研病例追踪了解诊疗效果的重要工作内容。医护人员通过有计划、高质量的随访,了解患者出院后的治疗和康复情况,及时反馈总结经验,调整治疗方案,有利于提高医生的诊治水平,促进医疗事业的发展;科研离不开对患者的调查随访,通过对观察病例的科研跟踪,及时整理回收患者的资料,进行汇总分析,为临床做好科研打下良好的基础;随访是整体护理的延续,护理人员可根据疾病的特点制订健康教育的内容和方式,及时改进护士的服务,提高护理水平。

三、病种建立随访知识库

为了做好出院患者、慢性疾病患者以及家庭病床等患者的随访工作,需要针对每种疾病制订规范化的出院随访内容,这项工作需要有丰富临床经验的专家研究制订。依据单病种的规范化随访内容,还不能完全满足实际随访工作的需要。由于大多数患者的病情不是单一病种,常常伴随有并发症和合并症等多种疾病,这就需要根据患者具体病情,综合考虑拟定出院随访内容。患者在住院期间的诊断,分为第一、第二诊断等,在治疗过程中,以第一诊断为主,同时兼顾患有其他疾病的情况综合治疗。

对于复合病情患者的随访,一般也不是多个单病种规范化随访内容之和,需要临床医生依据患者住院期间诊疗实际情况拟定本次随访内容。这种多病种的随访内容规范化工作,需要有多学科的临床专家一起进行复合病种的规范化随访内容的研究,从中找出规律性的东西,进行总结归纳,利用信息化技术手段予以实现。

首先,需要有丰富临床经验的专家制订每个单病种规范化的出院随访内容,利用信息化手段建立规范化的单病种随访知识库,这是一项基础性非常重要的工作。其次,在此基础上,需要多个专业学科的临床专家一起讨论复合病种规范化的随访内容,利用信息化手段建立复合病种规范化的随访知识库。最后,根据大量的临床随访实际结果,进行分析、归纳、总结,不断优化单病种和复合病种随访知识库内容。通过随访知识库的建立,利用互联网医院服务平台指导临床医生开展出院患者的随访工作。

随访是一项重要的工作,除了出院患者需要随访外,对于老年人健康管理、家庭医生签

约管理、慢性疾病健康管理等,都需要开展随访工作。上述基于病种的随访服务模式适用于上面的所有的应用场景。

四、出院患者随访服务模式

按照临床诊疗服务的要求,医疗机构对本院出院患者根据病情需要,对出院患者进行随访工作。这项工作关系到患者出院后身体康复以及临床医生治疗方案的有效性等。临床主管医生需要听取患者出院后的生活、饮食、精神状态以及治疗后的恢复情况,出院患者也需要咨询一些用药、饮食与康复等方面相关的事情,这种随访交流机制对医患双方都很重要。由于每位患者出院后随访的内容以及患者关心的问题千差万别,需要结合病种以及临床诊疗方案制订每种疾病的随访内容和规范,同时还要结合每位患者具体情况,拟定适合的随访内容。这项随访工作需要利用信息化技术手段逐步规范起来,提高随访工作的质量。

随访工作除了必要的现场随访外,大多数情况是可以采取线上随访服务方式开展的。利用随访服务系统,为患者提供健康管理 APP 或微信公众号,患者或者家属利用移动手机,一种情况是通过视频,医患双方以问答的形式完成随访工作,医务人员一边询问一边记录患者回复情况;另一种方式是利用电子化的随访表格,由患者本人或家属完成问答填写。

医务人员可以根据患者的情况,根据已经制订的随访计划和内容,在随访执行的过程中,实时记录患者的相关情况。

(一)随访基础信息

医务人员可在系统记录当前随访频率、随访内容、随访时间、随访地点、随访方式和随访执行人等信息。

(二)随访记录填写

在随访过程中,医务人员可以记录患者的基本情况、病情变化、用药情况、检查结果等信息,并可调阅查看历史随访记录。同时,系统还提供了随访表的模板,方便医生快速填写。具体包括但不限于以下内容,提供包括生活方式和健康状况评估、体格检查登记、辅助检查登记、健康指导以及预约等内容;提供问询观察登记(包括症状、体征等);提供生活方式的指导登记;提供辅助检查登记;提供服药依从性、药物不良反应登记;提供随访分类药物控制登记、用药情况登记以及转诊登记、下次随访日期预约登记等内容。

(三)随访反馈

当执行随访医务人员发现患者病情有变化时,可以在系统中及时反馈,系统会自动根据反馈信息通知患者家人、家庭医生以及对应的专科医生,以帮助医生更好地管理患者的健康。系统随访方式提供匿名电话随访、在线问卷随访、视频随访等方式,医生可根据情况灵活选择。

出院患者的随访服务模式,同样也适合于居家慢性疾病患者的健康管理随访业务工作。

五、随访结果评估

在随访的过程中,信息化系统会根据医务人员的随访记录生成相应的随访结果表格,发送给专科医生审核。专科医生会根据随访表中的填报内容,对患者的健康状态进行评估,并据此给出随访报告。该随访报告会包括患者当前的健康状态、疾病的进展情况以及对下一步治疗方案的建议等。随访报告不仅可以为医生提供参考,更能帮助患者更好地了解自身疾病的情况和治疗进展,并为患者提供更加个性化和全面的健康管理服务。为了保证随访报告的准确性和客观性,系统提供标准化流程和评估指标,同时支持医生进行自由编辑和定制化输出。随访结果评估报告发布后,患者通过手机 APP 可进行查看。

第九节　创新的健康和疾病筛查分析模式

一、健康筛查服务模式

传统的健康和疾病筛查是依托大量的人工开展,为了有效地降低筛查成本和提高筛查的效率与质量,引入人工智能和人群健康及疾病初筛工作。通过信息化的方式提供健康和疾病初筛工作,初筛完成后,根据每个被调查者的健康状况,拟定个性化的健康体检项目,有针对性地开展健康体检工作。

在健康管理服务平台中,开发健康和疾病筛查子系统,提供各种疾病初筛和个性化健康体检服务。需要做好四项具体的服务工作,一是需要健康筛查和各种疾病方面的专家学者,拟定健康筛查问卷调查内容和每种疾病筛查问卷调查内容;二是信息技术人员将调查问卷电子化,确定被调查群体后,由信息系统推送到被调查的群体的手机上;三是按照问答的方式回答问题;四是完成问答之后,由初筛系统对每一份问卷进行分析总结。

通过系统问卷初筛,将健康人群排除,重点对初筛后初步判断为亚健康和患有某种疾病的人群,进行针对性健康体检。系统为每个亚健康的个人推送系列健康体检项目;对于影像和病理诊断,引入人工智能诊断技术,提高诊断效率,通过人工智能诊断,排除部分健康群体,将疑似病例交由医生诊断是否患有某种疾病。

二、健康筛查与分析

健康筛查是对人的健康状况开展的一项调查分析活动,筛查手段根据不同年龄段开展差异化的方式进行。健康筛查需要规划设计,根据不同年龄段设计对应的健康调查问卷和健康体检内容。为了避免健康筛查的盲目性,将健康筛查分成两个阶段进行,第一阶段是通过设计的个性化问卷调查为初筛;第二阶段是针对性的健康体检,为细筛。根据问卷预筛调查结果拟定个性化的检查方案,开展针对性的健康体检工作。通过健康体检,检查出患有疾病的人群,然后进行确诊性的检查,及时治疗。

定期开展健康体检是疾病预防的重要手段。健康体检是用医学手段和方法进行身体检查,包括体格检查,仪器检查如超声、心电、放射等检查,实验室检查如血、尿、粪等检查。对于各个年龄段的儿童和女性,可以进行不同种类的健康体检,如儿童的生长发育健康体检,成年女性乳腺、生殖健康体检。健康体检能够早期发现疾病和影响健康的危险因素。根据我国常见的健康体检项目设置如下。

1. 一般形态　主要检查身高、体重、胸围、腹围、臀围等,对照《中国成年人体质测定标准》,评估营养、形态发育等一般情况。

2. 内科　主要检查血压、心肺听诊、腹部触诊、神经反射等项目。

3. 外科　主要检查皮肤、淋巴结、脊柱四肢、肛门、疝等。

4. 眼科　检查视力、辨色、眼底、裂隙灯,判断有无眼疾。

5. 耳鼻喉科　检查听力、耳疾及鼻咽部的疾病。

6. 口腔科　包括口腔疾病和牙齿的检查。

7. 妇科　已婚女性的检查项目,根据需要行宫颈刮片、分泌物涂片、TCT(超薄细胞学刷片)等检查。

8. 放射科　进行胸部透视,必要时加摄 X 线片。

9. 检验科　包括血尿粪三大常规、血液生化(包括肝功能、肾功能、血糖、血脂、蛋白等)、血清免疫、血流变、肿瘤标志物、激素、微量元素等检查。

10. 辅诊科　包括心电图、B 超(肝、胆、胰、脾、肾、前列腺、子宫及其附件、心脏、甲状腺、颈动脉)、TCD(经颅多普勒超声检查,判断脑血管的血流情况)、骨密度等检查。

通过对上述项目的健康检查,对个体健康状况给出一个比较科学的评估。如果发现有某种慢性疾病或其他疾病,及时给出指导意见,开展进一步的确诊检查检验。

对于某一类群体或社团组织,如儿童生长发育健康体检,60 岁以上老年人健康体检等,给出一个团体健康评估报告。

三、各类慢性疾病的筛查与分析

慢性疾病有心脑血管疾病、癌症、糖尿病、慢性呼吸系统疾病,其中心脑血管疾病包含高血压、脑卒中和冠心病。呼吸系统慢性疾病有慢性阻塞性肺气肿、哮喘、慢性肺源性心脏病、慢性呼吸衰竭、硅沉着病、肺纤维化。消化系统慢性疾病有慢性胃炎、消化性溃疡、肠结核、慢性肠炎、慢性腹泻、慢性肝炎、肝硬化、慢性胰腺炎、慢性胆囊炎。泌尿系统慢性疾病有慢性肾炎、慢性肾衰竭、泌尿系慢性炎症等。癌症也是一种慢性疾病,包括肺癌、宫颈癌、甲状腺癌、结肠癌、卵巢癌、膀胱癌、食管癌、胰腺癌、直肠癌、鼻咽癌、肝癌、淋巴瘤、脑肿瘤、皮肤癌、前列腺癌、乳腺癌、胃癌等。

慢性疾病的筛查与评估,就是针对生活习惯、环境因素、智能设备、家庭遗传、体检结果指标等进行科学的分析,在未出现临床表现的人群中分析评估其健康危险因素,建立生活方式、环境、遗传等危险因素与健康状态之间的量化关系,从而预测个人在未来 5~10 年内多种慢性疾病的患病风险和概率,从而实现早预防、早干预的目标。

慢性疾病通过早期发现,可以降低高危人群的发病风险。通过健康体检、慢性疾病筛查、健康干预等适宜技术和管理模式,很大程度让疾病早发现、早诊断、早治疗,实现早康复,大大提高疾病的治愈率,减轻患者的心理负担及经济负担。

第十节　互联网健康教育服务模式研究

一、开展全民健康教育是提升国民健康素质的重要手段

健康素养是公民素质的重要组成部分,也是一个社会文明与进步的重要标志。健康中国战略中提出了"预防为主"的发展思路。预防是最有效地减少疾病发生和提升全民健康的重要措施,要在全社会中贯彻"预防为主"的防御策略,必须做好宣传工作,也就是做好健康教育工作,全面提升公民的健康素养,推行健康文明的生活方式,营造绿色安全健康的环

境,尽可能减少疾病的发生,这些都是简单有效的预防手段。

健康教育与健康促进被世界卫生组织确定为 21 世纪疾病预防与控制的三大战略措施之一,是提高公众健康水平最根本、最经济、最有效的措施。医疗机构是健康教育与健康促进的重要阵地,大力开展健康教育与健康促进,是落实健康中国的重要抓手,是医疗机构实现从"以治病为中心"向"以人民健康为中心"转变的有效路径。医疗机构要充分认识加强健康教育与健康促进工作的重要意义,充分发挥医疗机构健康促进主阵地、医务工作者健康促进主力军的作用,不断提升健康教育与健康促进的工作水平,促进医防融合,提高医疗卫生服务质量,切实增强患者的健康获得感和满意度。

医疗机构要为患者急救开展健康教育工作。将健康促进理念融入诊疗和业务工作的全过程,建立完善候诊、门诊、住院、随访全周期的健康教育工作流程。通过先进的信息技术手段,为患者开展健康教育,并根据不同类别的健康问题提供针对性的健康管理和行为干预指导。

医疗卫生机构要针对社区居民积极开展健康教育工作。医疗机构要将健康教育延伸到所在社区,通过讲座、义诊、健康咨询等公益性活动向社区居民普及健康知识。分析所在社区居民的患病情况和健康状况,针对老年人、女性、儿童等重点人群、重点疾病和主要健康问题,开展健康教育指导和行为干预。针对社区内各类场所(包括学校、企业、机关、部队等)人群特点,开展相应健康干预项目和指导服务。

二、建设线上线下相结合的健康教育系统

传统的健康教育是通过网站、电视、报纸、杂志以及宣传栏开展的。随着移动互联网技术的飞速发展,手机普遍使用,需要将健康教育内容直接推送到居民的手机上,开展个性化和定制化的医疗及心理健康教育服务工作。将过去传统被动式的健康教育改变成主动式的健康教育模式,充分发挥移动互联网和信息技术的优势。

第十一节　构筑"社会-生理-心理"三位一体的健康管理服务新模式

一、"互联网＋公共卫生"的创新服务

1. 互联网＋公共卫生服务　2018 年 4 月,国务院办公厅正式提出了创新"互联网＋"公共卫生服务,提倡将"互联网＋"的新模式和新业态融入公共卫生服务体系中。

开发建设系列互联网公共卫生信息化平台,推动居民电子健康档案在线查询和规范使用。以高血压、糖尿病等慢性疾病健康监测为重点,鼓励利用物联网可穿戴设备技术,实时获取日常血压、血糖以及其他生命体征数据,为慢性疾病群体的在线服务管理,为孕产妇提供在线的健康胎心监护与管理服务,为儿童保健预防疫苗接种工作,提供科学化管理。加强对严重精神障碍患者的信息管理、随访评估和分类干预。

鼓励医疗卫生机构与互联网企业合作,加强区域医疗卫生信息资源整合,探索运用人群流动、气候变化等大数据技术分析手段,预测疾病流行趋势,加强对传染病等疾病的智能监测,提高重大疾病防控和突发公共卫生事件应对能力。

2. 互联网＋公共卫生服务市场规模　根据尤莉莉 2022 年在《中国全科医学》杂志第 25 期发表的"国家基本公共卫生服务项目十年评价"一文中提供的数据,自 2009 年开展基本公共卫生服务项目以来,从最初国家财政按人划拨的人均公共卫生经费 15 元、递增到 2019 年 9 月份的人均公共卫生经费 69 元。公共卫生经费不断提高,反映出国家对于基本公共卫生工作与任务的重视。按照全国 14 亿人口计算,每年的公共卫生服务费用预算为 966 亿元。

公共卫生服务包括的内容比较广泛。在基础设施建设层面上,国家、省、市、县四级区域医疗信息化平台的建设,其中包括人口数据库、电子病历数据库和电子健康档案数据库的建设;在公卫应急方面,各省市的公卫应急指挥系统建设;在疾病预防控制方面,覆盖全国各省、市、县、乡、村各级医疗卫生机构的传染性疾病上报系统;在健康管理方面,如妇幼人群的健康管理、老年人的健康管理、慢性疾病人群的健康管理、职业疾病的健康管理,等等。

二、构筑"社会-生理-心理"三位一体的健康管理服务新模式

1. 医疗健康　从健康的角度,是对个体和群体开展的健康管理活动,从医疗角度,是对生命个体的疾病进行有效地治疗管理。健康管理是一个长期的过程,贯穿生命个体全生命周期,从出生到死亡。健康管理内容包括的内容比较广泛,分别为健康档案建立与筛查、家族遗传史与基因检测、定期健康体检与评测、接受健康教育预防知识、膳食营养管理、运动管理、健康干预措施、传染病的预防、中医保健养生、慢性疾病管理与治疗,等等。

定期开展健康体检与健康评估是确保生命质量的重要手段,对于生命周期内不同年龄段和从事不同职业的人群,开展个性化健康体检是非常有必要的,通过健康体检发现症状防患于未然。

2. 心理健康　衡量健康的两个因素,一是生命机体的健康,另一个是心理健康,两个健康因素缺一不可。良好的心理状态,保持积极乐观的工作生活态度,是确保生命个体健康的前提条件。树立正确的人生观、价值观和世界观以及拥有积极向上的精神面貌,能够客观地接受心理和生理健康预防教育,采取主动预防措施,预防各类疾病的发生至关重要。

3. 健康管理服务的新模式　按照完整的健康概念,应该为广大民众提供生理、心理两方面的健康管理服务。每一个人都不是脱离社会的生命个体,需要融入社会群体中生活工作,需要与社会以及人与人之间建立和谐的社会群体关系。从生理上讲,医疗机构是负责疾病的诊治工作的,为每一个生命个体提供医疗保障;从精神心理上讲,社会心理师和精神专科医生是负责心理和精神类疾病干预服务的。从社会关系学、生命健康学、精神心理学三个层面,打造"社会-生理-心理"三位一体的综合健康管理服务新模式,为每一个生命个体与群体提供较为完善的健康管理服务,构建和谐、幸福、健康的社会。

第十二节　将中医养生模式引入到寻常百姓家庭

中医养生,是指通过各种方法颐养生命、增强体质、预防疾病,从而达到延年益寿的一种医事活动。中医养生重在整体性和系统性,目的是预防疾病,治未病。养生就是"治未病",是通过养精神、调饮食、练形体、慎房事、适寒温等各种方法去实现的,是一种综合性的强身

益寿活动。

按照中医的辨证理论,每种体质对应着相应的饮食和中药调理养生方案,利用中医养生理论建立中医养生知识库和方法论,根据人体体质和表现出来症状,建立中医养生知识推理模型,开发出对应的中医养生指导系统,指导人们的科学化健康养生,从而达到治未病的目的。

根据上述描述,开发中医养生健康指导系统,第一步建立中医人体体质特征数据知识库;第二步根据人体体质特征知识数据库,依据人机交互人体中医体质特征,建立知识推理人体体质模型;第三步建立中医体质特征对应中医养生方法知识库,每种特征对应相应的中医解决之道;第四步依据推理出人体体质类型和表现出来的特征,建立中医健康养生推理模型,指导人们健康科学化养生。

第 四 章

互联网老年人健康管理服务模式应用研究

第一节 我国的养老管理模式

一、我国现阶段老年人群分类

联合国国际人口学会编著的《人口学词典》对人口老龄化的定义是:当一个国家或地区 60 岁及以上人口所占比例达到或超过总人口数的 10%,或者 65 岁及以上人口达到或超过总人口数的 7% 时,其人口即称为"老年型"人口,这样的社会即称之为"老龄社会"。

根据 2020 年中国统计年鉴,截至 2019 年末,国家统计局数据显示,我国 60 周岁及以上人口约 2.5 亿,占总人口的 17.9%。我国 65 周岁及以上的人口约 1.67 亿,占总人口的 12.6%。无论是按照 60 岁及以上人口占全国总人口比例还是 65 岁及以上人口占全国总人口比例,我国都进入了老龄化社会。

按照老年人群的健康以及自我生活状况,老年人群划分为自立型健康老年人、自立型慢性疾病老年人、半自立型老年人、卧床患病型老年人四种。这四种老年人群对养老服务的需求也不相同,具体分析如下。

(一)自立型健康老年人

自立型健康老年人,日常生活完全能够自理,不需要特殊照顾。这部分人群主要选择社区和居家相结合的养老服务方式。白天参加社区的各种老年群体文化活动,晚上回家居住。居住的社区为老年群体提供各种丰富的娱乐、文化活动,丰富老年人群的生活,组织老年群体参加健康体检、养生、旅游、老年大学等活动。

(二)自立型慢性疾病老年人

这部分老年群体大多患有高血压、糖尿病等慢性疾病,需要长期服药治疗和定期健康体检,其日常生活能够自理。这部分人群选择养老的方式也比较灵活多样,可以选择社区居家养老、养老机构养老和医养结合等多种方式。根据家庭收入状况等因素决定,受中国传统养老习惯影响,一般情况下大多选择居家养老模式的较多。

这部分人群养老服务需求主要为生活照料、健康教育、就医服务、体检、社交、娱乐、旅游等。

(三)半自立型老年人

半自立型老年人群体大多患有某些慢性疾病,生活不能完全自理,日常生活需要照护,需要长期服药和其他治疗。这部分人群选择养老的方式主要根据其家庭经济能力选择,经济条件好的选择医疗机构医养结合康养服务方式和养老机构照护服务模式。经济条件差的选择居家养老。无论哪种养老方式,主要养老服务需求是生活照料、专业护理、健康教育、就医服务、健康体检等。

(四)卧床患病型老年人

卧床患病型老年人群体大多患有比较严重的疾病,生活不能自理,需要长期服药和其他治疗,也需要专人给予生活照护。主要选择方式是养老机构养老、医疗机构医养结合两种方式。经济条件较好的大多选择医养结合养老,经济条件一般的选择养老机构。这两种方式都需要专业护理人员给予护理,防止卧床期间压疮和皮肤感染等,也需要定期看医生诊治其疾病。主要养老服务需求与半失能型老年人一样。

二、我国现阶段主要的养老模式

我国目前养老主要是居家养老、社区养老、机构养老、医养结合四种类型。其中居家和社区养老两者往往是结合在一起,行动方便的老年人白天去社区开展各种老年活动,丰富老年群体的生活,晚上回家休息。只有那些行动不便的居家老年人,不参加社区养老活动。

(一)居家养老

在我国传统观念的影响下,居家养老是我国的主要养老方式。居家养老,是老年人在家中接受儿女的赡养和服侍。这种养老模式,由子女承担部分照顾工作,子女既能减轻经济压力,老年人也能感受家庭的温暖,安享晚年。居家养老的老年人一般身体健康状况比较好,能够生活自理和自由活动,不需要太多的照顾。如果老年人患有疾病丧失部分功能,生活不能完全自理,需要雇请保姆照料日常生活。

(二)社区养老

社区养老是由政府牵头,依托社区居委会和活动中心,组织居家老年人,白天到社区参加各种娱乐活动,为老年人提供有偿饮食服务。这种养老方式借助家庭和社区街道政府的通力合作,一方面减轻了子女养老产生的经济、人力、时间等方面的负担,另一方面也能满足大多数老年人居家养老的需求。

(三)机构养老

机构养老是由养老院、福利院、老年公寓等养老事务执行机构为老年人提供系统化、规范化的养老服务模式。与家庭养老相比,机构养老是一种通过付费方式获得全日制的起居照顾服务的养老模式。当前我国的养老机构分为公立机构和私立机构。在社会经济水平的提升、家庭生活条件的改善、人们思想观念的改变等因素影响下,越来越多的家庭开始接受这种养老服务模式。

(四)医养结合养老

医养结合养老,是"医疗 + 护理 + 照护"的一种养老模式,由医疗机构(含专业护理与康复机构),为患有慢性疾病、失能和半失能老年人提供医疗、护理、中医调理等服务的养老模式。这种医养结合服务形式有两种,一是由医疗护理专业机构牵头成立的医养机构,以收治患者的方式提供服务;二是由医疗护理专业机构为养老院、社会福利院、老年公寓等机构提供专业的老年医疗健康护理服务。

根据我国提出的"721"养老模式,即实现 70% 的老年人居家和社区养老,20% 的老年人在专业化的养老机构养老,10% 的老年人实现医养结合养老。因此,未来居家和社区养老模式又是养老行业的主要形式。从居家养老实际需求分析,提供面向家庭社区的医疗服务与社会服务,这是未来发展的主要服务趋势。

除上述养老模式外,国内也在探索人工智能辅助养老模式,利用物联网和传感器测量心率、呼吸、照明、温度,同时利用传感器充当行动监测器,用于监测照明、温度、湿度和动作。为缓解照护人员不足,减轻人的负担,开发认知症预防干预机器人,通过提问和游戏的方式,与在照护设施里的老年人交流。模拟家庭成员声音,提高交流亲切程度。

第二节　健康管理与健康养老行业发展前景

一、当前我国老龄化程度

2021 年 5 月 11 日,国家统计局发布的第七次全国人口普查主要数据公报显示,全国总人口为 141 178 万人(此处指大陆 31 个省、自治区、直辖市和现役军人的人口,不包括居住在 31 个省、自治区、直辖市的港澳台居民和外籍人员)。其中,60 岁及以上人口为 26 402 万人,占 18.70%(其中,65 岁及以上人口为 19 064 万人,占 13.50%)。统计数据表明我国的老龄化程度比较突出。

二、健康养老行业发展前景

近年来,在党和政府的高度重视下,各地出台政策措施,加大资金扶持力度,我国的社会养老服务体系建设取得了长足发展。2021 年 12 月 30 日,国务院印发了国发〔2021〕35 号文件——《国务院关于印发"十四五"国家老龄事业发展和养老服务体系规划的通知》,该通知指出为实施积极应对人口老龄化国家战略,推动老龄事业和产业协同发展,构建和完善兜底性、普惠型、多样化的养老服务体系,不断满足老年人日益增长的多层次、高品质健康养老需求,要求全社会积极行动起来,大力发展养老产业。

我国老年人消费水平呈现出随时间逐步递增的趋势,预计到 2024 年将达到 4.85 万亿元;此后将继续增长,到 2035 年将突破 20 万亿元,是近年来全国 GDP 总量的 1/3 左右;到 2050 年,预计将达到 60 万亿元的市场占有量,成为国民经济发展的一个重要支柱产业。

我国已经进入老龄化的快速发展阶段,呈现出老年人口数量持续攀升、老龄化速度不断加快、老年人群健康状况不容乐观、健康服务需求日益增长等特点。

因此,未来一段时期内,依托技术和信息化优势,发展各种服务模式的养老是未来的趋势。

第三节　围绕健康养老城市开展老年人健康管理服务研究

一、健康养老城市建设

健康养老城市,是指充分利用城市内医疗卫生资源,为居家和社区老年人、养老机构、社会福利院、老年公寓等场所的老年人提供方便、快捷的医疗健康和护理服务,服务内容包括健康评估、健康体检、诊疗服务、专业护理、问诊送药、疾病预防、饮食服务等内容。养老服务内容比较多,主要分为社会性的生活照料服务和医疗健康服务两大类,本书所描述的健康养老城市,是特指利用医疗健康理论和专业服务技能,为生活在城市的老年人,建立统一规范化的医疗健康养老管理服务机制和模式,整合城市内的医疗卫生资源和社会服务资源,为居民提供规范化的各类养老健康管理与服务,不断满足老年群体日益增长的健康管理与服务需求。

二、围绕健康养老城市建设开展顶层规划设计研究

健康养老城市建设,要把医疗健康管理与服务覆盖到城市中的每个角落,以行政区划分单位,由三级医疗机构牵头成立一个或多个城市康养集团或老年人医院,负责全市健康养老的业务标准制订等指导性工作。政府部门主导政策,要求二、三级医疗机构成立老年人健康指导中心,在城市康养集团或老年人医院规范化指导下,利用临床专科优势指导辖区内基层医疗卫生机构开展社区居家养老服务工作,以医疗健康服务促进居家和社区老年人的健康生活。同样,政府主导政策,要求各级基层医疗卫生服务机构,成立社区居家老年人健康服务中心,为老年人提供医疗健康具体的保障工作,接受上级部门的指导和联合服务。

建立一种老年人协同健康服务机制,城市康养集团或老年人医院、辖区内二级或三级医疗机构内老年人健康指导中心与基层社区卫生服务中心建立一种联合协同工作机制,承担好辖区内老年人的医疗健康服务工作。

由辖区内社区卫生服务中心,面向辖区内居民提供规范化的医疗健康养老服务,二、三级医疗机构也可以单独面向辖区内养老机构、福利院及老年公寓提供医疗健康服务,也可以联合辖区内社区卫生服务中心向养老机构提供医疗健康服务(图 4-1)。

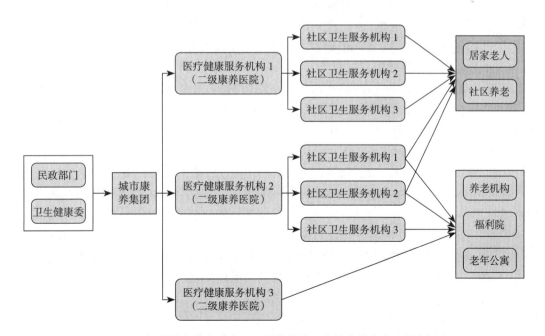

图 4-1　智慧健康养老城市——网格化的医疗健康养老产品服务形态

面向居家和社区健康养老服务内容,形式多种多样,提供线上与线下相结合的服务,满足老年人的服务需求。

三、围绕智慧健康养老城市建设开展协同健康养老服务

按照国家制定的老年人健康管理内容,每年要为 65 岁及以上人群免费提供健康体检。除此之外,还为老年人提供健康评估、生活能力评估、家庭医生签约服务、健康教育服务、慢性疾病管理服务等。为了实施老年人健康管理与养老一体化管理服务模式,做到统筹兼顾,开发一个集老年人健康管理与健康养老一体化的综合信息化健康管理服务云平台,由政府搭建统一的信息化平台,各级医疗卫生服务机构入驻平台,为老年人提供老年群体健康管理与养老服务。

老年人的健康管理工作,过去和现在仍然是由基层医疗卫生机构负责实施和管理。新的协同管理模式与过去不同的是依托城市医疗集团或县域医共体来开展具体的工作,将由医联体内的各级医疗机构协同完成老年人的健康管理以及健康养老工作,提供服务的对象除了基层医疗卫生机构之外,还有二、三级医疗机构等。

为了便于老年群体健康管理服务,老年人健康管理服务平台提供适合老年人群的健康管理 APP 或微信小程序,除了提供家庭签约服务外,为居家老年人群提供健康档案管理、健康体检,以及高血压、2 型糖尿病、肺结核等慢性疾病患者的健康管理服务,在 APP 或微信小程序端提供线上问诊、体检预约、家庭随访等健康管理服务,帮助基层社区健康管理人员提高慢性疾病健康管理服务能力和质量。围绕老年人提供的健康管理服务内容如下。

(一)为老年人建立健康档案

为社区居住的老年群体建立完善的老年人口档案,档案数据信息主要来源于两种途径,一种是老年人所在辖区的人口档案数据库;另一种是来自所在辖区区域医疗卫生健康档案数据库。老年人档案数据库需要建立在辖区区域医疗卫生信息化平台上,能够为基层社区卫生服务中心、辖区内各级医疗机构、辖区内健康管理机构、辖区居民委员会等共享。该档案库须符合国家标准与规范,包括建立详细记录老年人及其子女或监护人、医疗健康记录、联系人、体检记录、居住信息,等等,做到对辖区内老年群体情况一目了然。

(二)为老年人开展健康评估服务

辖区内基层医疗卫生服务机构和二、三级医疗机构,按照国家老年人健康管理服务规范,须为辖区内老年群体提供线上健康评估,包括生活自理能力评估等服务。老年人健康评估:从躯体健康、心理健康、社会健康三方面进行评估打分,具体评估标准参照 WS/T 802—2022《中国健康老年人标准》执行。

(三)为老年人提供线上线下诊疗服务

辖区内基层医疗卫生服务机构和二、三级医疗机构,须为辖区内老年群体提供线上线下绿色诊疗服务。在居民社区老年人活动中心、养老机构、福利院等场所,为老年人提供预约终端设备。居家老年人可以利用手机下载老年人健康 APP 或微信公众号预约线上诊疗服务。利用老年人健康管理信息化服务平台,提供线上线下诊疗预约服务,预约就近医疗机构家庭医生,预约二、三级医疗机构远程专家门诊,预约健康体检,预约治疗、药品配送等服务。让老年人在社区和家里就可以享受各种医疗服务。

(四)为居家老年人提供专业护理服务

辖区内基层医疗卫生服务机构、二级和三级医疗机构及专业护理机构等,按照居家老年

人的需求,为辖区内居民(含老年群体)提供上门专业护理服务。要求这些专业机构,将所提供的专业护理服务内容,按照国家收费标准明码标价。专业护理服务内容:注射类,皮下注射、肌内注射;换药类,各类伤口换药;置管类,留置胃管、留置尿管、灌肠;护理类,口腔护理、会阴护理等。

(五)提供健康体检服务

根据国家为 65 岁及以上人群每年免费提供健康体检,由政府为老年人统一购买辖区内二、三级医疗机构健康体检服务,社区工作人员利用该平台为老年人集体预约健康体检服务。

(六)开展心理健康服务

与社会心理健康咨询服务机构建立签约服务关系,利用老年人健康服务系统平台,可随时随地预约专业心理咨询师,提供线上心理咨询服务。

(七)为慢性疾病老年人提供医疗健康实时监护服务

利用医疗健康实时监护系统平台,为居家患有慢性疾病的老年人提供实时监控和健康监测等服务。具体内容如下。

1. 远程视频监控老年人生活　利用物联网技术,通过方便快捷的视频系统,家属利用手机实时视频监控老年人的活动和追踪定位老年人踪迹。如果老年人在家中摔倒,地面的安全传感器就会立即发出通知给予报警。煤气泄漏通过传感器也可以发出预警通知给予及时处理。除了这些突发情况,物联网"智慧养老"的关怀还体现在细节之处,例如老年人住所内的水龙头一旦 24 小时都没有开启过,那么报警系统就会通过电话或短信提醒,看看老年人是否外出,还是出现了其他意外。

2. 实时医疗健康监护服务　"智慧养老"不仅将时刻保护老年人的安全,还能全方位监测老年人的健康状况。利用智能腕表,可随时监测佩戴人的血压、血氧、心率等基本健康数据,设有一键呼救、亲情拨号等简易操作功能,为老年人提供安全保障。智能腕表还可通过移动互联网实现监测数据与老年人亲属、社区卫生服务中心"云同步"。

3. 电子围栏和定位等服务　对于患有帕金森病的老年人,在家庭或其活动区域安装电子围栏,防止其走出预设的活动区域。利用手表式北斗定位仪等,能够实时知晓他们的活动轨迹,发挥"隐形伴侣"的作用。据介绍,如果老年人想休闲,系统会告知老年人当天的电视节目、社区开展的活动等内容。如果家中房门上安装了娱乐传感器,老年人进门时,便会自动播放主人喜爱的音乐,并适时调节室内暖气和灯光。

4. 提供防摔和走失等服务　为防止老年人在日常生活中摔倒和迷失路途,为居家生活老年人提供电子围栏、电子定位和防摔倒设备。

(八)开展健康教育服务

辖区内基层医疗卫生服务机构和二、三级医疗机构,按照国家老年人健康管理服务规范,须为辖区内老年人提供线上线下健康教育服务。针对老年人健康养生和疾病预防控制,开办健康教育频道,丰富老年人视野和知识,提升自我健康生活意识。

四、创新科技与医养结合管理服务新模式

(一)创新医养结合管理服务新模式

目前,我国养老以居家养老为主,社区养老和机构养老为辅。公办养老机构大多设有医

务室,为老年人提供比较简单的医疗服务。但是,大部分的养老机构在提供医疗服务方面的能力较弱。养老机构医务室无法提供疾病诊疗服务,需要老年人到医院就医,部分养老机构接收的半失能老年人还需要专业护理服务。

医养结合养老管理新模式与传统的机构养老对比有哪些创新服务内容呢?医养结合健康养老系统要提供医疗服务、专业护理服务、心理健康服务、健康监护服务、机构养老管理服务五方面的服务内容。养老机构整合各种服务资源为老年人提供服务,需要与医疗机构、专业护理机构、健康监护机构、心理健康服务机构开展深度合作,为老年人提供相关的有偿服务。

与医疗机构建立签约服务关系,利用互联网远程医疗技术,可随时随地预约就近医疗机构医生与护士。预约远程门诊、检查、治疗、药品配送、数字医嘱、健康实时监护等服务。与医疗护理机构建立签约服务关系,利用互联网远程医疗技术,可随时随地预约就近专业护理机构护士,提供上门专业护理服务。与社区医疗卫生机构签约后,利用互联网远程医疗技术,为养老人员提供慢性疾病健康管理服务。

机构养老管理服务系统除了提供上述医疗、心理健康等服务内容外,还具有收费管理、居住管理、档案管理、照护管理、接待管理等功能。

(二)创新社区养老管理服务新模式

以"智慧养老"服务平台为支撑,以视频终端为纽带,整合医疗资源和社会专业服务队伍,为社区养老提供"呼叫救助、医疗服务、娱乐服务、健康管理"等智能社区养老服务系统,为老年人提供综合性的养老服务,打造"智慧养老"服务模式。

通过与医疗机构签署服务协议,老年人突发病情时,能够及时获取就诊渠道。与社会专业服务团队建立合作关系,在老年人和社会服务团队之间架起绿色的桥梁,让老年人在社区期间接受各种服务。

利用老年人健康管理服务平台,居民所在社区,负责记录老年人及子女或监护人详细信息,包括慢性疾病信息、联系人信息、居住信息等。为其子女提供的视频服务,连接护理员、老年人和老年人家庭成员三方,为老年人提供远程关怀服务。

(三)创新亲情关怀下的居家养老服务新模式

开发建设居家养老系统平台,为居家养老人群提供一个安心生活、医疗服务保障的环境,让忙碌工作的子女有一个及时了解、掌握父母情况的通道,让老年人足不出户即可享受到医疗、护理、生活照护、紧急救助等各种安全便捷、专业实惠的服务,打造一个没有"围墙"的养老院。

为了实现人性化的养老管理与服务,将亲情居家监护、健康实时监护、医疗服务、专业护理服务、数字医嘱服务、社会照料服务、健康教育服务、一键报警服务等融合到居家养老服务项目中。

(四)创新智慧养老机器人服务新模式

医疗机器人包括康复机器人、手术机器人、服务机器人等。其中手术机器人技术门槛高,能够满足患者对高精度、高自由度手术操作的需求,发展前景广阔。医疗机器人应用场景覆盖诊前、诊中、诊后全流程。

康复机器人能够辅助人体完成肢体动作,用于损伤后康复、家庭照护以及提升老年人/残疾人运动能力。服务照护类机器人,可以在家庭帮助老年人照护,做一些服务类工作,能够与老年人聊天沟通,回答老年人的问题等。同时,能够根据老年人的意愿,服务机器人能够帮助老年人预约线上门诊、家庭护理、社会类服务,包括购买外卖、上门理发、送菜、送水等服务。能够根据医生医嘱,定时提醒老年人服药,定时开展各种肢体活动。

（五）将养老服务纳入到社区监管中

为提升整个城市养老健康管理服务水平,将居民居家养老服务工作纳入到社区日常监管工作中,包括老年人日常生活照护状况、日常活动轨迹、身体健康状况、慢性疾病状况等,纳入到日常管理工作中,防止老年人失联和意外情况的发生。

第四节　打造软硬一体化智能终端,赋能健康管理与养老

针对居家患者多为中老年人这一现象,提供便捷化的应用场景,开发一种多用途的终端类设备,具有远程视频、一键呼叫、家庭医生签约、心电血压血糖实时监测、远程门诊、居家护理、远程会诊等智能健康应用功能。这款设备通过移动互联网连接健康云平台和医疗健康管理者,打通患者端数据与云端通路,实现数据实时监测和收集等。云健康服务平台一般部署在一个城市内部卫生健康委数据中心机房,以社区卫生服务中心为单位,对辖区内居民实施健康管理与服务。也可以让三级医院的专科医生入驻平台,与社区医生联合为居民提供医疗健康服务。该终端设备具体应用场景介绍如下。

一、远程视频

家庭医生签约后,通过该设备视频问诊、随访等服务,也可以与预约平台上的医生进行视频问诊、健康咨询等"面对面"沟通服务。

二、120 一键呼叫

提供一键 120 紧急呼叫服务,实时将患者所在小区和位置定位发给急诊 120 医院,方便医疗机构救护车快速响应和急救。

三、子女亲属一键呼叫

支持存储子女以及亲属至少 3 个人的手机号码,按照一键呼叫救助顺序分别呼叫,呼通后可以语音也可以视频沟通。

四、家庭签约

支持社区医生与居民开展家庭签约以及视频服务。

五、健康增值服务包

可以购买云健康平台上的各种病种健康服务包,平台上的专科医生为其健康提供相关健康服务内容。

六、远程门诊

利用云健康平台,预约线上门诊业务服务,利用该终端设备提供线上远程视频门诊业务。

七、居家护理

利用云健康平台,预约居家护理服务,提供居家专业护理,也可以与签约的家庭医生和健康服务包医生进行预约,提供居家服务。

八、各种生理指标监测

1. 心电监测　利用云健康平台提供心电监测功能,对居家患者提供心电实时监测与云端数据上传功能,提供远程实时监护与预警服务,提供心脏疾病实时预警服务。

2. 血压监测　利用云健康平台提供血压监测功能,对居家患者提供血压实时监测与云端数据上传功能,提供远程实时监护与预警服务,提供血压实时预警服务。

3. 血糖监测　利用云健康平台提供血糖监测功能,对居家患者提供血糖实时监测与云端数据上传功能,提供远程实时监护与预警服务,提供血糖实时预警服务。

4. 血氧监测　利用云健康平台提供血氧监测功能,对居家患者提供血氧实时监测与云端数据上传功能,提供远程实时监护与预警服务,提供实时预警服务。

5. 血脂监测　利用云健康平台提供血脂监测功能,为居家患者提供血脂实时监测与云端数据上传功能,提供远程实时监护与预警服务。

第 五 章

探索商业保险与健康管理融合发展模式

当下我国国民主要健康指标已居于中高收入国家中的前列,据 2022 年 6 月 6 日中华人民共和国人民政府网站刊登的"医疗保障制度体系更加完善"资料显示,个人卫生支出所占比重由 2012 年的 34.34% 下降到 2021 年的 27.7%,基本医保制度覆盖 13.6 亿人,覆盖率稳定在 95% 以上,用较短时间建立起了世界上规模最大的基本医疗卫生保障网。同时,我国商业健康保险市场进一步发展,看病就医更方便、更高效、更顺畅,国民多元化的健康需求不断得到满足。我国医疗保障制度体系更加完善,以基本医疗保险为主体,医疗救助为托底,补充医疗保险、商业健康保险、慈善捐赠、医疗互助等共同发展的多层次医疗保障制度框架已基本形成。制度框架下,基本医疗保险是社会保险,针对的是医疗或是疾病保障,通过政府动员施行,由劳动者(居民)、企业(雇主)或社区以及政府三方共同筹资,符合基本医疗保险药品目录、诊疗项目、医疗服务设施标准以及急诊、抢救的医疗费用,按照国家规定从基本医疗保险基金中支付。而商业保险是通过订立保险合同运营,以营利为目的的保险形式,由专门的保险企业经营。从定位上,社会医疗保险是通过强制性的制度安排进行再分配,解决全人群的基本医疗服务保障;商业健康保险针对的是部分人群的多层次、个性化、差异化的健康需求,是基于市场机制的健康风险保障。

2020 年,中国银保监会发布《关于规范保险公司健康管理服务的通知》,明确保险公司提供的健康管理服务内容,指对客户健康进行监测、分析和评估,对健康危险因素进行干预,控制疾病发生、发展,保持健康状态的行为,包括健康体检、健康咨询、健康促进、疾病预防、慢病管理、就医服务、康复护理等七大类型;并进一步丰富健康保险产品内涵,完善监管制度、规范服务行为。提出商业健康保险的稳健发展,在促进人民群众健康生活方式和科学运动习惯养成、提升健康水平、降低疾病发生率、减少医疗费用支出、提升健康保险专业化服务水平等方面将发挥积极作用。

本章主要讨论商业健康保险与健康管理融合的相关内容。

第一节　我国商业健康保险的现状与发展

《健康险管理办法》中将商业健康保险定义为"保险公司通过疾病保险、医疗保险、失能收入损失保险和护理保险等方式对因健康原因导致的损失给付保险金的保险"。可以看出,我国的商业健康保险主要分类是疾病保险、医疗保险、失能收入损失保险以及护理保险,而它们分别以合同约定疾病的发生、医疗行为的发生、疾病或者意外伤害导致工作能力丧失以及日常生活能力障碍引发护理需要为给付条件。

一、商业健康保险发展的现状

中国商业健康保险的发展可追溯到 20 世纪 80 年代初,中保上海分公司开办了《上海市合作社职工医疗保险》,随后又推出住院医疗保险、农村住院医疗保险等商业医疗保险业务。同时还为劳保医疗和公费医疗提供第三方管理服务,在一定程度上促进了两类基本医疗制度的改革。自此,商业健康保险在中国逐渐发展起来。

随着中国改革开放的深入,政府对医疗保健的重视程度不断提高,医疗保障体系也逐渐完善。同时,市场上的医疗技术和服务水平也得到了显著提高,人们对健康保障的需求也不断增长。这些因素在一定程度上促进了商业健康保险的发展。

在 21 世纪初期,中国商业健康保险市场开始逐渐成熟。保险公司开始推出更加多样化和个性化的产品,如门诊医疗险、住院医疗险、意外伤害险等。同时,保险公司还开始引入第三方医疗服务机构,提供更加全面和便捷的医疗服务。

在 21 世纪的前十年,中国商业健康保险市场进一步发展。政府逐步推出医疗改革政策,加强对医疗保险市场的监管和规范,为市场健康发展提供了保障。同时,随着互联网技术和移动支付的普及,保险公司也开始在互联网上销售健康保险产品,为消费者提供更加便捷的购买方式。

近年来,我国商业健康保险快速发展,产品种类日渐丰富,服务范围不断拓展。健康保险产品主要包括疾病保险、医疗保险、医疗意外保险、护理保险和失能收入损失保险五大类。由传统商业健康保险向现代商业健康保险升级,投保人群限制(年龄、健康状况)越来越少,保障责任向医保目录外、公立医院特需、私立医院扩展。从经营管理模式来看,据 2018 年由王稳、范娟娟主编的《健康保险经营与管理》一书中归纳,主要有以下几种模式:一是寿险公司经营模式。根据银保监会颁布的《健康保险管理办法》,具备专业条件的寿险公司,可以开展长期和短期健康保险业务;近年来,寿险公司实现的健康保险业务收入占全行业的75%。二是健康险公司经营模式。2005 年,市场上陆续成立多家健康保险公司,专门经营长期和短期健康保险业务,包括疾病保险、医疗保险、失能收入损失保险和护理保险,业务收入占全行业的 15% 左右。三是财险公司经营模式。2003 年 1 月 1 日新修订的《中华人民共和国保险法》实施后,财险公司可以经营短期健康保险,目前,财险公司的健康险保费收入占全行业的 10%。除此之外,许多公司采取集团经营模式,设计大健康运行平台,在整合保险、银行、证券、基金等金融资源的同时,跨界进入医药、食品、健康消费等领域,通过控股及收购医院、药店、体检机构和各类专科诊所,借助互联网科技手段,打造完备的健康产业链。

整体上,商业健康保险的发展特点有:一是市场持续扩大,保障作用不断显现。据冯鹏程著的《社商融合型多层次医疗保障制度:国际经验和中国路径》中资料显示,商业健康保险保费收入从 2009 年的 574.0 亿元提高至 2018 年的 5 448.1 亿元,增长近 10 倍。保费收入占卫生总费用的比重,从 2009 年的 3.3% 提高至 2018 年的 9.4%。商业健康保险赔付支出从 2009 年的 217.0 亿元提高至 2022 年的 3 600 亿元,增长超过 10 倍。赔付支出占个人卫生支出的比重,从 2009 年的 3.3% 提高至 2018 年的 10.3%。二是保险密度与深度总体向好,地区差异大。根据中国保险行业协会发布的《商业健康目录标准制定与长期发展》报告的数据披露,2022 年保险深度和保险密度分别为 3.88% 和 3 326 元/人,2022 年全国保险密度达到近十年来的最高值,为 3 326 元/人,人均保费较 2021 年增长 147 元。保险密度与当地的经济发展程度呈正相关态势,包括北京(12 604 元)、上海(8 416 元)、江苏(5 076元)、天津(4 881 元)、浙江(4 785 元)等在内的 8 个地区保险密度超全国平均水平。三是产品日益丰富,互联网健康险业务发展迅速。在整个行业回归保险保障本源的大背景下,互联网健康险从 2015—2019 年连续 5 年快速增长。据中国保险行业协会官网披露,互联网保费收入规模从 10.3 亿元提高至 2019 年的 236.0 亿元,年均增长率 118.8%,2019 年同比增长 92%。互联网健康险占人身险的比重,也从 2015 年的 0.7% 提高至 2019 年的 12.7%。随着百万医疗保险的迅猛发展,费用报销型医疗保险依然是互联网健康保险市场的主力险种,2019 年保费收入为 144.7 亿元,同比增长 126%,占互联网健康保险收入的 61.3%;重大疾病保险保费收入为 54.4 亿元,同比增长 60.7%。

可见,商业健康保险已在多层次医疗保障体系中逐步发挥主要补充和衔接功能,覆盖基本医保不予支付的费用,减轻了参保人的一定经济负担。

二、商业健康保险与健康管理逐步融合

随着人们对健康管理的需求不断增长,更加注重预防和保健,以保持身体健康和预防疾病的发生;医疗技术的不断发展,许多疾病可以得到有效的治疗,但治疗成本高昂且对身体可能产生不良反应;且随着生活节奏的加快和工作压力的增加,人们更加关注如何通过日常保健来保持身体健康。相应地,保险产品从医疗风险向健康风险转变,健康保险的内涵更加宽泛和合理,新型健康保险产品和服务也随之产生,商业健康保险与健康管理的融合将成为一种趋势,主要包括管理式医疗、团体健康保险方案以及个人健康维护计划三类,满足人们日益增长的医疗保障需求。

1. 管理式医疗　其核心是将医疗服务的提供与提供医疗服务所需的资金结合起来,以合理控制医疗费用增长、获得更优质的服务。

2. 团体健康保险方案　是在社保经办项目之外,针对团体被保险人提供的保险保障,包括业务流程外包服务(business process outsourcing,BPO),保险公司利用自身的信息技术和专业资源优势,承接企事业单位的健康档案管理、保单录入及信息管理、基金动态管理、数据监测及预警、反欺诈调查等;管理服务方案(administration service only,ASO),保险公司不承担保险风险,仅提供保险咨询和风险管理方案,进行账单审核和理赔,提供教育培训、健康讲座等服务项目;第三方管理(third party administration service,TPAs),保险公司利用自身优势为企业采购适合的医疗服务,或提供保险咨询与健康服务项目建议;员工自助计划(employee assistance program,EAP),通常是保险公司在已经承办该企业项目的基础上,为员工提供的个性化服务,如企业购买基本项目后,员工可以优惠价格购买其他附加项目。

3. 个人健康维护计划　核心思想是基于细分人群的碎片化需求进行设计和整合,因此,产品差异性大、复杂程度高,对健康相关数据信息的依赖度就越强。

随着社会的发展和人们健康意识的提高,商业健康保险和健康管理在现代社会中发挥着越来越重要的作用。商业健康保险和健康管理的融合,能够将两者的优势结合起来,为人们提供更全面、更高水平的健康保障和服务。

第二节　商业保险公司健康管理服务模式

在"保险+健康管理"方面发达国家的保险公司已经积累了不少经验,他们的发展模式证明了通过前置的健康管理计划和基于数据分析的健康管理是有效的,在提高客户健康水平、降低医疗费用等方面可以实现量化的效果。我国保险公司开展健康管理服务主要是通过与健康管理公司、医药企业及医疗机构合作,获取健康数据及技术支持,将健康管理服务与健康保险产品结合,提升健康管理服务能力;或者通过股权投资设立健康管理机构,直接进行健康管理。

一、国际知名保险公司的实践

1. 联合健康集团(united health group)　成立于1977年,1984年在纽约证券交易所主板上市。2020年,公司营收2571亿美元,同比增长6.2%;归母净利润154亿美元,同比增长11.3%。公司业务范围以美国为主,辐射150多个国家,是美国最大的商业健康保险公司,也是全球领先的商业健康保险龙头企业,2021年位列《财富》世界500强第8名。公司打造United Healthcare(健康险)和Optum(健康服务)两大品牌。链接保险与医药等服务,两者协同互补,打造"医+药+险"业务闭环。

联合健康有两次重大转型,第一次是在美国颁布《医疗保险现代化法案》后,实施医保优势计划Medicare Advantage(MA),并引入市场化定价的招投标机制。联合健康利用其规模优势来降低成本、提高效率,以及在与医疗服务提供者的谈判中获得更有利的条件,从传统的医疗保险公司转型为综合性医疗服务企业。第二次是2011年,联合健康设立Optum。Optum的业务类型分为三大板块:提供健康服务的OptumHealth,提供健康信息服务的OptumInsight,提供药品福利计划(PBM)的OptumRx。提供健康服务的OptumHealth主要面向政府、企业和个人提供健康服务和医疗控费。提供健康数据与信息服务的OptumInsight为集团自身业务运营提供支持的同时,面向医疗机构、健康管理公司、政府、生命科学公司提供数字服务和系统解决方案。提供药品福利计划(PBM)的OptumRx提供药品相关服务。

联合健康集团的发展壮大,得益于其对健康保险和健康管理与服务的并重,得益于两条业务线的相伴相生。

2. 美国Clover Health　是一家位于旧金山的健康险公司,成立于2013年,主营业务是为符合条件的个人提供负担得起的MA保险计划,使被保险人能够获得广泛和开放的医疗保健网络、丰富的补充福利和较低的自付费用。Clover Health计划特点之一是低保费、低共担费用、低处方药成本,另外还有现金支出的上限;特点之二是有自己的护理团队和覆盖广泛的护理网络,护理团队支持被保险人与私人医生和专家的建立联系。Clover会及时为被保险人提供医生建议的护理、检查或治疗,并确保您在需要时能够尽快预约;Clover在验血、X线或其他检查后会进行随访,以帮助客户了解检查结果和下一步行动;特点之三是Clover会花时间上门了解被保险人的需求,并学习如何满足这些需求。帮助客户定制管理慢性疾病,比如高血压、糖尿病等,实现客户的健康目标。

实现以上业务特色的核心在于科技,Clover部署了自己内部开发的软件——The Clover Assistant,它聚合了数百万个相关的健康数据点,包括索赔、医疗图表和诊断等,输入人口基本数据(如年龄和性别)、疾病数据(用户的其他疾病,如心血管疾病和高血压)、药物数据(用户正在服用的糖尿病药物,如胰岛素和二甲双胍)、病理数据(用户的病理检验数据,如糖化血红蛋白水平),并使用机器学习将这些数据与会员的特定信息进行合成,不仅能分析识别用户发生并发症的风险,做到及早干预,还能为医生在护理方面提供了可操作和个性化的决策支持,包括药物和剂量建议,以及检查或转诊的需要等,最终达到改善健康的目的。Clover Health 以此为主营业务,实现了快速增长,更重要的是验证了其基于数据分析技术的健康管理模式的有效性。

Clover Health 已成为美国增长最快的 Medicare Advantage 公司,为美国 7 个州 34 个县的 57 000 多名会员提供服务。在技术驱动下,有效地扩展了新市场,包括服务缺乏地区和农村社区。

二、国内保险公司的实践

(一)保险公司与健康管理公司合作

健康管理公司的事前预防功能和保险机构的事后补偿功能融合,帮助客户实现自身完整的健康解决方案。保险公司作为支付方进行事后补偿、健康管理公司作为服务方进行事前防御。如 2016 年,太平人寿与美年大健康合作,意图在健康服务、保险产品、业务渠道等方面全面融合,打通健康服务产业链,进一步构建"大健康"格局。

(二)保险公司与医疗机构合作

保险公司加入医联体,将医联体内各级医院、家庭医生和患者、患者家庭有机联系在一起,链接了医联体内部筹资、支付、激励、保障等环节。如自 2018 年开始,众惠相互保险社深度参与区域儿科医联体——华西妇儿联盟建设。在保险责任方面,对因哮喘疾病导致的住院费用,0 免赔 100% 报销,全年最高 100 万元;针对哮喘药品费用保险金进行 0 免赔 100% 报销,单次限额 500 元,全年最高 5 000 元。同时,还提供全周期的疾病健康管理服务,包括健康档案建档、医院随访记录、四川大学华西第二医院转诊服务、用药提醒、就医提醒等。

(三)保险公司与药企合作

制药企业提供医疗大数据、疾病相关产品设计、药品选择与供药服务,保险公司提供技术输出、保险大数据运用、商保软硬件的运用,在疗效险、特药险等领域开展合作。如 2019 年,在乳腺癌领域,辉瑞与人保健康等企业合作启动了创新的"乳腺癌患者全程关爱服务——4P 多维项目体系",包括"爱启程——乳腺癌患者长生存关爱项目(PEP)""乳腺癌患者支持项目(PSP)""博爱新生——乳腺癌患者援助项目(PAP)""博爱新安——乳腺癌患者医疗费用补偿项目(PBM)"。从普及疾病认知、提升患者体验、解决支付问题三大维度切入,以患者为中心,搭建全方位患者服务体系,造福乳腺癌患者。

(四)保险公司自建医疗机构

随着保险公司在健康管理领域的逐步深入,保险巨头开始进一步拓展自身的医疗资源,通过收购或者自建的形式设立健康管理中心、互联网医院、社区医疗中心和实体医院,对健康产业的深入发展进行布局。但目前或停滞于健康体检,或健康管理的动力不足,未能探索出全生命周期的健康管理的良好路径,未来的发展情况值得期待。

1. 自建健康管理中心　中国人寿以健康管理中心的形态探索健康管理服务,以"院内疾病治疗＋院外慢病管理"相结合的全程健康管理为理论基础,以网络医院医生端＋院外健康小屋相结合的网络医院为技术基础,以扎根在家庭或卫生服务中心的健康小屋为服务载体,以健康管理师为服务主体,为市民提供视频问诊、慢性疾病管理、随访跟踪、日常检测、保健咨询、复诊提醒、就医预约等服务。

2. 建设互联网医院　越来越多的险企参与互联网医院建设,如平安、众安、太保和泰康等保险公司。平安保险公司凭借其先入优势迅猛发展,截至 2023 年 8 月末,在银川、青岛、成都等 10 个城市获得了自建互联网医院资质,自有医疗团队的医护人员有 2 247 人,外部签约医生有 21 116 人,合作了 5 万多家诊所,超过 15 万家药店,2 000 多家线下健康管理商家等。除了常见的健康咨询、药品购买服务,目前平安健康已经推出会员制的健康管理服务,为购买 199 元健康卡年卡的客户提供金牌医生问诊、门诊就医协助、每月领神券、一对一健康服务、健康监测、专属保险六大福利。平安健康的盈利模式也从按服务收费、药品和商品转化收费转变为按会员制和增值服务收费。

3. 建设社区医疗中心/康复医院　泰康保险集团自首家北京泰康燕园康复医院开放营业后,又陆续建立了上海泰康申园康复医院、武汉泰康楚园康复医院等 6 家社区医疗中心,助力搭建"三级医院临床治疗＋社区医疗中心＋CCRC 养老社区"三层医养护康服务体系。2021 年 3 月 29 日,中国太平保险集团投资 10 亿元打造的上海太平康复医院对外开业,毗邻太平小镇·梧桐人家养老社区,将医疗与养老深度结合,可为社区长者提供全生命周期的"防、养、治、医、康"一体化的闭环整合式健康管理服务。

4. 建设实体医院　根据各保险公司官网资料整理发现,不完全统计,已开放的实体医院,阳光保险集团有 1 家,泰康保险集团有 3 家,前海人寿有 2 家,平安集团有 1 家;在建的实体医院,泰康保险集团有 3 家,前海人寿有 8 家。

目前我国商业保险公司通过提供一些健康管理服务来提高保险产品的附加值,这种服务主要作为保险的增值服务,是成本项,主要依靠疾病发生率增加所提供的增值服务获取商业利润,营销作用大于实际服务作用。

然而,我们也应看到,这些成功的案例并非一蹴而就。它们在实践中也面临诸多挑战,如技术投入、人才培养、合法合规等。因此,需要持续关注并解决这些问题,以推动商业健康保险与健康管理的进一步融合与发展,二者融合模式需要不断创新和改进,以应对不断变化的市场需求和行业挑战。

第三节　商业健康保险与健康管理的协同作用

近年来,商业健康保险利好政策频出,商业保险的发展为产业链带来全新的发展机遇。商业保险机构提供医疗、疾病、康复、照护、生育等多领域的综合性健康保险产品和服务,逐步将医疗新技术、新药品、新器械应用纳入商业健康保险保障范围。从国家"十四五"规划到"健康中国"战略,再到《健康保险管理办法》等具体制度的推出,不断构建引导和规范商业健康保险可持续发展的政策大框架,政策导向清晰明确。

一、商业健康保险与健康管理融合发展的挑战

当前的商业保险和健康管理是不同时期发展起来的,在一定程度上属于两个相互独立

的领域。商业保险以营利为目的,主要关注保险产品的设计、销售和理赔,人们通过互相分担风险(共担风险)来减轻自身单体的负担。随着现代经济的发展,商业保险逐渐成为一种重要的风险管理工具,就商业健康保险来说,有其自身所独有的特点。与其他寿险产品相比,健康保险的精算技术和风险评估不同,在制订费率时则主要考虑疾病率、伤残率和疾病(伤残)持续时间,合同中规定的等待期、免责期、免赔额、共付比例、给付方式和给付限额也会影响最终的费率,逆选择和道德风险发生率较高,它对保险公司的承保、理赔等经营技术要求较高,且牵扯的利益主体较多(包含医疗服务提供方)。

健康管理则是在 20 世纪后期,随着人们对健康认识的加深和健康意识的提高,逐渐发展起来的一个领域。健康管理是指一种对个人或人群的健康危险因素进行全面管理的过程,它包含了医疗服务、医药服务、健康管理、食疗保健、日常护理、心理护理等方面,是围绕人的衣、食、住、行、生、老、病、死,对生命实施全程、全面、全要素的呵护,是既追求个体生理、身体健康,也追求心理、精神等方面健康的过程。

在特性方面,商业健康保险具有普适性、自愿性和市场化等特点。它通过提供多样化的保险产品,满足不同风险人群的保障需求。遵循市场规律,通过竞争和选择实现风险治理、资源优化和价值创造。而健康管理则具有个性化、系统性和专业性等特点。基于个人的健康状况和行为习惯,通过一系列的监测、评估和干预措施,由专业的医生和健康管理师为客户提供个性化的健康管理和咨询服务,帮助人们预防疾病、提高健康状况、提高生活质量。同时注重专业知识和技术的运用。

在功能方面,商业健康保险是一种基于风险的金融产品,健康风险观不同,则风险意识不同,对保险的态度不同。投保人购买保险,来应对医疗、健康和生活等方面未知且可能发生的风险。而健康管理则是一种综合性的医疗服务,其主要目的是通过预防、保健、治疗和康复等方式,增进个人或群体的健康和福祉。

在业务模式上,商业保险主要通过保险产品设计和销售来获得收入,而健康管理则主要通过提供医疗服务来获得收入,专业壁垒强。此外,健康管理的标准化在我国还是一个新概念,健康管理的一些理念措施,比如未病先防,治未病,进行早期普查,由于经济水平等客观条件受限,目前还不能被公众所完全接受。我国多数公民对健康的认识还停留在疾病治疗或者疾病发作后,才会意识到自我保健的重要性,依从性才可能提高。

综上所述,两者的这些独立性也使得人们在寻求健康保障和服务时面临一些困难。首先,商业保险的产品设计往往过于复杂,投保人难以理解。其次,商业保险的服务质量参差不齐,难以满足消费者的需求。最后,健康管理的效果难以量化,商业保险存在经营风险。此外,人们在选择保险产品或健康管理服务时,可能需要分别了解两者的相关政策和信息,增加了人们的认知负担和使用难度。而且由于商业保险和健康管理的标准和规范不尽相同,也可能导致人们在选择和使用服务时存在一定的困惑和疑虑。

二、构建商业健康保险与健康管理的良性互动机制

为了更好地满足人们的健康需求,商业健康保险与健康管理的融合显得尤为重要。

1. 商业健康保险为推动健康管理保驾护航　商业健康保险通过提供健康管理服务作为附加值,增加了保险产品的吸引力。这种服务旨在通过预防疾病、改善生活习惯和提供医疗管理等方式,提高被保险人的健康水平,促进实施"价值医疗"。此外,商业保险还通过与

健康管理机构合作,为被保险人提供更全面、个性化的健康管理方案。这种合作模式不仅提高了保险产品的竞争力,还推动了健康管理的发展,为患者提供接触先进疗法和新型药物等不在医保范围内的治疗方式,促进医学科学和健康理念的进步。

2. 健康管理有助于降低商业健康保险的风险和成本　保险公司通过与健康管理机构合作,并通过保险理赔数据的回流,形成全流程服务管理闭环。完善的信息有利于减少信息不对称的现象,它使得保险公司、医疗服务的需求方和医疗服务的供给者之间实现资源共享,从而可以使保险公司介入客户的医疗管理过程,实现医疗费用的控制。

为了实现商业健康保险与健康管理的良性互动,需要建立一套有效的机制。首先,两者在业务模式和运营方式上的差异需要得到有效地协调和整合。其次,商业健康保险与健康管理的融合需要建立有效的合作机制和利益分配机制,以实现共赢和发展。此外,还需要加强相关政策和法规的制定和完善,为商业健康保险与健康管理的融合提供有力的支持和保障。商业健康保险已经不仅仅是一种风险管理工具,更是一种健康保障的手段。而健康管理也不再仅仅是一种保健手段,更是一种生活方式和价值观念。商业健康保险和健康服务业务,两方协同,互为补充。健康险业务聚拢客户,为健康服务提供稳定的业务来源,健康服务、信息化系统建设和药品服务领域的专业能力,增强健康险业务的核心竞争力,同时协助保险公司加强医疗行为监控,降低赔付成本,实现风险控制。保险公司以健康险业务为核心,延伸打造健康服务、信息技术服务、药品福利管理三大专业能力,健康保险作为流量池,为营运高利润率的健康服务板块提供稳定客源,健康服务板块强化健康险壁垒,两者协同互补,形成完整闭环。

三、商业健康保险与健康管理融合发展的趋势

随着技术的不断进步和市场需求的不断变化,商业健康保险与健康管理的融合发展将呈现出以下趋势。

1. 个性化服务　通过大数据、AI 等技术手段,商业健康保险将更加注重提供个性化的健康管理方案和服务。未来,保险公司将根据客户的年龄、性别、健康状况等因素,制订个性化的健康管理计划和保险产品。为消费者提供更加个性化的健康管理和保险服务。

2. 管理服务　为客户提供更加便捷、高效的健康管理服务。

3. 跨界合作　商业保险公司与医疗机构、科技公司等跨界合作,共同推动健康管理和保险服务的发展。逐渐从单一的疾病保险向全面的健康管理转变,涵盖健康咨询、就医绿色通道、日常购药、慢性疾病管理等多种服务。

4. 国际化发展　随着全球化的加速推进,商业保险与健康管理的融合将逐渐走向国际化发展道路。

虽然商业健康保险与健康管理的融合发展前景广阔,我们也要清醒地意识到一些落地层面的挑战。如随着市场竞争的加剧,如何提高服务质量和降低成本成为亟待解决的问题;消费者对健康管理和保险服务的认知度和接受度有待提高;在推动数据资产化的背景下,如何保证数据安全和隐私等。

第四节　商业健康保险与健康管理融合发展的建议

一、面向迫切需求，提供多样化产品

各保险公司将健康管理融入保险设计，用好政策红利，积极构筑社商融合产品（如惠民保），逐步从只关注筛选健康人群，到在患者人群市场寻求机会，"带病体保险"被看作是新的方向。保险公司可以通过细化产品分层，不同级别产品配套不同类别的健康管理差异化服务。开发多样化的满足民众需求的保险产品，可以在保险条款中尝试纳入先进疗法和药械，并宣传给客户。

二、寻求产业融合的结构性机会

可以借鉴如联合健康集团发展模式，未来保险公司支付方的地位和风险治理能力是核心竞争力，提升支付有效性和效率，健康管理是商业保险公司识别和控制风险的重要手段，也提升健康险种获取预期收益的重要手段。保险公司需要建立与健康管理服务的直接支付关系，注重发挥市场金融和健康管理服务支付杠杆调节作用，并将保费中健康管理服务量化，促进疾病预防和健康管理服务能力提升，提高保险公司"议价"能力。

健康险需要按照保险的模式做到事前、事中、事后全流程管控，以应对经营风险，要为健康、非健康客户提供全流程、一体化的健康服务：一是疾病治疗，通过行为健康管理、健康信息记录提醒、慢性疾病管理、重大疾病管理等引导客户使用网络内的医疗机构，提高就诊和用药的依从性；二是健康服务，通过预防医疗、生活方式管理等方式减少客户发生疾病的概率。

三、推动建立健康管理生态圈

从海内外健康险和健康管理融合模式看，保险公司可以完善产业链，通过自建、收购和合作等多种形式涉足健康产业的各个相关领域，包括健康管理公司、医院、药企、养老院等机构，打造涵盖体检、健康咨询、疾病治疗、康复、护理和养老等一系列服务的全生命周期的健康产业链。

四、加大科技投入，整合数据资源再创新

可以借鉴美国 Clover Health 等公司的经验，强化数据处理技术和分析能力，顺应互联网等新技术的发展，持续加大科技投入，根据长期服务过程中积累的医疗理赔数据、疾病进展数据、用药数据等进行深度分析，以健康医疗大数据为基石，以信息、生命、AI、深度学习等先进前沿颠覆技术为动力，对个人、团体不同客户群进行分类信息加工处理，帮助健康管理公司分析和预测患者的风险，发现并积极创新应对新的市场环境和需求变化，以准确有力的执行能力，抓住市场机会，以精细化管理并借助信息化、电子化技术提高运营效率。

五、更加关注政策法规动向，提高专业化能力

商业健康保险需要加强自身软实力，重视政策新规，才能真正实现持续发展和成功。一

是根据医改导向,及时调整业务模式。如对于只覆盖医保范围内或部分分项责任的健康保险来说,DRG/DIP 支付方式向商业保险公司提出了更精细的理赔审核要求。二是重视人才培养,通过加强培训和实践经验,提高员工跨专业服务能力和水平。三是遵守相关法律法规,确保业务的合规性和稳定性。

消费者多层次的需求包括更高的报销水平、更大的保障范围和更广的就医选择等,这些都是健康保险可以发挥作用的方面。商业健康保险的核心特征不是"营利性",而是"用脚投票"或"自愿性"。保险公司承办基本医保、大病保险、长期护理保险等,已经是实现医疗保障经办多元化、提高经办效率和质量的有益探索。未来需要开发更多的健康险种,解决健康管理服务支付方问题,对提升健康服务消费意愿和推动健康产业的发展,有较大的促进作用。在满足被保险人健康风险保障需求的同时,发展商业健康保险有利于推动医学新技术的应用,促进健康产业发展。当然,商业健康保险的更好发展,也须强化自身能力、转变理念和运作模式。

当下,我国社会生产力水平总体上显著提高,社会生产能力在很多方面进入世界前列,更加突出的问题是发展不平衡不充分,这已经成为满足人民日益增长的美好生活需要的主要制约因素。面向大健康产业,商业保险不仅承担了风险治理的职能,价值创造和资源配置职能也将逐步发挥。一是不同人群面对不同的健康风险、经济风险,精准识别风险、进行风险治理,既是保险公司进行干预和管理获得收益的手段,也是增加被保险人健康福祉的有效途径。二是健康保险可以驱动医疗卫生服务的纵向整合,传统的管理式医疗模式可能会在生命科学等新技术应用、精密仪器制造及大数据时代实现升级,创造出新的价值。三是健康管理产业作为服务提供方,也将协助商业保险公司抵御前述经营风险,并在金融杠杆的加持下,进行高效合理的资源配置,以更好地推动经济高质量发展、应对未来的机遇与挑战,双向奔赴,共同创新,这将有助于推进健康中国建设,走出具有中国特色的商业健康保险加健康管理的融合创新发展之路。

第 六 章

互联网精神卫生管理服务模式应用研究

第一节 我国的精神疾病与心理健康现状

一、我国的精神疾病与心理健康现状

心理疾病是由于内、外致病因素作用于人而造成脑功能障碍,从而破坏了人脑功能的完整性和个体与外部环境的统一性所致。精神疾病的基本症状是精神活动紊乱,导致认识、情感、意志、行为等方面的异常,以致不能维持正常精神生活,甚至作出危害自身和社会集体的行为。

心理健康是人类健康的重要组成部分,单纯是生理层面的健康,缺乏精神心理层面的健康,将对社会的和谐发展带来种种不利因素的影响,我们不能低估由于心理障碍带来的社会危害。严重肇事肇祸精神病患者,如果缺少有效的治疗和管理,一旦病情间歇发作将对社会带来极大危害,每年因这类疾病发作造成的伤人和自残事件,对家庭和社会造成的危害是极大的。每年因心理障碍导致社会过激的行为案件也举不胜举。因此,精神障碍疾病患者的管理已从疾病诊治上升到社会综合管理层面。

《"十四五"国民健康规划》中明确提出,完善心理健康和精神卫生服务,促进心理健康。健全社会心理健康服务体系,加强心理援助热线的建设与宣传,为公众提供公益服务。加强抑郁症、焦虑障碍、睡眠障碍、儿童心理行为发育异常、老年痴呆等常见精神障碍和心理行为问题干预。完善心理危机干预机制,将心理危机干预和心理援助纳入突发事件应急预案,提高精神卫生服务能力,推广精神卫生综合管理机制,完善严重精神障碍患者多渠道管理服务。按规定做好严重精神障碍患者等重点人群救治救助综合保障,提高常见精神障碍规范化诊疗能力,鼓励上级精神卫生专业机构为县(市、区)、乡镇(街道)开展远程服务。建立精神卫生医疗机构、社区康复机构及社会组织、家庭相衔接的精神障碍社区康复服务模式。

(一)我国的精神类疾病状况

2019年由北京大学第六医院、中国疾病预防中心等多家机构发布的中国精神障碍流行病学调研显示,目前我国精神障碍的终身患病率为16.6%,这意味着我们一生中有超过六分之一的概率会患精神障碍,精神障碍防治工作面临严峻挑战(图6-1)。

2021年4月28日,在北京举办的第十三届健康中国论坛平行论坛"精神卫生:疫情

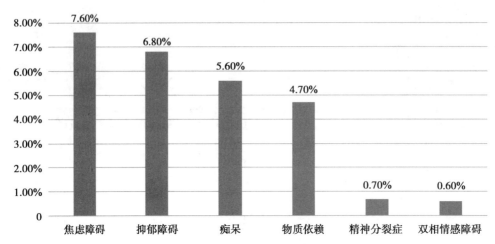

图 6-1　精神类疾病患病率情况

常态下的心理健康促进"中,北京回龙观医院党委书记、世界卫生组织心理危机研究与培训合作中心主任杨甫德教授和抑郁患者自助互助康复社区"渡过"创始人张进,分别从医生和患者的视角强调了抑郁症早期治疗、回归社会的重要性。在会议上,杨甫德教授公布了一组数据,"2004 年,我国的抑郁症位列全球疾病负担第三位;2012 年,抑郁症已成为中国第二大疾病负担。据世界卫生组织预测,到 2030 年,全世界的抑郁症将高居全球疾病负担第一位!"与高患病率形成鲜明对比的是,抑郁症识别率、就诊率及治愈率均处于较低水平。

在我国,抑郁症就诊率仅 8.7%,就诊患者中约 51.5% 使用药物治疗。抑郁症作为"沉默的杀手"很容易被忽视,一方面它容易隐藏在其他病症背后,不容易发现,往往精神科不是患者的首诊科室;另一方面,公众对疾病的认知不足,导致社会对抑郁症普遍存在误解,"病耻感"使患者和患者家属选择讳疾忌医,这两方面是造成抑郁症就诊率、治疗率低的主要原因。

精神障碍患者不仅要承受疾病的折磨,还要忍受社会歧视所造成的压力与困境,致使患者自尊心受伤,讳疾忌医,不愿意寻求专业帮助,未能及时得到有效的治疗。加强精神心理疾病的科普宣传,提升国民认知,改变社会对精神障碍患者的偏见和歧视,将是我国精神卫生宣传教育的重点。

(二)我国社会心理健康状况

2019 年 2 月 22 日,中国科学院心理研究所、社会科学文献出版社在北京联合发布国内第一本心理健康蓝皮书《中国国民心理健康发展报告(2017—2018)》(以下称蓝皮书),蓝皮书称"我国城镇人口中大多数人心理健康状况良好,仅少数人群存在不同程度的心理健康问题"。具体说明如下。

1. 蓝皮书透露城镇人口心理状况更好　中国科学院心理研究所国民心理健康状况研究小组对我国 10~100 岁城镇居民的心理健康状况进行了全面测查,结果显示我国城镇人口中大多数人心理健康状况良好,仅有 11%~15% 的人心理健康状况较差,有 2%~3% 的人心理健康状况差。2011—2012 年,国民重要心理特征调查项目调查发现,农业户口的国民中心理健康状况"差"的约为 2.6%,心理健康状况"较差"的约为 18.3%,非农业户口中的这两项分别为 2% 和 13.8%。近几年的调查也显示,农村户口或农村人口的心理健康状况总体比城市或非农村人要差一些。

2. 蓝皮书指出"自我调节"知识需求大 蓝皮书指出,我国国民心理健康需求极大,但国民感知到的心理咨询服务不便利。中国科学院心理研究所近年来曾三次进行国民的心理健康服务需求相关调查,有 88% 的受访者认为心理健康工作重要,同时有 74% 的受访者认为"心理咨询服务不便利",这提示民众的心理健康需求与目前能够提供给民众的心理健康服务之间的差距很大。

针对具体的心理健康需求,调查显示国民需求最高的是"自我调节"知识,有 53.0% 的受访者表示需要,后面依次是"教育孩子""人际交往""心理疾病防治""职业指导"和"婚姻"。

3. 蓝皮书指出心理健康状态因群体而异 蓝皮书指出,心理健康素养是健康素养的重要组成部分,心理健康素养影响人们对心理疾病的认知和应对,我国的心理健康素养水平依群体而异。

2017 年至 2018 年的调查显示,女性的心理健康素养水平略高于男性,25~45 岁年龄组的群体素养高于其他年龄组,东部地区略高于中西部地区,心理健康工作者的素养水平显著高于其他职业群体。

"读写障碍"知晓率不足 50%。在常见的心理疾病知晓率的考察方面,公众知晓率高于 90% 的是抑郁症、焦虑症、精神分裂症、强迫症、孤独症,而公众知晓率不足 50% 的包括"读写困难"和"惊恐障碍"。

教师、医务人员、银行业职员、IT 业职员需关注。其中,教师、医务人员、银行业职员以及 IT 业职员的心理健康水平呈逐年下降或低于全国平均水平。从事以上行业的人们记得关注心理健康问题,及时寻找专业人士进行疏导!

二、我国的心理健康管理与服务

我国的精神类疾病管理与服务机制比较健全,各省市有相对健全的精神类专科医院和精神专科门诊,严重精神类疾病也有比较好的管控机制,国家每年拨付一定的资金给予治疗服务。但是心理障碍类疾病,在过去相当长一段时期内,我国的心理健康管理没有实现统一的归口管理。患有心理障碍且没有达到需要使用药物治疗和干预的患者,一般由社会心理服务团体机构、学校、专业学术机构、心理咨询师给予非医疗手段的干预治疗服务;当病情比较重时需要到精神专科门诊或临床接受治疗,精神专科部门负责提供干预治疗服务;当患有比较严重精神障碍并且具有给社会带来危害行为特征的患者,需要社区和片警以及家人给予有效的管理,减少或杜绝对社会造成危害事件的发生。

从精神类疾病发病诱因以及综合情况分析看,精神类疾病患者无论病情轻重,都应由医疗卫生行政机构负责管理、治疗和预防教育;从社会稳定和综合治理角度分析来看,对患有心理障碍且尚未达到临床治疗阶段的患者,应由政法系统社会综合治理部门管理牵头,由社会心理服务机构给予干预解决。

我国心理健康服务工作始于 20 世纪 80 年代中期,在政策法规建设、队伍建设、社会服务、理论研究、机构设置等方面取得了一系列重要成果。但与我国目前的社会经济发展水平相比,我国心理健康服务体系建设需要进一步加强和完善。随着综合国力的不断提升,建设完善的社会心理健康服务体系,切实提高了人民的心理健康水平,已经成为一件重要且紧迫的工作。

(一)精神卫生服务体系有待完善

当前,我国的心理健康服务机构主要有医院精神专科门诊、心理健康协会、社会心理健康服务机构、社工组织、志愿者等。对于患有严重精神障碍的群体,对其进行严格管理服务的机构有社会精防机构、精神专科医院、社区、民警和家属等。心理服务体系建设与医疗服务体系建设一样,在不同省份和地区其服务能力存在着差别,经济发达地区优于经济欠发达地区,城市优于农村。

截至 2019 年末,全国约有 3.8 万名精神心理科医生,面对众多的精神心理障碍患者仍然非常紧缺。目前我国 10 万人中仅有 1.7 名专科精神心理医生,而美国为 7.79 名。另外,我国大部分县医院并没有精神心理专科,三分之二的农村地区没有精神疾病的相关床位。

(二)社会心理健康服务团体专业程度有待于提高

除了专业精神心理科医生之外,我国社区心理健康服务工作人员多以志愿者为主,且大部分没有受过专业训练。调查发现,我国心理健康服务人员以女性居多,高学历者占少数,虽大多考取了资格证书,但在接受督导和自我成长方面的培训普遍缺乏。

(三)心理类疾病社会认知有待于改善

在我国部分群体出现心理健康问题的概率比较大,比如空巢老年人、留守儿童、经历创伤后的人群、残疾人士、外来务工人员、常年患病人员、刑满释放人员等,应把他们作为重点关注的对象,主动介入,根据他们的自身特点进行心理健康服务。

目前,我国精神心理障碍的就诊率和患者认知远低于发达国家,大约有 92% 的精神心理障碍患者从未接受过治疗。如焦虑障碍、抑郁障碍等大部分患者认为并不需要专科治疗。即使像精神分裂症这样的重性精神障碍,目前也仅有一半的患者获得了专科治疗。我国精神心理障碍患者的健康教育工作仍然面临着严峻挑战。

对有心理障碍的患者,即便是认识到了心理存在问题,付诸行动寻求帮助的人却比较少。可能存在的原因一是人们普遍担心被心理咨询师洞察全部内心世界,还有人认为只有精神患者才会去做心理咨询。二是心理健康服务机构主要存在于医院、学校、社区。对于医院的心理科,患者羞耻于就诊看病,怕被他人视为精神病人而对其避而远之。

(四)心理健康服务机构需要加强

要建立可持续发展的心理健康服务的创新机制和人才保障机制,明确心理健康服务人员的定位,建立科学合理的心理健康服务人员教师培训体系,定时定期进行培训。社区不应仅仅依靠志愿者进行服务,可逐步成立相对独立的心理健康服务机构,落实专职人员的配备、活动经费、咨询场地、设备、资料建设,进行专职人员工作量考核并为其提供业务进修的机会等。

(五)开展多层次的心理健康教育服务

心理健康服务主要工作是预防。定位是开展广泛的心理健康宣传教育工作,正确对待心理疾病问题,避免当人们出现了严重的心理问题或精神障碍疾病时才对其进行心理咨询或者危机干预。广泛开展心理健康测评服务,有助于发现问题及时干预治疗,识别高危人群并准确评估和干预,做到心理问题及早发现、及时干预、有效控制。

第二节 利用信息技术提升精神卫生管理服务质量

一、互联网精神心理诊疗服务模式

精神心理障碍患者大多数都有不同程度的病耻感,不愿意让其他人知道自己患有心理精神类疾病,也不愿意去精神专科门诊或精神专科医院就诊。互联网诊疗的方式迎合了大多数患者的心理要求,通过线上问诊的方式,有利于保护患者个人的心理隐私。近年来,选择互联网医院平台上远程精神专科门诊进行咨询和诊疗的精神心理患者逐年上升,随着 5G 网络的普及以及 VR 等新技术的应用,远程视频的就医方式已成为主要的问诊方式,过去的图文与语音咨询在很长一段时间仍会继续存在。

精神心理障碍患者服药依从性不佳给治疗带来了很大困难。以抑郁症为例,4 个月后可以坚持服药的抑郁症患者仅为 50% 左右,有接近 1/3 的患者在服药 1 个月后就会选择停药。而通过互联网线上随访和远程用药提醒服务方式,可以大大提高患者的服药依从性,有效地抑制精神疾病的复发。2019 年,约有 74% 的精神心理障碍患者持续通过互联网医院中的智能随访系统进行随访。对于严重精神障碍患者,利用严重精神肇事肇祸障碍患者管理平台,实现精神专科医生、患者家属、社区精防工作人员、社区警察、社会志愿者入驻平台和对患者的协同管理,确保患者处于病情稳定状态,避免因为管理不善导致病情复发给社会带来不良事件的发生。

二、全社会全人群的心理健康筛查服务模式

开发一个面向全社会全人群服务的心理健康云平台,建立全社会全人群的心理健康测评量表数据库,将各种心理测评量表库电子化,针对社会不同人群提供特定适合的心理健康测评量表。目前,全世界经过心理专业权威机构评定认可通用的心理测评专业化的量表数量达百余个,可满足全社会全人群心理健康测评的需求。其中高频使用、重点推荐的量表 37 个,其余是满足特殊行业和人群需要心理专业量表库。常见常用的心理测评量表如有针对中小学群体的"中学生心理健康测评量表",针对普通居民的"心理健康症状诊断量表",针对老年人的"老年痴呆早期筛查工具",针对企事业单位的"职业倦怠量表"等。

为满足全社会不同人群的需求,利用信息化手段,提供高效率的线上测评方式,为企事业单位员工、中小学校学生、65 岁老年群体等提供心理健康筛查云服务。企事业单位或中小学校等根据单位员工和学生数量,购买年度心理健康测评云服务,为员工和学生提供心理健康筛查评估服务,企事业单位和学校可管理测评后的心理健康档案和测评结果。通过筛查发现有问题员工和学生,利用云平台上入驻的心理咨询师或精神专科医生提供对应的心理咨询和诊疗服务,对存在心理精神障碍的员工给予及时干预治疗,防止不良事件的发生。通过心理筛查,提早发现各类人群潜在的心理问题,提早预防和干预。

三、互联网心理健康咨询云服务模式

心理精神障碍患者他们大多数不愿意去社会心理咨询服务机构,担心被熟悉的人知道有病耻感,所以他们大多希望选择线上请求心理健康咨询师给予疏导服务,减轻心理障

碍化解内心深处的矛盾。近年来,由于互联网医疗的广泛应用,许多社会心理咨询机构利用互联网开展线上有偿咨询疏导服务,这种服务方式与互联网医疗雷同。心理咨询机构开发或租赁互联网心理健康咨询系统云平台,将提供心理咨询服务咨询师放到云平台上,提供咨询价格和服务方式,心理咨询者通过微信小程序或者登录网站 Web,开展心理咨询预约服务,预约自己认定的咨询师,线上支付咨询费用,心理咨询师收到预约后作出咨询时间响应,在预约好的时间内提供心理咨询服务,具体方式可以是视频、语音和图片文字交流互动等。

随着技术的进步与发展,大数据与人工智能技术也开始应用于心理健康咨询服务中,通过提供数据化的心理诊疗路径以及对精神心理患者的语言和知识图谱进行大数据分享,对自杀高危行为作出预警,从而有效干预自杀。

四、面向社会治理的心理健康大数据预防服务模式

基于某一地区或一个城市,在区域医疗健康档案数据基础上,为每个居民建立心理健康档案数据库,利用量化的心理健康测评工具,对全社会全人群开展心理健康筛查与评估分析。大规模筛查后的心理健康档案数据,利用人工智能大数据技术开发设计心理健康大数据分析系统,分别在社会心理建设、社会心理指数、心理障碍人群风险预警、社会事件发生及心理态势分析、社会重点人员态势、心理服务行业态势 6 个方面开展大数据分析研究。综合反映数据覆盖区域内社会心理服务资源及建设情况,各类心理服务开展情况;能够通过区域人群心理健康筛查与评测分析,通过建模和分析作出社会心理指数分析报告,包括压力指数、焦虑抑郁指数等数据;基于大数据科学方法对存在有严重心理风险的患者,能够作出自杀自伤以及对社会造成危害的风险预警,及时采取干预治疗等防范措施;通过对社会重点人群的分析研究,及时掌握重点人员心理状况,采取对应措施及时干预。

第三节　中小学生心理健康服务模式

中小学生的心理健康管理服务已纳入到中小学生健康管理规范中,国家要求每年对中小学生开展心理健康测评以及辅导等服务。为了做好这项工作,社会上众多心理专业服务机构为中小学校开发了许多专业的针对中小学生的心理健康服务系统,重点为中小学生的心理健康筛查以及心理辅导等各种情况服务,帮助中小学校提升学生的心理健康素质。

从参与中小学生心理健康管理和服务的机构分析来看,按照多级管理组织架构,参与中小学生心理健康管理的机构有市级教育局、区县教育局、中小学校、班主任、学生家长等,提供心理健康服务的机构主要有社会心理服务机构、精神类专科医院等。从学校对学生的心理健康管理角度分析,一是按照国家要求开设相应的心理健康课程,目的是培养学生的心理健康知识,在每个中小学校设立心理辅导室,并配备专职或兼职的心理健康教师;二是每年通过全体学生的心理健康筛查,及时掌握各班级学生的心理健康状态,根据测评个人或班级提供团体分析报告,采取对应预防和干预措施;三是开展常态化针对个体中小学生的心理健康测评,发现有心理问题的学生,采取对应干预措施,如心理个别辅导和疏导,逐步化解潜在心理风险,使之恢复到正常状态。对于较为严重的,则引导去医院治疗。

第四节 企事业单位心理健康服务模式

对于各党政机关和厂矿、企事业单位等组织,由于他们的人数有限,花巨资建设一个心理健康服务系统,还要投入专人维护和运行,对他们来说这种方式不经济,一般采取购买心理服务的模式开展单位内部的心理健康服务活动。常见的方式是购买社会心理服务机构的专业心理健康服务,为本单位的职工开展心理健康筛查和心理咨询干预服务。一是利用云平台对招聘员工开展心理健康测评和 MBTI(Myers-Briggs type indicator)性格职业测评,对新入职员工进行把关。其目的是招聘心理素质各方面健康的员工,避免招聘存在过激心理行为或者有其他心理方面问题的员工。二是对在职员工开展常态化的心理健康测评服务,提供个人心理健康测评报告和团体报告,根据测评后的个人与团体分析报告,指导企事业单位开展后续的心理健康工作等。如发现员工有心理问题,利用购买的服务及时给予关怀和心理辅导等,化解员工内心深处的矛盾,使之不影响工作。

第五节 严重精神障碍患者"六位一体"管理服务模式

"六位"就是为严重精神障碍患者提供管理服务的六个重要角色,"一体"特指严重精神障碍患者。

为了管理和服务好严重精神障碍患者,传统的手工管理服务模式无法满足"六位一体"协同管理服务的模式,需要开发一个严重精神障碍患者管理服务软件系统,旨在为精神科医生、精防人员、公安民警、网格员、志愿者、家属提供协同管理服务工作。每个角色利用该系统围绕严重精神障碍患者做好各自的管理与服务工作,确保精神障碍患者按时服药,不发作,不对社会造成危害。辅助做好严重精神障碍患者的管理工作。同时为监护人提供用药提醒服务,行为踪迹监管,精神专科医生随访及治疗评估等业务。搭建医生和患者之间的沟通桥梁,在线同步用药情况,及时调整治疗方案,提高患者的用药指导效率。下面就六个角色所提供的服务描述如下。

一、患者家属

患者家属负责对患者日常监护和生活照料,包括日常饮食、监管服药、心理干预治疗以及心理情绪波动变化观察等工作。发现情绪变化异常和暴力倾向时及时利用移动端报警功能报警,通知精神专科医生、精防人员、片区民警给予协助管理。

二、精神专科医生

精神专科医生负责定期给患者开具治疗药物,保持药物治疗连续性和有效性。对患者服药治疗效果以及心理健康状况进行评估分析并给出进一步治疗方案。定期对患者进行随访管理,掌握患者病情控制情况,定期把随访结果同步给精防和社区网格人员。

三、精防管理人员

精防管理人员负责对区域内所有严重精神障碍患者实施动态监督管理,及时掌握严重精神障碍患者的生活状态和现状情况,是否处于一个比较平稳的状态。对于每日上报的精神障碍患者状况进行分析对比,发现患者异常情况,及时采取措施,防止极端情况发生。利用定位系统能够掌握患者的活动踪迹,督导检查社区网格员、志愿者的社会监管工作。

四、社区网格人员

社区网格人员负责对本社区患者档案以及患者流转管理、随访管理、日常行为观察以及心理健康干预治疗监督管理等。其中流转管理包括患者从所在的居住社区转往医院治疗和患者出院后回到居住社区的流转管理。对在管、非在管、失访、死亡患者档案库进行管理。患者因住址、病情等变化的迁出迁入及转诊等具体工作。

五、片区民警

片区民警及时处理报警信息,配合精防人员采取及时的预防行动,处置精神疾病患者处于危险状态时尽可能对社会治安带来的危险行动,把危害降低到最低程度。

六、志愿者

志愿者协助患者家属对患者日常生活照料和监护,协助精防人员和社区网格人员开展精神障碍患者随访工作等。

第六节 基于市域治理全社会全人群心理健康服务模式

当前社会市域治理已成为国家治理的一项重要工作。产生社会矛盾的根源,是人们在心理或精神层面有这样或那样的问题。造成这种问题的诱因有很多种,诸如日常工作生活中沟通方式方法问题、各种社会与经济利益再分配问题、中小学生学习压力问题、夫妻间婚姻问题、职称晋升与职位升迁问题,等等。如果这些矛盾与纠纷不能及时化解,可能产生种种社会不良现象,尤其是当前中学生的学习压力问题和社会上严重抑郁症的患者,如果得不到及时诊疗和干预,导致社会自杀自残案件的发生等。

全社会心理健康服务体系建设,主要围绕六大方面开展,建档与心理筛查服务、心理咨询干预服务、精神疾病诊疗服务、严重精神障碍患者的管理服务、心理健康教育服务、全社会心理健康大数据分析与预警服务等。全社会心理健康服务体系服务的四大人群系统,即党政机关企事业单位系统、教育系统、医疗卫生系统、社区居民及乡村。建设目标是提升人民心身健康水平和社会治理能力,推进健康中国、平安中国和幸福中国建设。

为了预防社会各种不稳定因素,及早发现、及早解决,防患于未然,围绕社会市域治理,开展社会人群的心理健康筛查,发现的各种心理以及精神障碍问题,利用心理疏导和精神诊疗的方式,进行干预治疗,使其恢复到心理健康状态,避免各种潜在事件的发生,将激化社会矛盾的各类人群心理障碍消灭在萌芽状态。利用先进的信息化技术手段,研究和建设心理健康服务平台,构建全社会心理健康服务体系,对提升全社会市域治理能力具有重要的现实意义。

基于市域治理的全社会心理健康服务模式,应当由政法委部门牵头建设心理健康系统平台,协调全社会服务资源入驻系统平台,为全社会人群开展各种心理健康服务。提供服务的机构有心理健康协会和心理健康社会服务机构的心理学专家学者及心理咨询师、精神专科医院和具有精神专科的综合型医院、社会志愿者、精防工作人员、社区网格员等。服务模式按照各个角色所能提供的服务内容,利用平台开展服务。

第 七 章

互联网健康教育服务系统开发

第一节　互联网健康教育系统介绍

健康教育是实施健康中国战略的重要工作内容。在提升全民健康素养方面,聚焦以健康观念、健康知识、健康方法、健康管理能力等为主要内涵的健康素养,促使全民养成良好卫生行为和生活习惯,保持文明健康、绿色环保生活方式,形成健康文明文化至关重要。在提升居民的日常生活健康素养方面,聚焦健康养生、科学养生、疾病预防、生态环境维护、健康自我管理能力等方面的健康科普教育也是常态化的工作。

互联网健康教育培训系统是为各级医疗卫生领域开发一款互联网继续教育培训系统的产品,目的是建立并有效连接培训机构和广大居民之间的一座桥梁,使医疗健康培训机构为社会大众提供科普性的健康知识培训,提升全民健康素质。各级医疗卫生机构,为做好健康教育与培训管理工作,利用微信小程序或 APP 对居民广泛开展科普健康宣传、疫苗接种、疾病预防、慢性疾病控制与管理等方面的健康知识。同样,也可以广泛应用于广大医务人员专业知识培训。

互联网健康教育培训系统需要支持多种教育培训场景,该系统由健康教育管理系统、健康教育网站、直播平台、移动端继续教育微信公众号四部分融合组成。

利用网站、微信公众号发布健康教育课程,健康教育课程分为实时在线教学培训和点播两种。健康教育网站、直播平台、微信公众号三者之间相互配合,实现一体化的健康教育培训。

一、健康教育管理系统

健康教育管理系统是为各级医疗卫生机构提供教育培训课程管理的工具。各级医疗卫生机构,利用开设的管理入口,对本机构提供的健康教育培训课程审核、上传、发布实施管理。健康教育管理对培训课程按照健康教育分类内容设置相应的栏目,每个栏目对应相应的培训内容。所发布的培训内容系统实时同步到健康教育网站、微信公众号或 APP 上,实现信息资源发布的唯一性和及时性。

二、健康教育网站

该网站是一个相对比较独立的系统,是健康教育系统的重要组成部分,是健康教育信息发布、媒体资源管理、媒体资源发布、媒体资源点播、教学培训直播、讲师和学员注册入口与管理的重要平台。

该网站与健康教育管理系统实现了后台一体化管理,所有教育资源做到同步一致,保障资源一致性和及时性,为受众人群提供了多种教育培训场景的选择。该网站与健康教育管理系统有数据信息同步接口,接收来自医院内各个临床专科的培训资源,包括课件提交、上传、审核、发布等业务。

利用 PC 电脑登录远程继续教育网站,通过注册授权密码权限可以观看现场直播和课件点播培训。学员可通过网站进行课程检索,支持全局关键字搜索相关直播课程、点播课程等。

三、微信公众号和 APP

移动端微信公众号和 APP,是面向受众群体提供的移动端浏览学习工具,是健康教育系统平台的终端用户接受健康教育的工具。发布的健康教育资源会自动同步到移动微信公众号和 APP 上。通过关注微信公众号与下载 APP 并注册的 PC 端客户能够实时收看直播和点播。

四、直播平台

直播平台是实现现场实时直播的系统,它实时接收来自不同培训场景的流媒体视频,包括手术场景、会议、学术讨论等直播场景。通过该平台向 PC 端、移动端微信公众号和 APP 直播。

利用直播平台,一方面支持线下远程培训教室实时双向互动式集中视频培训,也支持通过移动、微信公众号等入口注册接受在线移动端健康教育培训业务。

第二节 互联网健康教育系统管理功能

健康教育培训按照教育培训的形式分为在线直播、在线直播加互动、录像点播三种方式。无论哪种形式的培训,要求平台支持高清/标清视频和在线互动式培训教学,支持受众群体问题反馈和解答,具备远程实时文字、语音、视频交互功能。利用健康教育网站开展健康继续教育培训业务,其功能设计如下。

一、课件内容管理

各级医疗卫生机构利用健康教育管理系统和健康教育网站,可以创建课件、编辑、审核、修改、提交、发布等业务管理功能,授权管理员对过期的课件下架或撤销,将课程内容发布到网站、微信公众号和 APP 上。课程内容包括讲师姓名、职称、讲课时间、课件标题、课件时长等。

二、直播课件管理

各级医疗卫生机构利用健康教育管理系统和健康教育网站发布直播课件内容,需要对直播课件内容做基本介绍,通过在线直播平台直播,受众群体一方面可以利用硬视频终端设备组织会场观看直播培训,也可以利用网站、微信公众号和 APP 收看直播内容。直播后的课件经录制加工后发布到网站、微信公众号和 APP 上。

三、讲师注册管理

健康教育网站、微信公众号和 APP 均可提供讲师注册管理功能,只要符合条件的健康管理师、药师、护理师、医师等均可注册。各类专业讲师网站注册成功,并登录后,补充相关资料提交讲师认证,认证通过后成为正式讲师。讲师可以管理自己的培训课件,上传、创建、下架自己的课件,讲师提交的课件经过审核通过后,向网站、微信公众号和 APP 发布。

四、学员注册管理

健康教育网站、微信公众号和 APP 均可提供学员注册管理功能,学员注册完成后,可以在健康教育网站、微信公众号和 APP 上学习。可以通过他们查看所有的学员列表,查看受众群体数量、注册时间、相关的基本资料,对违规用户可移除,移除后则不能再注册加入。

五、管理员课件审核

管理员对讲师上传的课件进行统一审核,通过后的课件信息就可以同步展示在健康教育网站、微信公众号和 APP 平台上。

六、网站健康教育培训功能

受众群体通过网站检索功能可以精准定位自己准备学习的内容,点击可以看到课程的详细介绍和医生的介绍信息,收看直播视频课程和离线视频课程,观看视频课程后,可以把老师讲课的课件资料下载下来,课后学习。

1. 课件列表信息 学员可以通过直播类别、收费类别、适应人群、专业类别筛选条件,筛选自己喜欢的课程进行学习。

2. 课件概述 讲师对课程内容的大纲展示,学员在学习课程前可以先通过课件概述内容大概了解学习内容,包括讲师的简介信息,可以了解讲师的所在医院、所学专业和在行业内作出的贡献等信息内容。

3. 课件下载 讲师讲课用到的课件信息,学员可以通过网站下载,在课程后继续学习课程内容。

4. 学员评论 平台提供体系丰富、全面的视频教学资料。学员可以根据自己所学的专业,在平台检索到自己学科的专业教授所讲授的视频教学资料。学员收看课程视频后,可以对所学课程进行评论、留言,教授在看到学生的留言后可以给学生回复问题,达到师生互动交流的目的。

七、微信公众号和 APP 等发布功能

利用微信公众号和 APP,同步到网站上的课程,同时也支持发布到微信公众号和 APP 上,可通过微信公众号和 APP 浏览发布的课程和消息。

八、线上直播功能

受众群体可通过网站参与直播课程观看,在直播观看页可查看直播内容、直播介绍,参与在线聊天互动、直播签到、直播签退,以及直播课程设置的问卷和随堂测试,观看直播课程相关的文档课件。在学习过程中,可进行课程的收藏和转发,并在学习完成后,对课程进行评价、评分。

第 八 章

互联网医疗与健康管理服务的
融合开发与应用

第一节　互联网医疗的本质

一、互联网医疗的本质是连接

互联网的本质是连接人与人的一种快速工具。互联网医疗是利用互联网医疗技术为广大患者开展的网络诊疗、健康服务的一种创新服务模式,其本质是利用互联网固有特性,为医务人员与患者建立一种灵活、快速、有效、便捷的连接沟通桥梁,开展服务与被服务工作。

二、助力医疗卫生机构,拓展新的业务服务模式

"互联网+医疗"与"互联网+健康"等系统平台,是一种线上服务形式,改变了传统的线下服务形态。这种改变不单纯是一种服务形态的改变,是一种服务空间与时间形式的改变,还打破了地理位置和服务时间的限制。对于线上教育培训,其传播知识不受服务群体数量的约束,极大地提升了受众群体的数量和服务工作的效率。所有这些变化,也为医院创新拓展医疗健康服务内容,提供了新的应用舞台。把原来患者必须来医院才能解决的问题,改为线上完成,如预约挂号、支付、会诊、随访等医疗行为,极大地方便了患者,也有效地提升了医院的服务能力。

三、建立一所没有"围墙",开放、包容的医院

建立一所没有"围墙"的医院,为广大医务工作者和民众提供开放式的服务。为了提升医院的服务效率和能力,一是面向民众开放医院的门诊医疗服务资源和各种医疗技术检查检验医疗资源。门诊医疗资源主要是指专家门诊、专科门诊、专病门诊等服务窗口;医疗技术资源是指 CT 检查、核磁检查、超声波检查、各种化验、门诊手术,等等。门诊采取线上门诊与线下门诊相结合的方式,接受患者预约服务,满足了部分疾病复诊患者不必来医院就诊的需求。二是医疗机构对异地执业医师开放必要的服务资源,为院外专家来院提供特殊医疗服务创造条件,如邀请外地知名手术专家来医院帮助手术科室指导手术,邀请外地的知名专家联合开展科研项目,等等。三是向基层医疗卫生机构等开放其各种检查检验治疗资源,如建设开放的检验服务中心,除接受本院就诊患者的检验项目工作外,还接受来自其他医疗机

构的样本检验任务;建设开放的影像诊断服务中心,除接受本院的影像诊断服务外,还接受来自其他医疗机构的影像诊断和报告审核任务;建设开放的心电诊断服务中心,除接受本院的心电诊断服务外,还接受来自其他医疗机构的心电诊断和报告审核任务;建设开放的病理诊断服务中心,除接受本院的病理诊断服务外,还接受来自其他医疗机构的病理标本诊断和报告审核任务;建设开放的超声诊断服务中心,除接受本院的超声诊断服务外,还接受来自其他医疗机构的超声预约诊断服务,等等。

为充分发挥知名专家的技术特长,为更多的患者提供高质量服务,利用互联网医院开放的特性,面向社会上知名的医学专家提供自由开设专家门诊的权限;开放手术室资源,为院外知名外科专家提供手术预约服务。

利用互联网医院的无界限开放的技术特性,建设一所没有"围墙"的医院,吸引更多的优质医疗资源,利用互联网医院平台向患者提供服务。

第二节　互联网医疗是提升医疗机构服务水平的重要手段

建设互联网医院是新时代背景下的发展趋势。2020年初暴发的新冠疫情,互联网医疗发挥了其独特的技术优势,开辟了抗疫"第二战场",在医疗服务供给方和患者之间建立起了沟通桥梁,通过线上互联网诊疗、线上咨询等方式,有效降低了患者线下就诊交叉感染的风险,助力阻断了疫情传播,很大程度上缓解了实体医院线下的压力,为满足患者多元化和多层次的医疗服务需求发挥了重要作用。通过近10年互联网医疗业务模式探索和实践证明,互联网医疗是提升医疗机构服务水平的重要技术手段。

1. 就医流程科学、便捷　互联网技术等信息化手段已经成为提升医疗质量和效率,优化区域间医疗资源配置,提高人民就医感受的重要工具。通过不断完善预约诊疗制度,开展分时段精准预约,减少了患者在医院的等候时间,降低了门诊人员密度,成为防控医院感染的一项重要举措。

2. 增强了优质医疗资源可及性　医疗机构通过医疗微信公众号或医疗,让"指尖上的医疗服务"变成现实。通过发展互联网医疗服务,建设互联网医院,让医疗资源向中西部分布,向基层下沉,提升了优质医疗资源的可及性,越来越多的老百姓在"家门口"就能享受大医院的医疗服务。

3. 赋予医疗服务智慧化　近年来,各级医疗机构不断加强智慧医院建设。通过远程会诊、远程临床探视、隔离病房远程查房系统、重症患者远程监护系统等手段,更加有效地服务和管理患者。通过远程医疗服务手段,对危重患者进行多学科诊疗,有效提高了治愈率,降低了病亡率。

4. 优化医疗资源布局　国家通过区域医疗中心和医联体建设等措施,将进一步优化医疗资源布局,统筹区域医疗资源和互联网医疗服务发展,分区域设置国家互联网医疗区域中心,充分发挥国家区域中心的辐射带动能力,进一步推动互联网医疗服务在各区域的均衡发展。通过区域中心汇集各地互联网医院和医疗服务的相关数据,运用大数据技术对提供互联网医疗服务的医疗机构、医务人员、服务内容、执业行为进行分析,有针对性地引导东部地区优质医疗资源通过互联网方式向中西部分布、向基层下沉,提升医疗服务可及性、均等化。

第三节　实现互联网健康管理与医疗业务协同发展

互联网医院对于医疗机构来说是一个线上平台,是拓展医疗服务空间和方便医患之间交流沟通的重要渠道和工具。互联网健康管理服务也同样需要采用互联网信息化平台,为居民与健康管理服务机构牵线搭桥。互联网医疗和互联网健康二者之间本质的技术特性是相通的,互联网健康管理服务与医疗业务也是紧密结合的,医疗工作的目的是为健康服务的,健康管理服务是通过医疗技术手段来实现的,二者相辅相成,不可分割。诸如妇幼、老年人等社会群体健康管理服务,都需要医疗机构参与和支持。互联网健康管理服务需要与互联网医疗业务融合起来,实现二者之间的协同融合设计,围绕健康管理服务提供相关医疗服务。

中国的慢性疾病管理市场,拥有庞大的患者群体和高增长潜力,是中国医疗卫生市场最重要的细分市场之一。未来智库在 2022 年 7 月 12 日发布的《2022 年医疗卫生行业之慢病管理市场专题报告》中数据显示,至 2020 年底中国分别有 1.33 亿糖尿病患者、3.24 亿高血压患者和 8900 万高胆固醇血症患者,而且这些患者群体预计将持续增长。据弗若斯特沙利文报告统计,中国的慢性疾病医疗卫生支出预计将从 2020 年的 4.10 万亿元人民币(占医疗卫生总支出的 56.7%)增长到 2030 年的 12.48 万亿元人民币(占医疗卫生总支出的 75.0%)。此外,2020 年,慢性疾病的处方量占全部处方量的 87.0%,预计 2030 年将占 90.0%。

慢性疾病管理是健康管理重要的内容之一,互联网健康管理服务已成为互联网医疗发展的新趋势。在国家颁布《"健康中国 2030"规划纲要》倡导从以医疗为中心转为以疾病预防和健康为中心,是对个体健康进行全方位、全周期管理,预防各种疾病的发生;互联网医疗的优势就在于强大的连接能力,能够打破行业壁垒,实现优质资源的跨界融合,互联网医疗能够打通"医—药—险"三大领域,通过家庭医生服务实现医疗服务前置,为患者提供日常身体检测、生活方式管理、疾病预防指导等。互联网医疗在应对疫情、满足人民群众就医需求等方面发挥了积极的作用。

在公共卫生服务体系中,诸如家庭医生签约服务、妇幼健康管理服务、儿童保健免疫服务、中小学生健康管理服务、老年人健康管理服务、慢性疾病健康管理服务等,这些业务服务系统的开发建设,都离不开移动互联网技术。利用互联网技术特性,连接医患双方和多方医疗服务机构,实现医患双方之间、医疗卫生机构之间协同与互动的工作服务模式,实现健康管理服务业务与医疗业务融合发展,不断地拓展和丰富各类健康管理与服务业务,提升我国的健康管理与服务水平。

第四节　互联网医疗业务平台设计

互联网医疗业务平台规划设计,能够适用于各级医疗机构,如三级医院、二级医院、社区卫生服务中心等所有的医疗卫生机构,同样也适用于县级医院、乡镇卫生院和村卫生室。其服务定位是各类疾病的复诊患者。

从业务全面性讲,互联网医疗业务平台规划设计,满足门诊业务线上全流程设计,包括门诊预约(专科门诊、专家门诊、专病门诊)、线上就诊、满足电子病历、线上支付与医保结算、检查治疗线上预约、药品处方审核以及药品配送全流程闭环业务。

从互联网医疗业务平台适用性讲,基于移动互联网 B/S 架构规划设计,医疗机构端提供基于医生的 Web 端应用,患者端提供移动端 APP 和微信小程序。

从互联网医疗业务平台兼容性讲,它是独立于医院内部信息系统之外的一个系统云平台。为了医务人员能够掌握患者过往的病史资料,互联网医疗业务平台首先需要与医院内部的信息系统互联互通,实现门诊医生能够浏览到本院的电子病历档案资料,包括门诊和住院电子病历以及检查治疗用药情况。其次,与医院所在地的区域医疗卫生信息化平台互联互通,实现门诊医生和临床医生能够浏览患者全部的健康档案和电子病历资料。

从推广应用以及患者的角度,互联网医疗业务平台与当地的医保信息化平台实现互联互通,实现互联网医疗业务医保结算。

对于互联网护理和健康业务,也要参照互联网医疗模式规划设计相对应的独立系统平台。如果是医疗机构提供的互联网护理和健康服务业务,建议将健康管理服务业务与互联网医疗业务在一个系统平台中实现,设计成为医疗与健康管理服务一体化的系统平台,便于医疗机构统一管理和应用。

一、互联网医疗平台与医院信息系统及其他系统融合设计

(一)与医院信息系统融合设计

互联网医疗和互联网护理业务系统平台,是将医疗和护理机构的部分业务搬到线上开展的一种拓展延伸服务。该系统平台需要与医院信息系统作融合设计,实现患者电子病历和医疗资源充分共享。主要实现医疗项目收费标准数据库、医保医疗项目收费标准数据库、药品目录数据库和价格数据库、门诊系统中医生排班出诊数据库等实时共享和交互。互联网医疗和护理平台能够从医院信息系统中方便调取就诊患者的电子病历数据信息。因此,实现互联网医疗和互联网护理业务平台与医院信息系统平台融合设计,确保数据资源交换与共享。

(二)与医保系统融合设计

互联网医疗业务系统平台,需要与医保系统平台作融合设计,实现二者系统互联互通和患者医疗数据信息共享。常见的融合设计方法是将医保医疗费用结算模块嵌入医院信息系统中,实现在线访问和结算。同样,将医保医疗费用结算模块嵌入互联网医疗业务系统支付结算系统中,实现在线结算。

(三)与区域医疗卫生信息化平台融合设计

为使网上问诊医生比较详细地了解患者历史健康情况及近来一段时间就诊情况,同时需要打通互联网医疗业务系统平台与区域医疗卫生健康档案数据库互联互通,让线上问诊医生随时随地调出患者历史健康档案。

(四)实现互联网医疗平台安全等级认证

互联网医疗业务平台是面向社会大众开放式的服务,基于 B/S 架构设计,其安全性要求较高,网络和服务器以及存储系统均要作漏洞扫描和安全防护,防止网络攻击和入侵。要按照公安部三级等保安全防护要求配置必要的网络安全设施,如防火墙系统、入侵防御系统、防病毒系统等。与医院信息系统和其他第三方系统,做好安全防护隔离措施。

二、互联网医疗平台医疗侧业务功能设计

(一)互联网医疗门诊系统设计

互联网医疗业务平台上的线上门诊系统,包括专科门诊、专病门诊、专家门诊等。医院

所有的业务科室均要开展线上与线下一体化的门诊。互联网线上门诊与传统的线下门诊有较大区别,传统的门诊可以视诊、触诊、叩诊、听诊,中医还要切诊、观舌象等。除了触、叩诊和中医切诊外,其他在互联网医院线上门诊利用现代科学技术和装备都可以实现。

如果是患者在医疗机构与上级医院开展线上远程专家门诊,医疗机构可以配备必要的电子心脏听诊仪、电子皮肤镜、电子喉镜、电子耳鼻镜、电子温度计等电子门诊装备,除了触、叩身体部位和中医切诊外,能弥补远程门诊无法"面对面"问诊及传统四诊——视、触、叩、听和中医四诊——望、闻、问、切的弊端。

作为服务端的医院,线上门诊系统要装备 PC 电脑,安装视频软件系统和互联网诊疗系统,该系统具有电子处方、电子印章、视频、语音、图片等基本业务功能。通过该互联网诊疗系统可以查阅患者电子健康档案和电子病历,方便查阅患者最近的检查、治疗、手术及用药记录,以及遗传史和过敏史等基本信息。互联网医疗门诊系统提供视频、语音、图文三种模式问诊服务,对于复诊患者可以线上开具药品、检查、治疗处方,互联网医院系统要具备每次门诊全流程环节电子记录、语音和视频记录全档案,按照病历档案管理规定执行保管年限。

1. 门诊智能导诊　利用疾病诊疗知识库系统,患者通过移动端 APP 和微信小程序输入症状,系统自动推荐就诊科室。

2. 门诊全预约服务　根据智能导诊推荐的科室或者自己选定的门诊科室,选择就诊医生和分时段就诊时间预约线上或线下就诊时间,完成网上预约挂号。预约成功后,系统将预约结果"预约时段、科室、地点"推送至患者的手机上,患者在约定的日期和时间就诊。

3. 互联网门诊预约　互联网医院为患者提供的线上专科门诊、专家门诊和专病门诊预约资源,选择就诊医生和分时段就诊时间。患者利用互联网医院 APP 或微信公众号预约就诊科室和医生。系统自动判断患者是否为复诊患者、复诊患者方可预约。预约成功后,系统将预约结果"预约时段、科室、地点"推送到患者的手机上,患者在约定的日期和时间线上就诊。

4. 线上专科门诊　互联网医院线上专科门诊系统,根据医院专科设置,应当设置相应的线上专科门诊,如儿科门诊、中医门诊、呼吸门诊、消化门诊、内分泌门诊、高血压门诊、糖尿病门诊、肿瘤门诊、皮肤门诊等。每个线上门诊根据疾病就诊特点,制订线上问诊时间和实行挂号预约制度。根据预约的互联网门诊时间,利用 PC 或手机 APP,由医生为复诊患者开展医疗服务和开具处方工作。

具体问诊时间也可以利用医生的碎片化时间预约就诊,鼓励医生利用碎片化时间或非工作时间开展线上问诊服务。

5. 线上专家门诊　互联网医院线上专家门诊系统,根据医院专家数量设置,设置相应的线上专家门诊,专家门诊要实名挂号预约,线上具有每个专家的简介以及擅长的疾病介绍、挂号费用等信息,给预约挂号提供一个清晰的告知。同样也可以利用专家碎片化时间,开展线上专家门诊。

6. 互联网线上诊疗业务　医生可通过电脑进行视频问诊服务,并提供视频呼叫、视频接听、共享桌面以及摄像头、麦克风、分辨率控制功能。支持患者通过手机 APP 或微信小程序与医生进行视频问诊。

7. 互联网诊室服务　面向医院专科、专家、专病门诊医生开放,出诊医生通过此功能模块,可查看当前门诊预约情况,包括候诊排队患者列表、患者姓名、患者年龄、申请科室、订单状态等,可通过此模块进行视频问诊、叫号、过号以及写门诊病历等操作。

8. 线上叫号服务　医生点击叫号按钮,患者可通过手机 APP 或微信小程序接收就诊提醒消息,医生等待患者加入视频会议。

9. 线上过号服务　对连续叫号未响应的患者,可采取过号操作,系统将该患者移到过号区,并支持重新叫号操作。

(二)互联网医疗线上支付系统功能

互联网医疗业务平台具有在线支付结算系统,预约挂号时患者要线上缴纳诊疗服务费用。开具药品、检查、治疗时,药品处方经过药师审核确认后,要在线上支付相关费用。提供多种支付手段,如微信、支付宝、数字人民币、银行卡等结算服务。如果是医保患者,还可以线上实时医保结算,结算后将数据信息分别发送给医院、医保和患者,提供清晰的支付结算账单和发票。

1. 医保患者身份认证　医保患者互联网线上结算需要进行身份认证,输入身份证号码并进行人脸识别,识别成功后,将医保卡正面拍照上传,系统自动与医保系统核实患者身份信息,判断是否是合法的医保患者。如果是医保患者,医保系统进行结算服务。

2. 医保结算业务　当系统判断就诊患者为医保合法患者身份信息后,启动医保结算服务,为本次就诊患者进行医保结算。结算成功后,自动生成一份医保结算电子单据。

3. 患者结算信息推送　医保结算成功后,系统将本次结算电子单据推送到患者手机端,供读者阅览。

(三)互联网医疗的处方流转审核系统功能

互联网医院医生线上门诊开具的药品处方,按照互联网医院管理规定,必须由药师审核通过后才能流转到药房配送药品。互联网医疗业务平台要具备药品处方流转功能,自动流转到药剂师处方审核处,由具有处方药品调配权和审核权的药剂师审核,也可以流转到第三方药品配送机构,但必须经过药剂师审核,所有这些环节都要有记录凭证和电子签名记录。

医保患者药品处方经过身份验证后,实现移动医保支付结算系统结算,结算后配送药品到家。非医保患者,线上结算后配送药品到家。

如果问诊医生开写的是检查和治疗处方,系统提供预约服务,患者可进行线上实时预约,将预约的时间和信息发送到患者手机端,患者实施线上在线结算。医保患者通过移动医保支付结算系统结算,非医保患者,通过移动终端手机微信、支付宝等方式在线网上结算。并在规定时间内到医院做相应的检查和治疗。

(四)药品物流配送系统

线上门诊开具的电子药品处方,一般都具有药品线下物流配送系统,特别是在疫情暴发期间,避免患者医院就诊交叉感染,支持药品物流配送服务。医院如果没有配送能力,可以借助于第三方物流配送服务。

1. 药品数据信息接收　当患者药品处方结算后,如果患者选择配送到家业务,需要患者输入药品配送地址和联系方式。

2. 药品配送线上支付　药品配送物流系统根据患者输入的配送地址以及药品包装规格和重量,提示患者支付费用标准,患者在线选择支付方式结算。

3. 药品配送业务　药品配送服务开通需要与快递公司合作,签署相关协议,才可实现业务联动与流程闭环。当药品配送支付业务完成后,系统自动生成一条快递配送订单,药房医生将打包好的药品封装,提交给物流业务人员,物流人员打印快递配送条码,放在统一取药地点,等待配送人员取药配送。

(五)随访系统

按照出院患者随访要求,将出院病历中规范结构化的随访医嘱系统自动导入到互联网医院云服务平台,由平台系统实现随访提醒、预约随访时间、在线随访调查等服务。随访结束后将随访内容作为患者电子病历内容一部分管理起来。也可以开展家庭病床问诊咨询和巡诊服务。

(六)体检预约

根据体检机构开展的各类体检业务,通过门户网站和移动终端,向社会开放。根据不同年龄段健康管理内容,提供差异化的健康体检内容,向社会团体、个人开放,接受个体、团队体检预售、签约、体检预约、健康评估、跟踪随访等业务。

(七)电子签名系统

医生 CA 电子签名是指医生通过数字证书的方式对开出的电子处方进行数字签名,确保处方的真实性和合法性。在医生开出电子处方后,系统将自动进行数字签名验证,以确保处方未被篡改。同时,数字签名也可以用于保护医生的个人信息和医生执业证书的安全性,避免虚假开方和医生资质造假等情况的发生。

三、互联网医疗患者端业务功能

互联网医疗业务系统平台为患者提供手机移动端 APP 或微信公众号等多种服务手段,患者下载 APP 或关注微信公众号,预约线上线下专科门诊、专家门诊和专病门诊等。患者端业务功能包括智能导诊、预约线下线上门诊、线上视频问诊、线上支付、预约信息查询、检查检验报告单查询、费用查询、服务评价等。

(一)预约业务

患者利用移动端 APP 或微信公众号预约线上线下专科门诊、专家门诊和专病门诊等。预约成功后,系统将预约结果"预约时段、科室、地点"推送到患者的手机上,患者在约定的日期和时间去医院就诊、检查和治疗。

(二)线上诊疗业务

患者利用 APP 或微信小程序,接收线上问诊叫号信息,在规定时间打开手机视频与医生"面对面"问诊。发起咨询时,居民可以对个人病情进行描述,也可以上传病史资料供医生参考。问诊时,系统支持将医生询问病情和患者回答的情况,自动转换成文字,记录在门诊电子病历上,方便医生编辑门诊病历。

(三)线上支付结算业务

患者利用 APP 或微信小程序,支持在线支付结算业务。如果患者是医保用户,需要接受身份证号码和人脸验证识别,通过后进行医保在线结算。结算成功后向患者推送电子结算单据。

(四)线上服务评价业务

患者利用 APP 或微信小程序,对线上服务的医生以及互联网医疗业务平台进行评价。评价内容可由各医疗机构自行确定设置。

四、互联网医疗管理运营端业务功能

互联网医疗业务系统平台为医院提供运营管理业务功能,包括医院互联网医疗业务管理、开展互联网医疗科室管理、医生护士管理、医务人员认证管理、业务统计、运营驾驶舱等。同时,接受互联网医疗监管部门业务监管。

(一)互联网医疗业务系统管理功能设计

互联网医疗业务系统平台,可满足多家医疗机构入驻平台提供互联网业务服务。系统采用 B/S 方式部署在医疗机构或区域医疗中心等数据中心,系统提供超级管理员角色,授权管理员管理各个医院的互联网医疗业务系统。授权管理员也可以登录该管理平台编辑、管理本区域内所有医疗机构、医生、患者信息。

1. 系统权限　互联网医疗业务系统平台可根据各子系统需求,分别授权管理。对每家互联网医疗系统中各类业务角色赋予不同的权限,包括对不同用户的权限进行授权分配,如诊断权限、审核权限、患者电子病历资料浏览权限、浏览报告权限、打印报告权限等。

2. 医疗机构与科室信息维护　医疗机构数据管理。建立远程医疗机构信息库,医疗机构的注册功能,医疗机构的信息浏览功能,对医疗机构及其各类属性信息进行增、删、改等管理功能。

医疗机构科室数据管理。建立互联网诊疗医疗科室信息库,科室的注册功能,科室的信息浏览与多属性查询功能,科室关联功能,对科室及其各类属性信息进行增、删、改等管理功能。

3. 医疗机构医务人员数据库　建立和维护远程门诊专家信息库、医疗项目数据库、医务人员数据库、监督人员数据库等。

4. 其他　各种字典库维护管理业务功能。

(二)互联网医疗监管接口设计

互联网医疗业务系统平台要接受本省互联网医疗监管部门监管,按照政策要求开展各种互联网医疗业务。要求互联网医疗业务系统平台接入到省级监管平台,实时传递开展的医疗业务数据,接受上级行政管理机构对互联网业务监管服务。为了满足不同机构数据信息监管需求,需要开发设计面向不同部门数据监管业务平台。

(三)互联网医疗统计业务管理功能

互联网医疗业务系统平台,除了具有常规的医生和患者端业务功能外,还必须具备后台业务管理功能。

1. 医师注册审核服务　实体医疗机构具有行医资格和满足互联网医疗服务的医生都可以申请注册到平台上提供诊疗服务。但要申请注册,提交身份证、医师资格证、职称证明等。

2. 患者注册审核服务　患者通过系统分发下载互联网医院 APP 和关注微信小程序,注册认证便可享受互联网诊疗服务。如果是医保患者可提交认证,实现线上医保结算。

3. 其他　互联网医院各种统计业务功能。

第五节　互联网护理业务平台设计

为拓展护理业务服务范围,利用互联网业务平台,将医疗机构内的专业护理业务拓展到家庭和养老机构,开展家庭病床式的专业护理服务。这种服务模式已被广大居民所接受,成为一种发展趋势。为了开展好这项业务,二、三级医院须成立健康护理中心,根据服务社区人口数量以及市场需求,配备一定数量的专业护理人员,针对出院的创伤外科患者数量、卧床失能和半失能等患者,开展康复护理业务。无论是居家养老护理还是医养结合老年人护理,都需要针对不同的病种以及老年人失能状况开展针对性的护理工作,提供家庭护理业务项目。

做好院外康复护理工作,需要建设开发一个供需双方护理信息化平台、专业护理机构入驻平台,通过平台发布所提供的居家专业护理服务项目、服务方式以及收费价格等信息。需求方即患者利用平台提供的居家护理微信公众号或APP,预约医疗护理专业机构提供的服务内容,支付所需要的护理、耗材等费用,并能通过平台进行服务评价等。围绕成立的康复护理中心业务,设计规划互联网康复护理业务平台。

该平台基于SaaS云服务的模式为居民提供专业护理服务,护理机构侧利用PC和移动手机开展护理业务受理等服务。居民侧利用移动手机登录云上护理APP或云上护理微信公众号,开展护理服务咨询、预约、患者病情录入、费用支付和服务评价等业务。

互联网护理平台业务功能包括线上建档、线上护理业务咨询、护理服务预约、预约单受理、预约单审核、费用支付、预约单派遣执行、专业护理人员排班、患者服务评价、患者随访等业务子系统,本节重点阐述部分业务功能。

一、互联网康复护理平台护理机构侧业务功能设计

(一)线上护理咨询系统

护理机构利用护理平台提供的PC Web端或移动端业务功能(护士端云上护理APP或云上护理微信公众号),为居民提供护理业务咨询预约、在线服务等业务。

(二)护理服务预约系统

护理机构为广大居民提供客户端云上护理APP或微信公众号,患者利用他选择预约需要的居家专业护理服务项目,也可以支付护理服务、耗材等费用。家庭式专业护理服务有注射类、换药类、置管类、灌肠护理、口腔护理、压疮护理、会阴护理、吸痰护理、母婴护理、造口护理、静脉采血、导尿、更换尿管及尿管维护、留置针输液、雾化治疗等。

(三)预约单受理系统

护理机构利用互联网护理平台提供的PC Web端或移动端业务功能,受理居民线上的护理预约单,并与居民进行线上确认与核对,落实患者具体病情,提供视频、语音线上沟通交流。并将视频和语音对话录音存档。

(四)预约单审核反馈系统

护理机构利用互联网护理平台,对护理预约单服务内容以及所需要的护理耗材等进行审核,同时对本次业务服务的风险进行评价,同意执行本次护理服务后,将护理服务清单及所需要的护理耗材等服务总额线上反馈给预约者,提醒支付相关费用。

(五)护理耗材受理系统

护理机构利用互联网护理平台提供的PC Web端或移动端,当护理预约单审核并同意执行后,为本次护理服务安排所需要的护理耗材及医疗器材,并做好消毒供应准备工作。

(六)费用支付结算系统

当患者同意本次服务内容以及收费清单后,利用平台提供支付结算系统支付结算。该

平台需要有完备安全的支付系统,支持微信、支付宝、信用卡等。系统平台也支持居家现场支付结算。患者按照互联网医院支付要求,支付各种费用后,如果患者参加了医保,需要互联网护理业务平台支持在线医保结算。

其医保结算方式与互联网医疗平台相同,如果是同一家医院开办的互联网医疗和互联网护理业务平台,可共享一个支付结算系统。如果是彼此单独系统,参照互联网医疗业务平台医保在线结算方式执行。结算前,需要对患者身份识别认证。认证成功后,通过嵌入到互联网护理业务平台中医保结算模块进行在线结算。

（七）预约单派遣执行系统

患者支付相关费用后,及时安排护士带上必要工具赴患者家里开展护理服务。在执行护理过程中,做好现场录音和记录,为患者提供知情同意书之类,避免发生医疗纠纷。

（八）出诊护士排班系统

护理机构利用康复护理平台,安排好1周出诊护士排班表,根据受理派遣情况及时安排出诊护士。

（九）护理项目上门服务管理

护士上门为患者提供护理服务,在护理过程中,护士需要根据患者的具体情况进行评估,包括病情的变化、患者的生活状况、护理效果等,同时将评估结果填写在护理评估表中,向医生汇报患者的护理情况。

护理评估表可能包括患者基本信息、疾病情况、护理方案、护理过程、护理效果等内容,护士需要根据医生制订的护理计划填写相应的内容。同时,对于患者的反馈和意见也要进行记录。

在护理完成后,护士需要将评估报告及时上传至系统,医生可以及时查看患者的护理情况,并根据需要进行调整护理计划。

医护人员在上门护理过程中,可以在手机端应用中填写护理记录,填写在进行医疗护理活动过程中对患者生命体征的反映、各项医疗措施落实情况的具体体现及其结果。

（十）护理随访系统

护理机构利用康复护理平台,按照执行完每个居民的护理项目时间顺序,提供线上随访服务与客户服务反馈。

（十一）护理内容管理系统

互联网康复护理系统,是由专业护士团体面向家庭居民提供的上门专业护理的一项居家服务。利用该系统为生活在城镇或乡村的家庭老年人、儿童等人群提供家庭专业护理。提供的专业护理包括在线护理预约、在线缴费、在线建档等。为失能老年人提供专项康复护理。

1. 对失去生活自理能力的患者提供个人卫生护理的项目　①清除坏死组织、微生物、分泌物和其他污垢;②刺激血液循环,放松肌肉,使患者感到舒适,帮助恢复精力;③改变患者的病容,消除不良气味;④预防压疮和交叉感染;⑤便于观察病情。

2. 晨晚间护理　晨间护理包括刷牙漱口、洗脸洗手、用温水擦背、用50%乙醇按摩受压部位、梳头等。晚间护理包括协助洗脸漱口等。

3. 口腔护理　口腔内温暖潮湿,又有食物残渣,是细菌繁殖最有利的条件。患者早晚必须刷牙,晚上刷牙比早晨刷牙更为重要。有活动假牙者应先洗手取下假牙,用冷水冲洗刷净,漱口后再戴上。

4. 洗头护理 护士应协助洗头,每 1~2 周在床上洗一次,水温为 43~45℃。

5. 沐浴 对不能进行淋浴和盆浴的患者,可进行床上擦浴,这可促进血液循环和皮肤排泄功能。

6. 其他 孔道口周围皮肤护理、灭虱服务等。

(十二)中医护理

中医护理项目包括药物、针灸、放血疗法、拔罐、刮痧、按摩、熏洗、敷药、贴药、推拿、耳针、梅花针等许多行之有效的治疗方法。

二、互联网康复护理平台居民侧业务功能设计

(一)护理预约系统

社区居民可以在手机 APP 或微信小程序上预约护理项目。患者可在系统中浏览可预约的护理项目,在手机端进行快速下单预约,填写地址和上门时间,核实信息后进行在线支付。系统将自动发送预约确认通知给患者,并通知护理人员,以便进行服务准备。患者可以在预约后的时间到达指定地点或护士上门进行护理服务。服务完成后,患者及时进行评价和反馈,同时,双方对上门服务订单进行评价,以便提供更好的服务体验。

(二)护理咨询系统

居民利用客户端云上护理 APP 或云上护理微信公众号,与在线值班护士进行线上视频咨询和交流,也可以语音咨询和交流,全程录音。

(三)护理支付系统

居民利用客户端云上护理 APP 或微信公众号,可预约护理项目,同时提供线上实时支付结算。

(四)护理服务评价系统

居民利用客户端 APP 或微信公众号,对本次服务进行评价。护理服务评价功能可以真实反馈医护人员上门护理的服务质量,帮助以及激励医护人员提升服务水平,护理评价可以保证居民的健康权益,体现平台以患者为中心的思想,贯彻患者至上的服务宗旨。同时护理服务评价也可以帮助其他正在预约护理服务的用户挑选更加优质的服务内容。

(五)护理随访服务系统

居民利用客户端云上护理 APP 或云上护理微信公众号,接受护理机构随访。

第 九 章

物联网医疗健康实时监护系统开发应用

第一节　物联网医疗健康实时监护发展趋势研究

一、当前临床医疗监护系统现状

当前,我国医疗监护市场的现状是各个医疗器械厂商产品与技术互不兼容,各自打造独有的技术门槛,希望取得市场竞争优势。如心电设备厂商之间的心电监护设备,同类型监护设备与技术互不兼容。规模较大心电监护厂商为了取得竞争保护垄断优势,开发适合自己产品的监护平台,形成技术壁垒,其他厂商的监护设备无法接入,这是一个客观现实的问题。不同监护业务种类的监护设备更是如此,缺乏统一的应用技术规范与标准,如心电监护类设备、动态血压监护类设备、呼吸麻醉监护类设备等厂商设备,都有专属的监护系统平台,无法在一个中央级监护平台上,实现多种监护业务类型设备的融合,导致一个医院不同临床科室如果拥有不同厂商的监护设备和平台,各个科室之间无法共享监护数据信息。随着国家卫生健康委对医院内部及医院之间互联互通成熟度要求越来越严格,实现同一监护业务不同厂商之间数据相互兼容是一个必然趋势。为适应未来信息分享以及集中管理需要,实现不同监护业务的设备共享一个平台,必然是未来发展的一种趋势。

据了解,类似这样广泛支持各种类型监测设备接入的临床实时监护平台,在市场上寥寥无几,没有一个统一的综合监护技术规范。为了实现不同种类监护设备和同一监护业务类型设备,能够利用一个监护平台实现各自的监护业务,拟定接口与接入设备技术规范与标准,从底层逻辑上颠覆目前市场各自为政的现状。有必要开发一个能够实现不同业务种类监护设备接入的医疗健康实时监护系统平台,实现不同监护业务种类和同一监护业务不同厂商设备接入的中央级监护系统平台,实现监护类业务数据的共享。对医院建立一个统一的中央级监护系统平台,对全院住院患者需要监护的,提供统一监护和监护信息按需分享,也可以实现对 C 端患者,诸如居家慢性疾病患者、养老机构患者、慢性疾病管理机构患者、健康管理机构患者等进行监护。

二、发展趋势和方向

可穿戴监测设备智能化,结合健康管理与发展的需求,在物联网健康实时监测与监护技术的发展趋势和方向,医院内部建立统一中央监护系统,以及应对健康与养老管理等方面,具有广阔的发展前景。一是医疗机构内部的监护模式向全院统一的中央级监护模式发展，建设以二、三级医院应用为核心的中央级监护系统平台，实现各种监护数据的统一资源管理和应用，满足医院内部各种生命体征监护与统一管理的需要。二是医疗卫生行政管理机构主导的公共卫生健康服务的发展方向，在各个社区卫生服务机构建设面向社区居民慢性疾病健康管理服务的医疗健康实时监护中心，满足居家慢性疾病患者提供的健康监护与管理服务的需要。三是面向社会健康管理机构和养老机构以及 C 端客户群体提供的 SaaS 监护租赁服务。

三、面向医疗机构的监护服务市场

利用医疗健康实时监护平台广泛兼容各种厂商的技术特点，为二级以上医院搭建院内外一体化的医疗健康实时监护云平台，为临床住院患者和出院后康复患者开展医疗健康实时监护服务。一方面它改变了医院内部原有患者的监护管理方式，实行的是各类监护资源统一管理，将实时监护数据按照患者所在科室分类分享式管理，也可以跨科室跨院区分享式管理。只有授权接入云平台的临床医生可以浏览患者的生命体征、监测参数。传统的监护模式是按科室病区独立进行的管理模式，弊端是监护数据无法分享和统一管理。云平台提供多种业务监护种类，满足各种医疗临床科室监护的需求。

对于家庭病床和出院慢性疾病患者，为了能够实时掌握其生命体征情况，利用实时监护平台为家庭病床和出院慢性疾病患者提供院外居家监护服务。监护的价格可参照各级医疗机构在院内为患者提供的监护服务价格执行，也可以向当地发改委物价管理部门申请新的监护价格。

四、面向政府的监护服务市场

前面阐述过了，社区卫生服务中心利用实时监护平台为社区居家慢性疾病患者提供医疗健康实时监护服务，由主管医疗卫生行政管理部门按项目方式招标采购，将其所管辖的社区卫生服务中心纳入实时监护平台中，提供监护设备租赁服务，或按监护项目收费，为辖区患有慢性疾病的居民或出院后仍需要服务的患者提供监护预警服务。监护的价格可参照社区卫生服务中心为患者提供的监护服务价格执行。

第二节　物联网健康实时监护系统

物联网健康实时监护，是利用临床监护设备与可穿戴设备对慢性疾病人群实施生理体征数据监测采集，利用云平台将采集的数据实时上传至云端系统，云端接收分析并作出实时监测预警的一套管理系统。一般针对有慢性疾病的患者，如高血压患者、心脏病患者、睡眠呼吸障碍患者、糖尿病患者等，利用临床监护设备和可穿戴实时监测设备对其进行监测与监护预警服务。

可穿戴设备，即直接穿在身上，或是整合到用户的衣服或配件的一种便携式设备。可穿戴设备是一种硬件设备，通过各种传感软件系统支持人体各种体征参数采集以及数据交互、云端交互的自动感知设备。从技术角度，可穿戴医疗设备是结合传感器、无线通信、多媒体等技术发展而来的一种医疗健康器械。

目前市面上的健康监护类设备有两种类型,一类是民用消费级的可穿戴硬件设备,例如智能眼镜、智能手表、智能手环、智能睡眠系统、皮肤温度传感器等;另一类是专业级的临床医疗监护设备,如临床智能检测器、无创血糖监测仪、血压/动态血压仪、血糖仪、血脂检测仪、动态心电监测仪等,临床监护类设备大多有数据接口,数据接口分为无线和有线。无线接口常见的有基于 4G/5G 通信接口、蓝牙接口和 Wi-Fi 接口。有线接口常为以太网口。可穿戴设备通过连接移动 Wi-Fi、蓝牙以及手机等上传采集的数据,并与各类软件应用相结合,使用户能够感知和监测自身生理状况与周边环境状况,无须手动便能迅速查看、回复和分享信息,其功能覆盖了健康管理、运动测量、社交互动、休闲游戏、影音娱乐、定位导航、移动支付等诸多领域。由于可穿戴设备种类繁多,功能多样化,因此有多种分类方法。

第三节 物联网健康实时监护系统的组成

物联网健康实时监护系统平台是由哪些技术与业务要素构成的呢? 从监护系统云平台的物理特性来看,主要由监护数据存储系统、监护数据无线接收系统、监护设备管理系统、监护智能分析预警系统、监护数据分析报告系统、监护数据信息应用系统、监护设备管理系统、应用角色权限管理系统等组成(图 9-1)。外围的应用系统包括物联网可穿戴设备系统、监测数据实时上传系统、患者与医生端监护应用系统等组成。从监护的业务类型看,目前有动态心电、动态血压、血糖、血脂、血氧饱和度、脑神经类、运动类监护,等等。

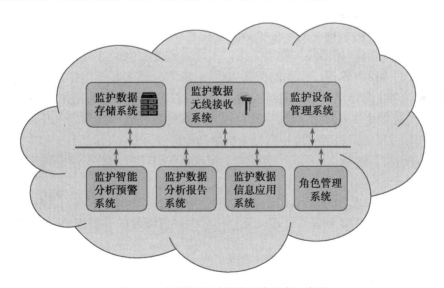

图 9-1 物联网实时监护系统组成示意图

一、中央级监护系统的组成

(一)数据存储系统

建设中央级实时监护系统,数据存储系统是其中重要的组成部分。需要按照监护设备监护数据类型建立若干数据库,将实时监测接收到患者的监护数据存储到中央级系统数据库中,用于实时分析预警和数据分享等业务。

（二）监护数据接收与传输质量控制系统

数据实时接收系统是中央级实时监护系统核心子系统。中央级监护具有各种监护设备类型以及不同厂商监护设备型号的数据接口,能够实时不间断接收多用户、多种类型可穿戴移动型监护设备的监护数据,具有自动识别监护设备类型和监护患者功能,能够识别接收开始和结束状态,并能够将接收到的每一种监护设备完整的数据与患者自动匹配,保存在该患者名下。

除了上述自动接收和识别功能之外,还具备识别移动互联网强弱和监护设备的状态功能,当监护设备在数据实时传输过程中受空间地理位置限制,移动网络信号不稳定时,采取补救措施,建立数据信息保护和间歇性断传恢复自动接收工作机制,确保接收数据连续性。

（三）数据监护智能分析预警系统

数据实时智能分析预警系统也是中央级实时监护系统核心子系统,能够对接收到的监护数据,按照不同的分析方法,实时分析接收到的数据并能够按照医学预警标准及时作出预警分析判断,还能将预警信息及时分发给监护医生和患者以及家属等,通知监护医生采取救治措施。

（四）监护数据分析报告系统

监护数据分析报告系统也是中央级实时监护系统核心子系统,能够对接收到完整的监护数据,按照专业的分析方法,作出数据分析报告。如动态心电和动态血压分析报告系统,当监护时段结束后,系统作出一套完整的监护数据分析报告。

（五）监护数据信息应用系统

监护数据信息应用系统也是中央级实时监护系统核心子系统,监护数据应用主要体现在以下几个方面:一是应用系统能够将一组或多组内的患者(如不同临床科室患者等)监护数据信息实时同步给各管理小组内的医务人员,或者实时同步到各组建立的实时监护大屏上面,实现对患者生命体征参数不间断地实时监护。二是利用监护数据智能分析预警系统,对实时监护数据实时分析预警,及时通知给医务人员的桌面电脑端等。三是根据远程会诊和管理的需求,可以任意将实时监护数据分析给其他医院的专家,帮助监护患者。分享的工具可以是 Web 端 PC 电脑,也可以是手机端。四是将实时监护的数据信息可以分享给患者本人或家属,以手机端方式实时浏览。

总之,中央级实时监护系统彻底改变了过去医疗科室和设备厂家各自为战的分割状态,实现所有类型监护设备资源统一管理以及监护数据信息资源统一管理,对促进数据信息互联互通和资源共享具有重要的现实意义。

（六）监护设备管理系统

监护设备管理系统,是对一个单位或多个单位内的各类监护设备进行分组分类管理,将所有能够接入中央级监护平台的设备,预先与系统平台进行匹配管理,也就是按照监护设备身份应用类别属性进行标识匹配,如设备对应的单位名称、单位内部科室名称、监护设备类型及名称、接口标识、数据接收方式等建立一组对应关系。在具体应用过程中,还需要将设备与患者建立临时的对应关系,以便系统能够自动将设备和接收到的数据与对应的单位、科室以及患者进行关联,存储到患者特定的数据库中。

（七）应用角色权限管理系统

应用角色权限管理系统,是中央级实时监护系统重要的子系统,是将中央级监护系统中所有涉及的角色实行统一关联,如医院、医院临床科室、临床科室监护医生、科主任、患者、患者家属等,按照赋予的权限使用监护系统。

二、监护系统的应用

(一)监护设备系统

中央级监护系统平台支持临床监护类设备和移动可穿戴监护设备接入,临床类监护设备类型如动态心电监护设备、动态血压监护设备、血氧饱和度监护设备、血糖与血脂监护设备、呼吸睡眠监护设备、手术麻醉监护设备,等等。临床监护类设备可通过有线或无线的方式接入监护平台,有线的接入方式利用医院局域网络系统和 RJ45 接口超五类或六类双绞线连接设备,无线接入可以通过移动 4G/5G、Wi-Fi 和蓝牙方式接入中央级监护系统。可穿戴监护类设备,目前大多自带有移动 4G/5G、Wi-Fi 和蓝牙数据传输方式,根据每种设备数据传输方式接入到中央级监护系统。无论哪种监护设备,在应用之前都必须与中央级监护系统进行系统匹配,同时还要与患者进行临时配对,实现人和设备数据的统一。

(二)机构与患者管理系统

该中央级监护系统可支持多家医院以及院内多个临床科室、多家基层社区卫生服务中心的应用。支持医院内部多个临床科室分别建立本科室监护中心,如心电监护中心、血压监护中心、呼吸睡眠监护中心、手术麻醉监护中心,等等。每个临床科室都有属于自己的监护设备,为本科室患者提供服务。同时支持出院患者居家监护业务和科室开设的家庭病床实时监护业务。也支持每个社区卫生服务中心为社区慢性疾病患者提供医疗健康实时监护服务。

机构与患者的管理系统是对众多医疗机构及其患者的统一管理,做到机构、患者与监护设备对应管理。

(三)监测数据上传系统

每种监护设备都自带有数据上传功能,每当设备开启时,监护设备与监护系统自动建立启动监护模式,开始实时监护业务。

(四)医务人员监护工作站系统

中央级监护系统为每个开展监护的机构和医疗科室提供 Web 监护工作站系统,供医务人员利用工作站系统实时监护本科室所有患者的数据信息。监护结束后,为患者出具监护分析报告。

(五)监护大屏系统

中央级监护系统为每个开展监护的机构和医疗科室提供监护大屏数据信息展示系统,按照业务需要提供多种模式的监护展示类型。一是管辖范围内监护患者监护类型数据的滚屏展示,二是提供每种监护业务详细数据展示。

(六)患者和家属端监护 APP 系统

中央级监护系统为院内和非住院患者以及家属提供监护 APP 服务,患者本人和家属通过授权,可实时通过移动手机观看患者本人监护数据动态信息。

(七)授权其他医务人员监护

中央级监护系统可授权某一患者的监护数据为远程专家,通过监护 APP 实时观看患者本人监护数据动态信息。中央级监护系统具体应用见图 9-2。

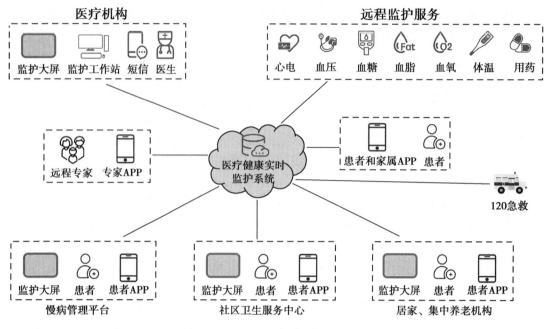

图 9-2　中央级监护系统应用示意图

第四节　医疗健康实时监护系统平台功能

实时健康监护系统平台,从目前能够提供的监护设备类型来看,支持高血压、糖尿病、心脏病、呼吸睡眠障碍等患者以及孕妇胎心监测可穿戴医疗设备的实时监测服务,具体业务功能如下。

一、系统平台的管理业务功能

(一)建立患者监护档案

无论监护的是门诊患者还是住院患者,都需要建立患者监护档案和数据信息。来自系统与医院信息的接口可获得科室以及患者的信息档案。如果 C 端是居家患者,系统则为患者建立基本的个人档案信息。

(二)监护类设备备案功能

为了实现监护设备的管理,系统提供了对接入平台的所有监护类设备,在系统平台中备案管理,在系统平台中为每台设备建立档案,包括设备名称、规格型号、出厂编号、监护类型、接口方式、数据传输速率、数据传输方式、设备所在的临床科室、使用状态等。

(三)监护设备与患者绑定功能

监护设备档案建立后,在正式使用前,由临床医生将监护设备与患者身份建立临时的绑定关系,目的是将监护的数据存储到患者信息档案中。

(四)患者档案

监护系统中患者信息档案,来自医院信息系统。监护系统与医院信息系统实现互联互通,系统自动采集监护医生的档案,也可以单独建立。

（五）监护医生档案

为提供监护服务的医生建立档案。医务人员的档案信息来自医院信息系统。监护系统与医院信息系统实现互联互通,系统自动采集监护医生的档案,也可以单独建立。

二、系统平台的监护数据采集与接收功能

（一）监护设备数据采集功能

当患者开启使用监护类设备时,监护设备启动数据实时采集业务,按照采集的规则和时间实时采集患者的生命体征参数,并缓存到设备本身自带的存储器中。

（二）数据自动实时上传功能

当监护设备开启后,自动与平台建立数据通信连接关系,将实时采集的数据自动上传到系统平台中。系统平台须支持物联网监测设备有线、无线 4G/5G、Wi-Fi 和蓝牙等多种传输方式。

（三）数据实时接收功能

系统平台具备自动识别档案库中的监护设备类型并建立数据链接传输通道,实时接收监护设备监测到的生命体征数据。

（四）数据传输质量控制功能

监测数据实时传输与质量控制功能。物联网监测设备在自动上传的过程中,由于网络原因导致数据中断传输,系统须具有自动记忆功能,当网络恢复后继续上传。

三、系统平台的监护数据实时处理功能

（一）监护数据实时解析功能

系统平台实时接收监护数据,同时启动数据实时解析处理。接入不同厂商的设备都能够解析和实时监测服务,系统平台支持众多厂商的监测设备接入,能够通过系统提供实时监测动态分析功能。

（二）监护数据实时预警处理功能

系统平台在实时解析数据的同时,能够进行智能分析,超出预警阈值的数据将实时预警,及时将预警数据信息分发给值班医生和患者本人及家属。如果与 120 应急系统对接,方便急诊值班医生提前做好应急抢救措施。

（三）分析报告功能

根据监测到患者完整的数据信息后,系统具有分析报告功能,提供给监护医生,以便作出正确的诊断,为治疗提供依据。

四、系统平台的多场景应用功能

（一）医生工作站监护功能

临床医生通过监护工作站,可以实时监护本科室的患者监护数据信息。可以实现总览方式,浏览每位患者监护数据信息,还可以浏览其他科室申请会诊的患者实时监护数据,以及来自其他科室授权的患者监护数据信息,帮助他们分析处理监护数据。

（二）大屏监护展示功能

临床科室建立本科室患者的监护大屏,实现对所有监护患者监护数据的监护业务。

（三）远程监护功能

系统可以授权远程专家,利用监护 APP 实时监护患者数据信息。

（四）患者和家属监护功能

系统可以授权患者和家属,利用监护 APP 实时监护患者数据信息。

（五）与 120 应急救治联动功能

系统可以与 120 院前急抢调度指挥系统对接,当患者出现生命危急信号后,系统除报警通知相关人员外,紧急呼叫 120 救护车实施急救,推送患者家庭住址信息。

（六）监护数据归档业务功能

系统将实时监测一段时间数据信息和报告归档到患者建档中,并推送至患者的电子病历系统中,形成归档数据。

第五节　医院中央级临床监护中心的建设和应用

目前各级医疗机构的医疗监护,大多是以临床科室为单位的监护模式,而且每种监护业务类型都是独立的监护平台,互不兼容。如独立的心电监护系统、独立的动态血压监护、独立的睡眠呼吸监护、独立的手术麻醉监护等,尚未用一个监护平台管理所有业务类型的监护业务。为打破这种相互割裂的监护现状,开发建设全院统一的中央监护系统平台,支持所有的监护类型设备接入,保持每类监护业务相互独立管理和应用,对各种类型的监护业务实现统一中央级管理。建立以临床科室和居家慢性疾病患者为单位的应用监护服务模式,实现监护业务数据统一分发和管理,满足监护资源和监护数据的信息共享。

为实现各种类型的监护设备监护数据的统一资源管理,医院建立一个中央级的临床监护系统平台是未来发展趋势,犹如实现全院 PACS 系统管理一样重要,满足所有临床科室实时监护和预警处理业务。建立中央级监护系统,一方面提高应急抢救服务水平和救治质量;另一方面将院内的健康监测服务延伸至院外,为慢性疾病和居家养老人群提供一种实时监控、监测服务,满足家庭病床以及健康养老管理服务的需求。

一、实现全院患者动态心电、血压统一实时监护预警服务

在医院各临床科室患者当中,对动态心电的监护需求是刚性的。心血管内科的 CCU 监护病房与 ICU 病房的患者,都需要实施 24 小时不间断的心电、血压等监护。除此之外,其他临床科室的重症患者也需要实施心电、血压的监护。有了统一的中央级监护平台,不再受限于科室之间障碍,可以对全院所有临床科室需要实施监护的患者实行统一监护管理,由专业监护人员负责监管,当出现危急情况时指导医务人员给予救治。利用中央级监护系统平台的技术特点,成立医院临床中央级心血管监护中心,负责对全院心电、血压等监护的患者统一管理和指导。也可以实现跨院区之间和家庭病床的远程监护业务。

二、实现院内外患者呼吸睡眠统一实时监护预警服务

睡眠呼吸暂停综合征(OSAS)是一种患病率高、危险性高的疾病,以睡眠中上气道反复塌陷、阻塞为特征。临床上表现为打鼾、夜间呼吸不规律、呼吸暂停、反复憋醒、晨起头痛、白

天嗜睡和记忆力减退等。其特征性的表现为睡眠时反复发生的呼吸暂停和低通气,从而导致低氧血症、高碳酸血症,严重时可引起神经调节功能失衡,肾素-血管紧张素-醛固酮系统(RAAS)激活,儿茶酚胺、内皮素分泌增加,内分泌功能紊乱及血流动力学改变等,造成组织器官缺血、缺氧,最终引起多系统器官功能损害。

近些年市场出现了一批居家医疗级睡眠监测产品,通过可穿戴技术、无线通信技术允许患者将睡眠监测设备背回家,并通过物联网将监测到的生理监测数据发回医疗机构。利用中央级监护系统平台,可以灵活实现对众多呼吸睡眠障碍患者的统一实时监护。对于临床住院比较严重的呼吸睡眠障碍患者,在医院接受监护。对于不需要住院的患者,利用可穿戴设备居家实时监护。

因此,利用中央级监护系统平台的技术特点,成立医院呼吸睡眠监护中心,负责对临床和门诊患者呼吸睡眠障碍患者的统一监护管理,也可以实现跨园区之间和家庭病床的远程监护业务。

三、实现临床孕妇胎心统一实时监护预警管理服务

孕妇在住院期间是需要对孕妇的胎心进行实时监护的,利用医疗健康实时监护系统平台提供的胎心监护业务功能,对住院孕妇胎心进行统一监护业务管理,建立临床科室胎心监护大屏,对所有住院孕妇,实时统一监护管理。

四、实现全院手术患者统一的手术麻醉监护

利用中央级监护系统平台,成立全院手术麻醉监护管理中心,对全院众多手术室手术麻醉实现统一的监护管理,实现患者监护数据信息与患者档案统一管理。有利于提升全院的手术麻醉监护技术水平。

五、实现院内外糖尿病患者血糖血脂统一监测服务

目前市场上便携式血糖仪和血脂仪使用起来非常方便,利用中央级监护系统平台,可以对临床和慢性疾病患者实时统一的监测管理。

血脂监测。当患者佩戴血脂设备后,血脂仪一般自带有蓝牙数据上传功能,自动将血脂信息传送到中央级监护系统平台上。医护人员可以在电脑端或者手机端实时查看患者的血脂信息。

血糖监测。便携式血糖仪自带监测和数据自动上传功能,患者每做完一次血糖监测后,血糖监测仪自动把数据传输到中央级监护系统平台上,医护人员可以在电脑端或者手机端实时查看患者的血糖信息。

中央级监护系统平台对每一次为患者采集的血脂或血糖信息,并实时分析数据报告发送至患者手机上,如果血糖和血脂过高或有特殊情况,则会向手机端发出预警信息,并且会发送短信给患者和亲属作出提醒,告诉患者采取对应降糖降脂措施。

因此,利用中央级监护系统平台,医院可成立全院糖尿病患者血糖监测管理中心,对院内外糖尿病患者血糖实现统一监护管理,实现患者监护数据信息与患者档案统一管理。

一、院外多种医疗健康实时监护应用场景

医疗机构建设医疗健康实时监护系统平台,设置专门的健康管理机构,为院外居家患者提供多种形式的监护业务类型,满足各种类型疾病医疗健康实时监护业务的需求。监护服务业务类型包括动态高血压、动态心电、孕妇胎心、血糖、血液饱和度、血脂以及呼吸睡眠病,等等。在实时接收监护数据的基础上,监护系统通过智能算法分析,为医务人员和患者提供智能预警服务,对患者的病情健康状况作出预测分析,帮助医生为慢性疾病患者制订科学的诊疗方案。利用医疗健康实时监护平台,对于居家的慢性疾病患者进行"家庭监测、社区监护"云 SaaS 服务模式。

医疗健康实时监护系统平台,采取 B/C/S 复合混网架构设计,系统的后台管理业务采取 C/S 架构,包括物联网设备的档案管理、认证管理、与患者的匹配以及监护数据卸载导入平台等业务。社区监护医生侧与患者侧业务功能采取 B/S 架构设计,为监护医生提供基于 PC Web 方式、大屏监护模式,为患者和家属提供移动手机端数据实时监护。

二、系统平台的部署方式

该系统是为多家社区卫生服务中心设计的一款面向居家患者的健康实时监护服务系统云平台,为慢性疾病患者提供家庭式的实时监护服务,提高疾病预防和应急救治能力。支持高血压、糖尿病、心脏病、呼吸睡眠障碍等患者可穿戴医疗设备的实时监测服务。该平台支持多家医疗卫生机构入驻平台提供服务,平台系统以提供 SaaS 应用服务为中心的部署解决方案(图 9-3),该系统的技术路线和架构与"院内外一体化的物联网健康实时监护系统"有所不同,为多家医疗卫生机构和 C 端客户对象提供实时健康监护业务类型,其他基本类同。

该健康实时监护系统具体部署方式和解决方案说明如下。

(1)该部署方案采取私有云部署方式,在云中心机房部署一台或多台服务器和存储设备,部署服务器数量和数据处理能力取决于实时监护的业务种类以及应用规模大小,视具体应用情况决定,按照计算和存储能力可伸缩的方法实施。

这种部署方式的特点是,提供实时健康监护服务的众多社区医疗卫生机构和三级医院监护服务中心,可以入驻平台为辖区内居民提供实时健康监护服务,包括居家养老人员、居家慢性疾病患者。

(2)为了私有云数据中心安全,建立安全隔离措施,在云数据中心互联网出口防火墙处建立一个非军事化管理区,部署一台或几台前置服务器,安装有各种监护业务的伺服接收软件系统,每种监护业务设置有独立的接收端口,接收来自利用移动互联网上传来的监护数据。该服务器实时与云数据中心健康监护服务器建立实时数据交互机制,确保数据交换的安全可靠。

(3)对于居家养老人员、居家慢性疾病患者开展实时健康监护,如果监测设备需要支持移动互联网 GPS 实时传输数据方式,可利用监测设备自带的移动芯片实现监护数据实时上

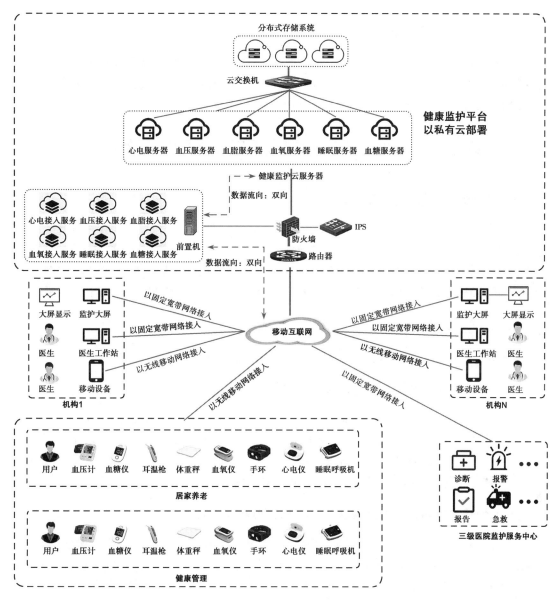

图 9-3　SaaS 应用服务为中心的部署解决方案拓扑图

传。也可以到所在的社区卫生服务中心,利用健康监测设备与安装有接收监护数据软件系统计算机连接,通过医院内部有线局域网络传输到云数据中心监护服务器上。

(4)各个提供健康监护服务的社区医疗卫生服务中心等机构,以 B/S 架构方式,接入监护云平台系统。监护服务医生端,在临床医生工作站上安装一套多种监护业务的实时监护分析软件系统,该计算机外接电视大屏,用于对院内外患者实时监护服务,建议每台计算机部署一套监护业务类型分析软件系统,除了实时监护业务和提供监护报告外,还必须提供报警服务,及时提醒值班医生对患者采取应急救治措施。监护医生也可以利用移动端进行监护服务。

三、产品的服务形态

该系统包括的软件部分:核心的软件系统平台、基于 C/S 端客户端软件系统、健康监护、与区域健康档案系统平台接口;网络及数据接收部分设备包括物联网监测设备、数据接收与质量控制设备、数据存储设备等。

第七节　院外多种医疗健康实时监护管理服务模式

一、家庭病床管理服务模式

随着我国步入老龄化社会,各种老年性疾病,包括高血压、心脏病、脑卒中等慢性疾病已成为我国的常见病、多发病。为了有效解决这类人群的健康管理与服务问题,对慢性疾病人群实行家庭病床管理是节约医疗资源应对大量慢性疾病人群一种比较经济的医疗健康服务模式,一方面节约了医院紧张的床位资源,另一方面为慢性疾病人群节约了医疗费用。

利用医疗健康监护平台,为家庭病床患者提供所需要的实时监护服务,帮助医护人员远程对患者的"监护"服务,当发生预警信息后,能够迅速采取救治工作。

二、日间手术患者居家健康实时监护管理服务模式

开展日间手术,需要对患者的血糖、血压、血脂等基本情况进行掌握。手术回家后,医生仍需要对患者的血压等情况能够实时掌握,防止术后意外情况的发生。利用医疗健康实时监护系统平台,可以为日间手术患者提供这种实时监护服务,医生和护理人员可以实时掌握患者的生命体征情况,有利于日间手术前后的管理和服务。

三、孕产妇胎心居家健康实时监护管理服务模式

孕产妇受孕期间需要定期到医院和社区卫生服务中心做胎心监护,以便妇产科医生了解胎儿的生长发育等情况。利用医疗健康实时监护系统平台提供的居家胎心监护服务,对部分患有疾病的孕产妇实施居家胎心监护,有利于对孕产妇健康进行居家管理。

四、睡眠障碍患者居家健康实时监护管理服务模式

当前很多肥胖人群中部分患有呼吸睡眠障碍,为了帮助医生能够准确了解患者睡眠质量以及睡眠过程中出现的各自情况,利用医疗健康实时监护系统平台提供的睡眠呼吸监测服务,有利于对睡眠呼吸障碍患者睡眠情况真实掌握,以便科学管理。

五、严重心脑血管患者居家健康实时监护管理服务模式

当前很多心脑血管疾病患者伴有高血压。为了帮助医生能够提前获取患者的病情和预警功能,能够提前作出各种应急救治方案,利用医疗健康实时监护系统平台提供的动态血压、心率、脉搏等实时监测和预警服务,有利于医生能够提前采取抢救措施,提升抢救成功率。

六、社区卫生服务中心为居家患者实时监护管理服务

建设全市或全区（县）的医疗健康实时监护系统平台，以基层卫生服务中心为单位，为社区居民慢性疾病患者，提供医疗健康实时监护服务。提供多种类型的可穿戴监护健康设备，慢性疾病患者通过租赁等方式开通实时有偿监护业务。

在每个居民的社区卫生服务中心安装医疗健康实时监护大屏，实时显示辖区内接受健康监护患者的健康监护数据信息。社区卫生服务中心通过监护数据分析，当患者病情出现变化和危重急信息号时，及时为患者提供诊疗和应急抢救服务。这种实时监护服务，也适用养老机构、福利院的慢性疾病老年人。

七、居家患者的预警应急救治管理服务模式

以社区卫生服务中心为单位，为社区居民提供医疗健康实时监护服务时，将监护系统与辖区内120急救指挥调度管理系统对接，将120应急抢救工作提前延伸到患者家中，做到提前预防报警和制订应急抢救措施。

当被监护的慢性疾病患者病情恶化转危重急症时，医疗健康实时监护系统能够事先提供实时监护预警分析服务，系统自动作出提前预警信号，预警系统提前通知社区卫生服务中心和拨打120急救中心，120急救中心接到预警信息后，可以调取患者当前定位地址数据以及患者历史健康档案，并同步给120救护车和院前胸痛中心、脑卒中中心、危重孕产妇救治中心和危重儿童救治中心等应急救治单位，形成联动一体化应急救治服务体系。对于有条件的120急救中心，建立一套院前急救指导系统，根据患者实时监护数据，远程指导患者家属进行急救处理，为患者争取宝贵的救治时间。

为应急救治提供一键报警服务。医疗健康实时监护系统，不仅能够为医疗机构提供实时监护服务，同时，患者及家属通过移动手机APP也能够实时接收监护数据。当患者和家属收到病情危急预警信号时，能提供一键报警服务。

第 十 章

互联网医疗健康管理服务系统开发

第一节　围绕健康城市规划健康管理服务系统

健康城市规划设计,是一个比较大的概念,本节主要围绕一个城市关于开展网格化健康管理与服务模式的顶层规划设计,整合城市内已有的医疗卫生资源,建立一套创新的运行管理机制,更好地为人民群众提供健康生活服务。发挥城市内紧密型医联体管理组织的作用,利用二、三级医院临床专科技术优势赋能城市内基层医疗卫生机构,按照属地辖区承包居民小区的服务方式,提供网格化的健康管理与服务,覆盖城市内所有的人群,开展规范化的健康管理业务。

一、城市级健康管理服务组织架构规划设计

为实现一个城市内部统一的健康管理服务,需要建立覆盖市、区(县)、城市医疗集团、县域医共体、三级医院和基层社区卫生服务中心的多级管理组织服务架构,确保全市统一规范化健康管理服务体系建立。基于健康城市设计理念,规划建立多层级的健康管理服务体系架构,按照城市—区(县)—城市医疗集团(县域医共体)—医院—社区卫生服务中心(乡镇卫生院)—居民小区(乡村)—居民七级管理架构,规划设计健康管理组织架构。

(一)城市健康管理

为加强城市健康管理与服务的工作,建议在市卫生健康委成立全市统一的健康管理服务指导中心机构,配备专职人员,负责指导全市的健康管理业务,监督管理全市各个区县健康管理业务开展服务情况。包括每个区或县二、三级医院与行政区划内所管辖的社区卫生服务中心业务开展情况,每个社区卫生服务中心分管的居民小区业务开展情况等。

按照健康城市网格化组织管理要求,健康管理服务系统需要管理一个城市内设区和县的机构数量与名称,每个区县内卫生健康委机构设置的数量和名称等,以及每个区县辖区内的人口数量。按照智慧健康城市网格化管理,需要管理一个城市内每个区县二、三级医疗机构数量和名称进行管理,需要管理每个区县二、三级医疗机构所管辖的社区医疗卫生服务中心数量和名称进行管理,需要管理每个区县内每个社区卫生服务中心所服务的居民小区名称和数量等。

为加强和监督全市健康管理服务业务工作,健康管理服务系统需要监管每个区县内所有社区卫生服务中心为居民提供健康管理业务种类以及具体业务服务情况,包括居民健康

档案、孕产妇管理、婴幼儿健康管理、防疫管理、老年人健康管理、慢性疾病患者健康管理，等等。

（二）各区（县）健康管理

参照市级健康管理机构的设置，在各区（县）卫生健康委内部成立健康管理服务分指导中心，配备专职人员负责指导各区县的健康管理业务，监督管理辖区内各级医疗卫生机构健康管理业务开展情况。

需要对辖区内二、三级医疗机构数量和名称进行统一管理，也包括对医疗健康服务人员的管理，需要对辖区内社区医疗卫生服务机构设置以及医务人员进行管理，需要管理辖区内每个社区卫生服务中心所服务的居民小区名称和数量等，包括每个居民小区住户情况，居民的档案管理，适龄孕产妇情况、婴幼儿情况、60岁及以上老年人情况、患有慢性疾病情况等。

（三）城市医疗集团健康管理

对于已经建立区域城市医疗集团和县域医共体的城市，有关健康管理业务由辖区内城市医疗集团或县域医共体组织负责，负责组织各级医疗卫生机构，对所辖社区居民开展健康管理以及医疗服务工作。在规划系统平台上，体现出各市各区县城市医疗集团或县域医共体组织机构的业务开展与监管职能。

（四）二、三级医院健康管理服务

为加强健康管理服务工作，各级医疗机构应成立健康管理指导服务中心，负责对辖区居民健康管理工作指导和医疗业务工作协同等具体业务工作。规划系统平台时，二、三级医院借助健康管理服务平台能够为辖区内居民提供健康筛查、健康评估、互联网诊疗、居家专业护理、健康体检、健康教育、医疗健康实时监护、心理健康等服务，也能够接受下级医院的会诊请求，提供联合会诊业务服务。

（五）基层医疗卫生机构健康管理服务

基层医疗卫生机构是负责辖区居民健康管理工作和基本的医疗业务工作。规划系统平台时，能够实现对辖区内居民提供健康档案管理、健康筛查、随访管理、互联网诊疗、居家专业护理、健康体检、健康教育、医疗健康实时监护等服务，也能够向上级医院提出会诊请求，提供联合会诊业务。

在城市内部建立健康管理服务组织架构之后，需要建立一套科学严谨的协同工作机制，具体内容如下。

（1）建立一种三级医院与社区基层医疗卫生机构分工协同的健康管理与服务机制，为辖区居民提供联合健康管理与服务。

（2）利用健康管理服务平台，建立居民与医生/健康管理师/中医师/药师等之间一种有效沟通桥梁，提供多样化健康管理服务模式。

（3）改变过去碎片化的医疗健康管理服务模式，建立一种长期动态化健康管理与服务模式，对辖区居民慢性疾病患者实施医疗健康实时监护管理与预警服务。

（4）对65岁老年人和慢性疾病患者实施动态化医疗健康管理和服务，每年为其量身定制健康体检服务，建立老年人健康管理与健康养老一体化管理服务模式。

（5）对孕产妇、婴幼儿开展重点动态化的健康管理服务，做好孕产妇产前、产后以及婴幼儿健康管理服务，做好预防接种和免疫服务。

（6）对患有慢性疾病的人群开展重点动态化的健康管理与服务,针对每种慢性疾病患者,提供定制化的治疗方案,建立长期有效的健康管理服务机制。

（7）对出院患者实施持续的健康管理与服务。

二、建立多角色分工协同的健康管理服务体系

围绕健康城市建设开发健康管理服务平台,此涉及众多的业务管理和服务角色。管理角色有市级卫生健康委、各区县卫生健康委、各区县城市医疗集团和县域医共体,提供健康管理服务角色的机构有三级医院、二级医院和基层医疗卫生机构,服务角色有各级医疗机构专科医生、护士、健康管理师、家庭医生、药剂师、中医师等。被服务的是社区居民。

管理机构角色和服务角色,在系统平台中承担各自的业务管理和业务服务功能,他们之间相互协同配合完成对城市居民的健康管理服务工作。

三、城市级健康管理系统平台业务功能规划设计

基于健康城市的健康管理系统,涉及的内容比较广泛,本章主要阐述的是基础健康管理系统规划与开发,主要涵盖居民健康档案建立与管理、家庭医生签约管理、互联网医疗系统、互联网家庭护理系统、随访系统、健康筛查系统、互联网健康实时监护系统、家庭病床管理系统等一些基本的健康管理内容。其他的健康管理系统,如妇幼健康管理、老年人健康管理、心理健康服务系统、慢性疾病健康管理等,在其他章节阐述。上述所有的健康管理系统之间,有共性的业务部分,也有独立的业务部分,系统之间相互联系又相互依存和独立。

根据国家公共卫生基础性的健康管理与服务业务要求,设计开发网格化的健康管理系统。其基本的公卫健康管理系统业务功能如下。

（一）居民健康档案系统

有关居民健康档案子系统业务功能规划设计,将在本章第三节中详细描述。

（二）家庭医生签约管理系统

有关家庭医生签约管理系统的业务功能规划设计,将在本章第三节中详细描述。

（三）互联网医疗系统

对于中小城市来说,应建立全市统一的互联网医疗系统平台,提供互联网业务医院入驻系统平台提供相应的业务服务。对于中大型和特大型城市,由于医疗机构众多,每个医院都有自己的特色业务,应规划好各自的互联网医疗系统,为居民提供线上诊疗服务。具体的业务功能规划设计,请参阅第八章第四节中的详细内容。

（四）互联网家庭护理系统

互联网家庭护理系统,是医疗护理机构为居家慢性疾病患者提供的一种居家专业护理服务模式,由医院护理中心成立相应的管理和服务机构,配备专职护理人员为居家患者提供服务。有关互联网家庭护理子系统的业务功能规划设计,请参阅第八章第五节中的详细内容。

（五）健康筛查系统

有关健康筛查子系统业务功能规划设计,请参阅本章第六节中的详细内容。

（六）互联网健康实时监护系统

有关互联网健康实时监护子系统业务功能规划设计,请参阅第九章第四节中的详细内容。

（七）随访系统

有关随访子系统业务功能规划设计,请参阅本章第四节中的详细内容。

（八）家庭病床管理系统

有关家庭病床管理子系统业务功能规划设计,请参阅本章第五节中的详细内容。

四、系统部署和运营方式

健康管理服务系统平台,属于公共卫生服务范畴,应当由政府出资承建部署服务系统平台,为各级医疗卫生机构入驻系统平台提供相应的业务运营服务。

该系统一般部署在城市卫生健康委数据中心或云数据中心,给各社区卫生服务中心分配权限和账号,医生利用 PC 登录为辖区内居民开展健康管理服务业务。居民在移动端下载注册使用。家庭医生也可以下载注册开展相应的健康管理业务。如果是在农村地区,该系统部署在县卫生健康委数据中心,给各乡镇卫生院或村卫生室分配账号,利用 PC 开展相应的健康管理业务,农村居民利用手机下载开展服务。

第二节　我国居民健康档案建设与应用

一、我国居民健康档案的建设情况

2010 年,原卫生部组织制定了《卫生信息化建设"十二五"规划》,提出了"3521 工程"总体设计方案,而后更新发展为"35212 工程",在信息平台、业务应用、数据库等多维度发力。"十二五"期间,在原卫生部信息化领导小组统一领导下,强化医疗卫生信息化顶层设计,加强统筹规划和管理,建设国家、省、地市、县 4 级区域医疗卫生信息化平台,依托电子健康档案、电子病历、人口信息三大基础数据库建设,支撑公共卫生、医疗服务、医疗保障、药品管理、计划生育、综合管理等 6 项业务应用。

建设国家、省、市、县 4 级区域医疗卫生信息化平台意义重大,这是一项改善民生和提升人民群众医疗健康服务能力的重大工程。在区域医疗卫生信息化平台总体规划中,国家、省两级平台主要建立数据主索引,实际的三大数据库资源分布式存储在市、县两级平台中,即区域健康档案数据库、区域电子病历数据库、区域人口数据库。

2015 年 8 月,原国家卫生计生委在全国范围内开展了区域人口健康信息互联互通建设情况问卷调查。结果显示,天津、上海、江苏、重庆等 22 省份已建成省级区域人口健康信息平台,实现部分人口健康信息实时采集与共享交换、支持跨区域业务协同、服务综合管理与科学决策,共有 152 个(占调查总数的 1/2)地级市建成市级人口健康信息平台,644 个(占调查总数的 1/3)区县建成县级人口健康信息平台,实现区域内居民健康档案查询、部分医疗卫生业务协同和综合卫生管理。

"十三五"期间,根据国家卫生健康委统计信息中心调查结果,我国省、市、县级区域卫生信息平台建设率分别达到 100%、62.8% 和 46.4%,其中省级区域卫生信息平台建设比较均衡,市级平台东部地区发展明显较快,县级平台东部与中部地区基本持平,西部地区仍处于较落后状态。在平台基础功能建设方面,目前建设率较高的基础功能点主要集中于各级平台间的数据交换共享以及平台的日常管理。

区域信息化是医疗系统信息化的"缩影",其覆盖的主体数量、系统的复杂程度、数据量是医院信息化无法比拟的。目前建设痛点可拆解为两层来看,其一是区域医疗信息化的建设标准及规范尚未完善,顶层设计不完善直接导致区域医疗信息化协作机制不健全,卫生健康委及政府对以医院、医保、药企为核心的主要参与者无法实现有效统筹,而且医保、基层医疗机构信息化发展速度与医院(尤其是三级医院)信息化发展速度不匹配,会进一步增加合作难度;其二是当前医疗信息化技术难以支撑上层应用,例如基于数据、信息实时共享的分级转诊、双向转诊等医疗高效协同是区域医疗信息化的基础要求,然而实时数据难分享、集成平台对应用需求的技术支撑弱,导致实际应用效果差,用户与患者对转型无法感知,长此以往,医疗各利益主体对信息化的投入热情及意愿也会逐渐衰减,建设陷入困境。

建设区域医疗卫生信息化的根本目标是实现医疗卫生数据信息资源的整合与共享,为我国的医疗卫生行业提供基础服务。特别是区域卫生信息化平台中居民电子健康档案数据库的建设,关系到全民健康管理与服务的基石,如果没有一个统一全生命周期的健康档案数据库,就无法做好全社会人群的健康管理与服务工作。

居民健康档案管理与维护是一项常态化的业务工作。虽然我国已经完成了大部分地区的居民健康档案建立工作,但仍然还有部分地区需要新建。居民健康档案是一个持续动态变化的档案,建成之后还需要根据健康管理服务的需求,不断地优化维护完善。需要有一套居民健康档案建立新的方式方法,提高建档的规范性和效率。

二、我国居民健康档案的应用情况

2019 年 11—12 月,采用多阶段抽样法,在我国东、中、西部各抽取 1 个省份(浙江省、山西省、重庆市)的 1 个区和 1 个县,在相应区(县)内随机抽取 2 家社区卫生服务中心/乡镇卫生院及其所辖社区卫生服务站和村卫生室。最终抽取 20 家社区卫生服务中心/乡镇卫生院,对前来机构就诊的居民开展问卷调查,调查内容包括居民健康档案建立情况、可查看情况、查看方式及满意度。通过问卷调查、分析,总体结论为我国居民健康档案建档率有明显提高,利用率仍有待提高,居民满意度尚可。

建设完善的居民健康档案,为全民健康管理与服务提供了基础和保障。医疗卫生行业的健康管理与医务人员可以了解居民的健康状况,作出基本健康评估,并进行针对性的健康指导;医务人员通过居民健康档案,可以为其提供系统科学化连续健康管理服务。医务人员通过查看健康档案信息,可以系统地了解居民不同阶段的健康状况与动态变化、存在的健康危险因素、所患疾病的诊治情况及病情变化,从而对居民的健康状况作出综合评估,采取相应的治疗措施,更好地促进健康、控制疾病的发生发展。随着健康档案逐步实现电子信息化管理,居民可以在基层医疗机构与上级医院之间实现分级诊疗、双向转诊,减少重复检查,降低医疗费用,缓解"看病贵、看病难"的问题。医务人员通过对辖区居民健康档案的分析,可以发现辖区内的主要卫生问题,以便采取有效的防治措施。

第三节 家庭医生签约管理系统的创新设计

一、家庭医生签约

家庭医生是通过协议的方式,与签约家庭建立起一种长期、稳定的服务关系,以便对签约家庭成员的健康进行全过程、长周期的服务。家庭签约医生提供基本医疗、公共卫生服务和健康管理等服务,涵盖常见病和多发病的中西医诊治、居民健康档案管理、健康教育等服务。

2018年09月29日,在国家卫生健康委员会颁布的《关于规范家庭医生签约服务管理的指导意见》国卫基层发〔2018〕35号文件中,明确了家庭医生为签约服务第一责任人。现阶段家庭医生主要是指基层医疗卫生机构注册的全科医生(含助理全科医生和中医类别全科医生)。为弥补基层医疗卫生机构全科医生不足的困境,也积极引导符合条件的公立医院医生和中级以上职称的退休临床医生,特别是内科、妇科、儿科、中医等科的医生,作为家庭医生在基层提供签约服务,基层医疗卫生机构可通过签订协议为其提供服务场所和辅助性服务。鼓励符合条件的非政府办医疗卫生机构(含个体诊所)提供签约服务,并享受同样的收付费政策。随着全科医生人才队伍的发展,逐步形成以全科医生为主体的签约服务队伍。

为了做好家庭医生签约以及健康管理服务工作,需要开发建设一套家庭医生签约管理系统,作为健康管理服务系统一个子系统。家庭医生签约系统与区域医疗卫生健康信息平台互联互通,实现签约数据信息交换与共享。

该系统为基层医疗卫生机构使用开展居家方式的健康管理服务,以健康APP和PC Web两种形式提供给家庭医生和居民使用。

二、家庭医生签约管理系统

该系统作为健康管理系统中的一个子系统,为基层医疗卫生机构提供Web端居民签约档案管理,为居民提供家庭医生签约APP和微信小程序,这两个服务软件设计在居民端健康管理APP和微信小程序中,作为其中之一的一项业务功能独立存在。其中医生侧提供PC端以Web的方式登录系统开展签约服务和签约档案管理业务。居民侧利用提供的APP微信小程序进行签约。

三、家庭医生签约管理系统业务功能

(一)医生侧业务功能

1. 居民健康档案管理 签约医生可以授权浏览分管居民小区健康档案,为居民建立个人健康档案业务。也可以修改完善居民健康档案。

2. 建档签约管理 为居民建立或修改个人档案后,授权居民浏览档案确认后签字,没有授权家庭医生没有权限修改居民健康档案。

3. 家庭医生签约服务 家庭医生利用PC Web端登录家庭医生签约系统,为居民签约,授权居民浏览签约文案后签字,签约后协议没有双方同意,无法修改。

4. 家庭医生线上签约 利用区域医疗卫生信息化平台中常住居民人口信息库,为每位尚未签约的居民推送家庭医生签约二维码,居民识别二维码,利用视频的方式开展家庭医生签约。

5. 家庭医生签约变更管理 当居民家庭住址变动时,需要在新的居住小区重新签约家庭医生,原有的家庭医生签约将终止服务。

(二)居民签约业务功能

为居民端提供线上签约服务,具体业务功能如下。

1. 个人档案管理 居民本人利用家庭医生签约 APP 和微信小程序,浏览自己的健康档案,也可以授权修改自己档案,如家庭住址、工作单位、联系电话等。

2. 线上家庭医生签约 利用家庭医生推送的二维码,在手机端识别,在家庭医生线上指导下,完成签约业务。

第四节 随访知识库的建立与患者云随访系统设计

医院随访管理系统(hospital follow-up management system,HFMS),是利用信息化技术开发的一套门诊和住院患者随访的信息化管理系统,满足疗效跟踪、科研病例管理、出院康复以及进一步诊疗的管理系统。随访知识库开发建设是随访管理系统的核心工作,也是全部随访系统的核心知识产权内容,需要富有临床诊疗经验的医学专家和管理专家共同开发建设。

一、随访的知识库建立

传统的随访大多数是通过电话的方式开展的,部分是医务人员到患者家里进行跟踪随访。随着互联网医疗时代的到来,利用互联网等信息技术,为医院开发一种门诊和出院患者随访云平台,利用云平台完成线上与线下结合的一体化随访业务工作,详细记录随访工作内容。根据特殊门诊患者以及每个临床科室出院患者疾病情况,提前拟定好需要随访的结构化内容表格等,对门诊患者和出院患者建立一种定期跟踪随访工作计划。

为了做好随访工作,最好的方式是利用信息技术建立每种疾病随访内容知识库。第一步,系统根据疾病种类,由临床科专家建立每一个单病种的随访工作内容表格,由信息技术人员根据病种随访工作内容表格,建立一个电子化的疾病随访工作内容库,将每种疾病随访的内容尽可能最小结构化,便于随访内容组合,满足单一病种患者随访工作的需求。第二步,由于大多数患者有并发症,系统能够根据患者临床诊断,按照一定的推理逻辑自动组合生成一份多发疾病的随访工作内容表格,经主管医生依据患者病情综合分析判断,审核修改后,形成一份正式的随访内容和工作计划,存入到该患者出院后的随访工作计划中,系统自动提醒到期随访。第三步,利用随访知识库开发机器人随访系统,代替医生与患者定期自动随访交流,并根据对话转化为随访电子病历存档,供医生参考。

二、随访周期和工作流程

门诊患者 1 周内随访,出院患者根据回访周期,7~30 天完成随访。

1. 收集回访信息 利用随访系统平台与医院管理系统接口,把门诊和住院患者电子病历中需要随访的患者信息以及随访内容,按照门诊、住院划分为两大类,再按照患者病种以及患者联系方式和家庭地址,收集后存入随访系统中。

2. 制订回访计划 根据回访时限要求和患者的类别,确定每位患者的具体回访时间,制订每次详细的回访工作计划和随访内容表格,设置不同回访周期和随访问卷。

3. 实施回访内容 向患者介绍回访目的,按照回访内容开展回访,记录并解答患者咨询的问题。回访的主要目的是了解诊疗后效果以及患者康复情况,同时征求患者对医院的满意度及评价,征询患者不满意的问题及意见建议,并对回访情况进行登记、记录和录音。

4. 回访记录处理 将回访记录进行整理归纳,根据患者康复情况,对于康复效果不好的,需要采取进一步治疗措施的,给予告知。

5. 回访数据统计分析 根据回访数据保存进行统计分析。对回访工作质量进行满意度调查,针对意见和建议不断提出防范和整改措施,完善工作制度,改进工作流程。

三、云随访系统规划设计

云随访系统是互联网医疗中一个重要的子系统,是为门诊和出院患者建立以线上为主线下为辅的一个系统,借助于病种随访知识库,完成线上与线下规范化的随访。

云随访系统可提供三种随访业务模式,第一种是人工呼叫随访模式,通过医院建立的随访中心工作人员,根据云随访系统为每位被随访患者生成的随访问卷表,通过视频或者语音模式,由随访中心工作人员完成随访问卷调查,并记录随访内容,最后由医务人员完成问卷记录分析并给出患者病情康复评估报告;第二种是通过患者端随访 APP 和微信小程序,利用云随访系统已生成的随访问卷表,由云随访系统和患者完成"人机对话"问答输入模式,完成本次随访业务,云随访系统根据随访问卷对话内容自动分析,给出患者病情康复评估报告;第三种是通过开发的 AI 随访机器人完成智能随访业务工作,自动给出患者病情康复评估报告。具体云随访系统介绍如下。

(一) 与医院电子病历接口系统

云随访系统需要与医院的门诊电子病历和住院电子病历系统实时对接,嵌入到医院信息系统中。如果原有的门诊和住院电子病历系统中缺少规范化的随访电子病历内容,按照云随访系统规范要求,需要为门诊电子病历和住院电子病历开发一个通用的随访系统接口,嵌入到上述两个系统中。门诊患者结束诊疗和住院患者出院时,云随访系统通过与医院门诊和住院电子病历系统接口,自动获取随访患者的有关病历档案信息。通过 AI 智能随访知识库系统,为每位患者生成一份随访工作计划以及随访问卷表。

(二) AI 智能随访知识库系统建立

单病种随访知识库的建立需要临床具有丰富经验专家,按照临床专科收治的病种,按照单病种的方式建立随访表格和相关内容,技术开发人员根据随访表格中内容,开发生成电子的单病种随访知识库。这是初级随访知识库的建立。第二步依据单病种知识库,由富有经验的多学科临床专家与 AI 智能专家共同拟定常见复合病种推理随访知识库内容。建立覆盖多学科专业疾病的随访模板库、单病种随访问卷、话术库、医学疾病与症状对应关系知识库等。通过内嵌的 AI 智能随访知识库系统,云随访系统提供多轮智能对话、转人工座席、智能分类、数据统计、语音记录、任务管理等。

（三）随访机器人系统开发与随访

利用已建立好的各种专业 AI 知识库，开发人机对话机器人智能随访系统。AI 机器人随访系统，提供与云随访系统实时连线对接，依据后台强大的知识库系统、话术库和随访问卷表，在指定随访时间内由 AI 机器人完成智能随访业务工作。AI 机器人自动拨通患者电话，开始启动智能"一问一答"的随访模式，自动记录患者语音的同时转化成文本信息并记录于随访记录档案中。AI 机器人随访系统可实时分析、专业智能应答、模拟真人沟通应答等，轻松应对多轮对话应答，主动引导随访和咨询院前及院后服务流程。

（四）人工随访中心模式

医院设置人工随访中心，配备各专业学科临床医生或护士，开展各临床科室出院患者的随访业务工作。由临床信息系统自动将需要随访的出院患者电子病历数据信息生成一份随访表格。经临床医生修改完善后形成一份正式的随访表格。在约定时间内与患者电话、视频随访或者去患者家里现场随访，完成问卷中的随访问答工作，并记录随访内容。由医务人员完成问卷记录分析并给出患者病情康复评估报告。

第五节　家庭病床患者管理服务系统创新设计

家庭病床，是医疗机构为居家患者开设的一种床位管理服务模式，并提供居家医疗护理服务。

一、家庭病床医疗健康管理服务模式

家庭病床服务是基层医疗卫生服务的重要形式，是适应我国经济社会发展和人口老龄化形势要求、方便社区患者获得连续性医疗卫生服务、提高基本医疗卫生服务可及性的有效方法，是基层医疗机构（包括社区卫生服务中心、社区卫生服务站）医护人员走入社区、走进家庭，不断满足辖区居民，特别是老年人医疗服务需求的重要举措。家庭病床服务内容主要包括适宜居家提供的诊疗服务、医疗护理、康复治疗、药学服务、安宁疗护、中医服务等医疗服务。

建设一个家庭病床医疗健康管理服务系统平台，该平台基于 SaaS 云服务模式，为家庭病床患者提供医疗健康管理服务，基层医疗机构专科医生联合专业护士为其提供医疗和护理服务。为了提升家庭病床医疗服务质量，为三级医院临床专业科室提供一个联合服务通道，当需要上级医院介入提供服务时，邀请其参与诊疗。家庭病床开设周期原则上不超过一定时间（家庭病床服务时间，从建床到撤床时间），根据服务的病种特点制订。在家庭病床服务期间，提供的服务内容包括：线上咨询、线上问诊、线上随访、居家护理、居家查房、居家治疗、健康状况评估等服务。

二、家庭病床医疗健康管理服务系统

居住在本市辖区内的患者，提出家庭病床申请，并由医生评估后经所在医疗机构审核通过的符合家庭病床收治范围的患者。具体符合以下条件。

（1）诊断明确，需连续治疗的慢性疾病患者，因行动不便，到医疗机构就诊确有困难，并经医生评估后经所在医疗机构审核病情稳定适合家庭病床治疗的。

（2）经住院治疗病情已趋稳定,出院后仍需继续观察和治疗,并经医生评估后经所在医疗机构审核适合家庭病床治疗的。

（3）其他诊断明确、病情稳定的非危、重症患者,需连续观察和治疗,并经医生评估后经所在医疗机构审核适合家庭病床治疗的。

（4）处于疾病终末期需姑息治疗或安宁疗护,并经医生评估后经所在医疗机构审核适合家庭病床治疗的。

该系统平台为社区基层医疗机构提供基于 PC Web 端和家庭病床端两个工具。社区医生和护士利用基于 PC Web 软件系统,为开设家庭病床的患者建立家庭病床电子病历,开办家庭病床诊疗服务。患者利用该系统平台预约开设家庭病床申请,线上诊疗服务、咨询等服务。

三、家庭病床医疗健康管理服务系统业务功能

（一）社区医疗机构侧业务功能

1. 受理家庭病床申请服务　接收患者家庭病床申请服务,医疗机构评估、指定医生和护士为其服务。

2. 办理建床　为辖区内患者建立家庭病床,建床告知,办理建床手续,录入患者基本信息和病情,参照办理入院手续方式办理。

3. 居家查房服务　专业医生和护士联合赴患者家里,开展首次查房服务。医生和护士利用无线移动终端 IPD 进行居家查房,查房的数据信息通过移动终端传回到家庭病床电子病历中。

4. 线上诊疗服务　医生利用系统与患者开展线上问诊、家庭病床医嘱服务,包括药品医嘱、治疗医嘱、护理医嘱等服务。

5. 居家治疗服务　根据医嘱,护士居家开展治疗和专业护理服务。

6. 家庭病床电子病历　由主管医生和护士为其书写电子病历文案。

7. 随访服务　根据随访计划,专科医生为家庭病床患者开展家庭随访工作。

8. 健康教育服务　利用软件系统面向家庭病床患者开展线上健康教育服务。

9. 慢性疾病健康实时监测服务　利用物联网技术和可穿戴设备,对患者开展实时健康监测服务,为健康评估提供实时数据依据。

10. 线上支付功能　按照家庭病床收费标准,办理线上支付业务,包括押金和续费等功能。

11. 撤床业务　为患者办理撤床结算服务。

12. 健康评估　医生根据其治疗康复情况作出健康客观评估报告。

（二）患者端业务功能

1. 家庭病床申请　居家患者可以利用软件向所在社区卫生服务中心提出家庭病床申请。也可以是上级医疗机构出院后需要康复观察的患者,向社区卫生服务机构提出开设家庭病床请求,由社区卫生服务中心承担后续的医疗健康服务工作。

2. 预约服务　患者利用软件系统预约线上线下各种医疗服务,如线上门诊、线下体检、线下治疗、专业护理等。

3. 诊疗服务　患者利用软件系统与专科医生开展线上问诊服务等。

4. 费用结算　患者利用软件系统实时线上结算费用。

5. 健康教育　患者利用软件接受健康教育服务。

6. 慢性疾病实时监测　患者可以有选择地接受有偿健康监测服务,如动态血压实时监测、24 小时动态心电实时监测、呼吸睡眠实时监测、血氧饱和度实时监测、运动实时监测等。

第六节　健康筛查管理服务项目设计

健康筛查是健康管理系统中重要内容,包含两方面的内容,一是人类生命机体健康状况筛查,二是心理方面的健康筛查,这两种筛查方式差异较大。心理健康筛查,是通过心理学家针对不同职业人群开发的心理健康测评量表,由数量不等的问答选择题,采取现场或线上问答和选择的方式,不需要去医疗机构做健康体检就可以初步判定心理健康的状况。基于机体健康的筛查,常常需要去医疗机构做体格测量、常规血尿化验、超声检查等,才能初步判断健康状况。有关心理健康筛查,请参阅本书第十七章第二节内容。本节主要介绍基于机体健康状况筛查有关服务项目的设计。

健康筛查是一种早期发现疾病的方法。在医疗机构通过各种医疗检查、化验等手段,如 X 线、B 超、生化等技术检测手段,检查出人体存在的问题,及时跟进治疗。健康筛查,是针对特定的人群的健康问题,设计一套健康体检组合项目,开展定性定量化的检查检验,以便健康管理人员判定是否符合健康标准。如常见的孕产妇产前筛查、新生儿疾病健康筛查、女性乳腺疾病筛查、肿瘤疾病筛查,以及各种慢性疾病筛查等。通过对某种疾病筛查项目管理和科学化设计,借助健康体检管理系统来实现健康管理的目的。本节只对健康筛查项目管理设计内容,进行阐述。

关于机体健康筛查项目的规划设计,需要根据具体健康筛查的人群来确定健康体检的项目类型,如中小学生的健康筛查、儿童生长发育情况筛查、职业健康筛查、老年群体健康筛查,等等。

一、身体检查项目设计

身体检查的项目包括身高、体重、血压、心率、脉搏、呼吸频率等基本生理指标测定。通过这些指标测量反映出一个人基本健康状况,是否超重/肥胖,是否患有高血压、心脏疾病等。

通过眼科医生利用光学仪器可监测出是否患有近视、弱视、远视、散光等健康问题。通过检眼镜设备也可以测量出眼压、眼底、角膜曲率等参数。发现是否患有黄斑、白内障等疾病。

通过专业的听力监测设备,来监测听觉系统是否健康。通过口腔科医生对牙齿外表观察,检查出牙齿的健康状况,包括牙龈、龋齿等疾病。

二、血液检查项目设计

血液检查项目内容非常多,通常对常见的肝炎、糖尿病、高血脂、贫血、艾滋病等疾病设计血液化验组合项目,通过抽取血液标本,进行相关项目的生化化验,可检查出是否患有上述疾病。

三、尿液检查项目设计

尿液化验可以检查出很多疾病,通常对常见疾病如肾炎、尿路感染、糖尿病等疾病设计相关尿液化验内容,通过对尿液标本化验,可检查出是否患有上述疾病。

四、超声检查项目设计

超声检查项目也比较多,通常对组织器官如甲状腺、肝、胆、脾、肾、血管等部位开展健康筛查,从而判断出各个器官组织是否发生病理变化。

五、孕妇产前筛查项目设计

为了预防和减少先天性缺陷和残疾婴儿出生,开展孕妇产前筛查已成为我国一项优生优育的国策。通过产前一系列检查项目设计和检查,确保孕产妇和出生后小儿健康。

六、新生儿疾病筛查项目设计

新生儿疾病筛查是指通过血液检查,对某些危害严重的先天性代谢疾病及内分泌疾病进行群体过筛,使患儿得以早期诊断、早期治疗,避免因脑、肝、肾等损害导致生长、智力发育障碍甚至死亡。

七、肿瘤疾病筛查项目设计

肿瘤筛查是早期发现癌症和癌前病变的重要途径。通过血液检查指标、B超、X线、CT、磁共振、胃镜、肠镜、PET-CT等检查手段,发现人体内器官病变。每种肿瘤检查项目内容不同,通过对每种肿瘤筛查项目内容设计和检查,发现是否患有某种肿瘤。妇科体检中的巴氏涂片、乳腺钼靶摄片等都是常用的筛查肿瘤的方法。

第七节　出院患者康复管理服务系统创新设计

为了加强患者出院之后的康复管理,需要在院外开展持续的医疗健康管理与服务工作,为医院开发一个出院患者医疗健康管理服务平台,为出院后患者提供可持续的医疗健康服务。

一、出院患者康复管理服务模式

建设一个"专科医生 + 护士"联合的出院患者健康管理服务系统平台,为出院患者提供后续的健康管理和服务。按照患者临床主管医生和分管责任护士联合为其提供一段时间内的有偿医疗健康服务。具体每位出院患者服务时间长短,可根据疾病情况拟定服务时长。患者采取购买出院服务的方式,医院提供相应的服务内容。包括线上咨询、线上问诊、线上随访、调整治疗方案、健康状况评估报告、线上预约检查和治疗等服务内容和次数。具体内容根据每种疾病的特点制订适宜的管理与服务内容,我们通常称之为"出院患者服务包"。患者出院后自愿购买,不强迫患者购买。

二、出院患者健康管理服务系统

慢性疾病患者出院之前,由住院护士或主管医生给予介绍出院后医院所提供的后续医疗健康管理服务,包括服务内容及收费标准,需要征求慢性疾病患者本人是否出院后购买,若同意购买,系统将自动给慢性疾病患者本人手机端推送一条二维码,识别二维码并下载注册健康(慢性疾病)管理,熟悉有关服务内容和协议书,阅读了解后,如愿意接受出院后的慢性疾病健康管理,将签订协议。

(一)为医务人员提供基于 PC Web 端出院患者健康管理

该系统为临床医生和护士,提供基于 PC Web 端健康管理系统软件,为购买医疗健康管理服务包的患者提供相关服务。包括线上预约咨询、健康治疗方案规划、线上复诊、预约健康体检、随访服务、健康教育、提供线上实时健康监护服务等。

(二)为出院患者及家属提供健康管理 APP 等软件服务

为出院患者开发的健康管理软件 APP 和微信小程序软件系统,患者下载注册既可浏览自己的健康档案、检查化验治疗报告,也可预约诊疗、线上咨询、支付结算、接受健康教育服务等。

三、出院患者健康管理服务系统业务功能

建立一种临床主管医生和责任护士联合参与健康管理与服务的系统平台,各个临床科室为本科室出院患者提供后续的健康管理服务。提供多角色使用的基于 Web 版和移动端慢性疾病健康软件,利用该软件开展以下健康管理服务业务。

(一)医院侧业务功能

1. 签约与建档　利用出院患者健康管理系统,开展出院后续健康管理与签约服务,同时为出院患者建立个人健康档案。

2. 健康咨询　利用出院患者健康管理系统,由临床主管医生和责任护士为患者提供线上预约、咨询等服务。

3. 诊疗服务　利用出院患者健康管理系统,由临床主管医生为患者提供线上诊疗预约、视频诊疗等服务。为患者开具药品处方以及药品配送等服务。

4. 健康检查与治疗　利用出院患者健康管理系统,为患者提供线上健康检查预约、治疗预约等服务。

5. 专业护理　利用出院患者健康管理系统,由责任护士为患者提供线上护理服务预约、上门护理服务。

6. 健康评估　利用出院患者健康管理系统,根据出院后恢复情况,由临床主管医生作出健康客观评估报告。

7. 线上结算　通过患者 APP 和微信公众号,为出院患者提供线上结算业务。

8. 健康干预　根据健康评估资料,专科医生为出院患者作出健康干预方案,指导医疗服务工作。

9. 健康随访服务　根据随访计划,由临床主管医生和护士,开展家庭健康随访工作。

10. 健康教育　利用出院患者健康管理系统,通过患者 APP 和微信公众号开展面向出院患者的健康教育服务。

11. 健康实时监测　利用物联网技术和可穿戴设备,为患者提供实时监测服务,为健康评估提供实时数据依据。

(二)出院患者端业务功能

1. 预约服务　患者利用医疗机构提供的 APP 和微信公众号,可以分别预约线上线下各种医疗服务,如线上门诊、线下体检、线下治疗、专业护理等。

2. 线上诊疗　患者利用 APP 和微信公众号,可以开展线上门诊服务等。

3. 线上随访　患者利用 APP 和微信公众号,接受医务人员开展线上随访服务。

4. 线上结算　患者利用 APP 和微信公众号,开展线上结算业务。

5. 健康教育　患者利用 APP 和微信公众号,接受医院提供的健康教育服务。

6. 健康实时监测　患者利用 APP 和微信公众号,可以选择接受有偿健康监测业务服务,如动态血压实时监测、24 小时动态心电实时监测、呼吸睡眠实时监测、血氧饱和度实时监测、运动实时监测等。

第八节　日间手术患者医疗健康管理服务系统创新设计

一、日间手术管理服务模式

为了加强日间手术管理规避手术患者回家后的风险,开发建立日间手术患者医疗健康管理系统,该系统包括三部分,一是手术前的日间手术管理系统,是将过去线下的流程线上化,实现在线查看门诊报告、专科评估、麻醉评估,在线手术排期等流程,使得日间手术真的能够"日间"进行;二是术中日间手术管理系统,主要实现当日手术期间的医疗管理,包括医嘱管理、治疗管理、费用结算管理、电子病历文档管理等;三是手术出院后医疗健康管理,包括术后随访管理、术后居家护理、康复指导、线上复诊、营养指导、心理干预等。

(一)日间手术准入制度

为了提高日间手术科学化管理,提高日间手术质量避免医疗差错,建立日间手术准入制度,经过医院论证,制订一批日间手术清单,没有列入清单的一律不予执行。只有在日间手术清单中的手术名称,才能进行日间手术可行性评估,决定是否开展。

(二)日间手术评估制度

1. 入院前评估制度　患者根据日间手术临床路径完成各项检查后,专科医生(包括麻醉医生)根据检查结果进行评估,符合日间手术纳入标准的,方可进行日间手术治疗。

2. 术后评估制度　患者术后即安排在麻醉复苏室苏醒,麻醉医生和复苏室责任护士根据标准对患者进行评估,符合标准者转各专科病房恢复。

3. 出院评估制度　专科医生和责任护士对患者依据 PADS 评分量表完成打分;满分 10 分,评分≥9 分的患者结合实际情况完成出院评估,符合出院条件者方可办理出院手续;出院前需行出院指导,对患者进行出院指导及宣教。对出院后尚需治疗者,医生应开具治疗方案,以出院医嘱形式明确告知患者,患者理解并签字确认。

(三)日间手术流程管理

1. 入院前管理流程　患者持诊疗卡在门诊就诊后,专科医生进行病种筛选,开具相应检查项目;根据患者相关检查的基本情况完成手术、麻醉术前评估,符合条件的患者,若同意进行日间手术治疗,由专科医生进行登记预约;完成入院前宣教,包括通识教育、健康教育、心理疏导、饮食指导、用药指导及手术注意事项的强化;再确认手术日期,并通知患者入院。

2. 住院管理流程　患者根据预约时间到各专科病房办理正式住院手续,责任医生和责任护士审核患者身份。入院后完成常规诊疗护理,签署知情同意书等相关医疗文书,若遇特殊情况患者不能如期进行手术治疗的,病房责任医生和护士应及时通知相关科室,保证日间手术有序、高效地完成。患者在专科病房完成术前准备,术后由麻醉医生决定是否送患者去麻醉恢复室,达到麻醉恢复标准后送回病房;做好术后病情观察与护理。

3. 特殊转归流程　患者在入院前评估确认不能进行日间手术治疗的、在日间手术治疗中或术后恢复期间出现日间手术临床路径变异的、出院后出现严重并发症的,需转普通住院治疗或延长出院时间,由手术医生评估并详细记录病程后,转普通住院治疗。

（四）日间手术病历

日间手术病历是医务人员在日间手术医疗活动过程中形成的文字、符号、图标、影像、切片等资料的总和。日间手术模式需要高水平、高素质的专业人才支撑,且以高效、安全、便捷为特点,医护人员的工作量明显增加,为保证日间手术的高效运转,应实现日间手术病历结构式电子化管理。各科室可根据《病历书写规范》制订各病种病历模板,再根据患者实际情况进行修改、补充。建立结构式电子化病历要遵循基本医疗原则和规定,病历内容包括:病案首页、日间手术入出院记录、授权委托书、知情同意书、手术安全核查表、手术风险评估表、手术记录、麻醉记录及评估表、出院评估表、实验室检查及特殊检查、医嘱单等。但有些程序如告知、患者签字程序等不能简化,杜绝潜在的医疗纠纷和风险。日间手术患者出院评估不符合出院标准,或有其他原因延迟出院者,于决定延长住院时起书写病程记录,将日间手术病历转为普通住院病历,并说明原因。

二、日间手术医疗健康管理服务系统

建立一个基于浏览器-服务器(browser/server,B/S)架构的日间手术医疗健康管理系统,是独立于医院信息系统之外的面向互联网应用的一个独立系统,为临床手术科室提供基于 Web 版的管理软件,为手术患者提供基于移动终端的健康管理。实现该系统与医院门诊系统、麻醉管理系统、临床电子病历系统无缝对接和患者医疗数据交互与共享,将术前的所有医疗活动搬到线上进行,术中与术后的医疗和健康管理也全部搬到线上进行,按照医院制订的日间手术患者电子医疗档案书写与管理方式,进行管理。日间手术医疗健康管理周期全部结束后,系统自动将患者的医疗健康档案归并到患者的电子病历中。

三、日间手术医疗健康管理服务系统业务功能

（一）医疗机构术前业务功能

1. 线上外科医生手术门诊　外科医生对手术患者提供线上手术问诊服务。开具检查单和药品处方。

2. 线上麻醉医生手术门诊　麻醉医生对手术患者提供线上麻醉问诊服务。

3. 日间手术评估　根据患者检查情况,评估日间手术可行性。

4. 日间手术排班　为确定患者能够日间手术后,并将日间手术通知推送至手术室,手术室接到通知后进行手术排班,线上通知患者,并开具相关医嘱。

5. 术前医嘱服务　术前需要患者准备和注意的相关事项线上通知患者。

6. 办理日间手术相关手续　通知患者办理相关日间手术手续。

（二）医疗机构术中业务功能

1. 术前准备工作　术前患者电子病历等资料。

2. 术中麻醉记录　麻醉记录及评估表。

3. 术中监护记录　麻醉、心电等监护记录。

4. 术中电子病历　记录患者术中情况。

5. 术后观察记录　记录患者术后情况。

（三）医疗机构术后业务功能

1. 线上随访　医生和护士对术后居家患者线上视频随访。

2. 线上诊疗　如需继续检查和治疗,开具检查单和药品处方。

3. 术后护理　提供术后居家护理服务。

4. 健康教育　利用软件,开展术后康复教育服务。

5. 术后评估　专科医生为术后患者健康状况作出客观评估报告。

（四）患者端业务功能

1. 线上预约　患者利用日间手术软件系统预约线上、线下、术前、术后医疗服务,如线下/线上门诊、线下检查、线下/线上麻醉医生等。

2. 诊疗服务　患者利用软件系统可以与外科医生开展线上门诊问诊服务等。

3. 麻醉医生诊疗　患者利用软件系统可以与麻醉医生开展线上门诊服务等。

4. 费用结算　患者利用软件系统向提供服务的医疗机构缴纳相关费用。

5. 术前术后医嘱　患者利用软件接受术前外科医生和麻醉医生医嘱服务。

6. 随访　接受术后医生与护士的随访服务。

第九节　日间化疗患者医疗健康管理服务系统创新设计

一、日间化疗患者医疗健康管理服务模式

日间化疗是指按规定纳入日间病房治疗的通过静脉注射途径为主给予抗肿瘤化学药物的治疗,不包括单纯口服化学药物治疗;日间高值药品注射治疗:需经静脉、鞘内等给药途径的药物注射治疗,原则上限纳入高值药品管理的药品,不包括可在门诊完成或可由患者自行操作的高值或普通药品注射治疗。

肿瘤患者一般比较严重,心理负担较重,需要心理咨询师给予开导,营养需要调理,需要营养师提供营养膳食和生活起居服务,需要药师给予用药指导等服务。采用团队管理的方式提供服务来保障日间化疗患者的居家安全。其团队组成包括医生、护士、营养师、药师和心理咨询师,同时纳入社区医生及患者家属。一方面明确各类人员的职责分工;另一方面搭建日间化疗患者医疗健康管理服务平台,为患者提供多种服务,解决日间化疗患者的各类问题,保障居家安全。

二、日间化疗患者医疗健康管理服务系统

开发一个日间化疗医疗健康管理服务系统平台,该平台基于 SaaS 云服务模式,为医疗机构的医务工作者提供 Web 端服务,为患者提供基于移动手机端 APP 服务。专科医生为其提供线上预约、诊疗、随访服务;专业护士为其提供健康管理和专业护理咨询服务;营养师为其提供营养膳食和起居生活指导服务;药师为其提供用药指导和咨询服务;心理咨询师为其提供心理辅导服务。患者本身利用移动端 APP 系统,化疗预约、门诊预约、检查预约、护理服务预约、用药服务预约、营养膳食指导预约、心理辅导预约等服务。

三、日间化疗医疗健康管理服务系统业务功能

(一)医疗机构端业务功能

1. 日间化疗预约受理　根据患者日间化疗申请,受理日间化疗申请。

2. 日间化疗评估　根据患者病情,评估日间化疗手术可行性。

3. 预约服务　提供线下/线上肿瘤门诊、线下检查、居家护理、心理咨询、药品咨询、营养咨询等服务。

4. 日间病房入/出院业务　为患者办理日间化疗手术床位和出院结算业务。

5. 电子病历档案　为化疗患者提供 24 小时日间化疗电子病历记录服务,记录患者化疗期间各种医疗行为和医嘱等。

6. 费用结算　提供支付业务,包括日间化疗、药师服务、心理咨询、营养咨询服务等费用。

7. 用药咨询　药师为肿瘤患者提供用药指导服务。

8. 心理咨询　心理咨询师为肿瘤患者提供心理咨询服务。

9. 营养咨询　营养师为肿瘤患者提供营养配餐指导服务。

10. 治疗服务　为肿瘤患者提供化疗服务。

11. 居家护理　为肿瘤患者提供居家护理服务。

12. 随访　为化疗患者提供化疗随访服务。

(二)患者端业务功能

1. 日间化疗预约　患者利用软件系统,向肿瘤化疗科室提出日间化疗申请预约。

2. 门诊预约　患者利用软件系统预约线上/线下肿瘤化疗专科门诊。

3. 药师预约　患者利用软件系统预约药师,为自己或肿瘤患者预约用药指导服务。

4. 心理咨询预约　患者利用软件系统预约心理咨询师,心理咨询师为肿瘤患者提供心理咨询服务。

5. 营养预约　利用软件预约营养师,营养师为肿瘤患者提供营养配餐指导服务。

6. 居家护理　利用软件预约护士,护士为肿瘤患者提供居家护理服务。

7. 随访　接受医生提供的化疗随访服务。

8. 费用结算　提供支付业务,包括日间化疗、药师服务、心理咨询、营养咨询服务等费用。

第十节　日间血液透析患者医疗健康管理服务系统创新设计

一、日间血液透析患者医疗健康管理服务模式

日间病房(day-care unit)是专为需要短期住院治疗的常见病、多发病患者量身定做的病房,患者在一天24小时内完成由住院到出院及手术治疗的全过程。

血管通路被喻为血液透析患者的"生命线",这条生命线却常常发生狭窄、血栓,影响透析质量,甚至导致患者无法透析。国内外很多医院采用"日间病房管理模式",即24小时内安排患者住院、手术,通过短时间的观察、治疗和护理,快速而又准确地帮助患者解决了透析通路出现的各种问题,保障了患者接受正常的透析治疗。

二、日间血液透析患者医疗健康管理服务系统

开发一个日间血液透析患者医疗健康管理服务系统平台,该平台基于SaaS云服务模式。为医疗机构的医务工作者提供Web端服务,为患者提供基于移动手机端APP服务。血液透析医生为患者提供线上预约、诊疗、随访服务;专业护士为患者提供健康管理服务。患者利用系统平台,开展血液透析预约、门诊预约、检查预约等服务。

三、日间血液透析患者医疗健康管理服务系统业务功能

(一)医疗机构端业务功能

1. 日间血液透析预约受理　根据患者日间血液透析申请,受理日间血液透析申请。
2. 日间血液透析评估　根据患者病情,评估日间血液透析可行性。
3. 预约服务　提供线下/线上血液透析门诊、线下检查等服务。
4. 日间血液透析入/出院业务　为患者办理日间血液透析床位服务和出院结算服务。
5. 费用结算　提供支付业务,包括日间血液透析、检查治疗等费用。
6. 治疗服务　为血液透析患者提供其他治疗服务。
7. 随访　为血液透析患者提供血液透析后随访服务。
8. 档案查询　为血液透析患者提供24小时日间血液透析电子病历记录服务。

(二)患者端业务功能

1. 日间血液透析预约服务　患者利用软件系统,向血液透析临床科室提交日间血液透析申请。
2. 门诊预约服务　患者利用软件系统预约线上/线下血液透析专科门诊。
3. 随访服务　患者利用软件系统,接受医生提供的血液透析随访服务。
4. 查询服务　患者利用软件系统,查询血液透析档案。
5. 费用结算　患者利用软件系统,支付相关费用。

第十一章

互联网慢性疾病预防管理服务系统开发

第一节 我国慢性疾病管理服务的现状

一、我国慢性疾病发病情况

2019年,国家卫生健康委发布的《2019年卫生健康事业发展统计公报》数据显示,我国居民因心脑血管疾病、癌症、慢性呼吸系统疾病和糖尿病等四类重大慢性疾病导致的过早死亡率为16.5%,与2015年的18.5%相比下降了2个百分点,降幅达10.8%,提前实现2020年国家规划目标。随着我国经济社会的发展和卫生健康服务水平的不断提高,居民人均预期寿命不断增长,随着慢性疾病患者生存期的不断延长,加之人口老龄化、城镇化、工业化进程加快和行为危险因素流行对慢性疾病发病的影响,我国慢性疾病患者基数仍将不断扩大。2019年,我国因慢性疾病导致的死亡人数占总死亡人数的88.5%,其中心脑血管病、癌症、慢性呼吸系统疾病死亡比例为80.7%,防控工作仍面临巨大的挑战。挑战主要体现在以下两个方面。

一是居民不健康生活方式仍然普遍存在。据《中国居民营养与慢性病状况报告(2020年)》,居民不健康生活方式仍然普遍存在。膳食脂肪供能比持续上升,农村首次突破30%推荐上限。家庭人均每日烹调用盐和用油量仍远高于推荐值,同时,居民在外就餐比例不断上升,食堂、餐馆、加工食品中的油、盐应引起关注。儿童青少年经常饮用含糖饮料问题已经凸显,15岁以上人群吸烟率、成人30天内饮酒率超过1/4,身体活动不足问题普遍存在。

二是居民超重肥胖问题不断凸显,慢性疾病患病/发病仍呈上升趋势。城乡各年龄组居民超重肥胖率继续上升,有超过一半的成年居民超重或肥胖,6~17岁、6岁以下儿童青少年超重肥胖率分别达到19%和10.4%。高血压、糖尿病、高胆固醇血症、慢性阻塞性肺疾病患病率和癌症发病率2019年与2015年相比有所上升。

我国正处于人口加速老龄化阶段,随着人口老龄化比例不断扩大,将进一步加重我国慢性疾病负担。

二、我国慢性疾病管理服务现状

(一)慢性疾病防控形势依然严峻

面对当前仍然严峻的慢性疾病防控形势,党中央、国务院高度重视,将实施慢性疾病综合防控战略纳入《"健康中国 2030"规划纲要》中,将合理膳食和重大慢性疾病防治纳入健康中国行动,进一步聚焦当前国民面临的主要营养和慢性疾病问题,从政府、社会、个人(家庭)3 个层面协同推进,通过普及健康知识、参与健康行动、提供健康服务等措施,积极有效应对当前挑战,推进实现全民健康。

目前,我国癌谱正处于发展中国家向发达国家癌谱过渡的阶段。发达国家高发的肺癌、结直肠癌、乳腺癌等不断上升,发展中国家高发的消化道癌症,如食管癌、胃癌、肝癌等与二十世纪七八十年代相比,有所下降,但整体负担仍然较重,癌症整体防控形势还是比较严峻。我国癌症 5 年生存率在近十年来已经从 30.9% 上升到 40.5%,但是与发达国家还有差距。推进癌症筛查和早诊、早治工作向纵深发展,一是不断扩大筛查服务供给,二是不断提升筛查服务能力、积极探索推广筛查适宜技术,三是不断提高群众防癌意识。

2017 年 1 月 22 日,《国务院办公厅关于印发中国防治慢性病中长期规划(2017—2025年)的通知》(国办发〔2017〕12 号文)中提到:到 2025 年,慢性疾病危险因素得到有效控制,力争 30~70 岁人群因心脑血管疾病、癌症、慢性呼吸系统疾病和糖尿病导致的过早死亡率较2015 年降低 20%。

(二)慢性疾病呈现"三高三低"特点

随着我国经济、社会的迅速发展,慢性非传染性疾病总体呈现出发病率、病死率、致残率高,而知晓率、治疗率、控制率低的"三高三低"现象。主要痛点集中在患者知晓率低、控制率低,主要因为在疾病诊断覆盖范围小、诊断水准不均衡及患者自身预防意识较差。

中国慢性疾病管理市场参与主体众多,主要包括各级医疗机构、健康管理机构和体检机构等。我国的慢性疾病管理服务的主体主要是以公立的基层医疗卫生机构为主,如社区卫生服务中心和乡镇卫生院等。基层医疗卫生机构主要是负责管理,二、三级医院主要负责诊治等方面的业务。

第二节　围绕健康城市规划慢性疾病健康管理服务系统平台

为了提升慢性疾病管理服务能力,围绕智慧健康城市建设规划设计全市慢性疾病人群健康管理服务架构体系。慢性疾病健康管理服务体系也是健康管理服务体系的重要组成部分,实行统一的管理。从管理架构上,可以单独设置慢性疾病管理机构,也可以与健康管理机构合并成一个统一的机构,实现一个机构多项工作职责。

一、建立多层级的慢性疾病管理服务系统架构

(一)全市慢性疾病人群健康管理

全市慢性疾病人群健康管理机构,参照全市健康管理机构设置执行。由市卫生健康委内部健康管理机构负责,或者单独成立一个慢性疾病健康管理机构,主要负责全市慢性疾病人群的健康管理和医疗服务工作。规划慢性疾病健康管理服务系统平台时,把市级对全市以及各区县慢性疾病健康管理服务工作监督考核业务体现出来,利用信息化平台实现科学化监督管理。

(二)各区县慢性疾病人群健康管理

各区县慢性疾病人群健康管理机构,参照各区县健康管理机构设置执行。由各区县卫

生健康委内部健康管理机构负责,或者单独成立一个慢性疾病健康管理机构,主要负责各区县慢性疾病人群的健康管理和医疗服务工作。

在规划全市统一的慢性疾病人群健康管理系统服务平台或者各区县规划各自的系统平台时,按照属地化管理原则,把市属各区县的卫生健康委关于慢性疾病健康管理业务监管职能,在系统中充分体现出来,各区县卫生健康委能够通过系统平台对辖区内的慢性疾病人群的健康管理服务业务实施监管。

(三)城市医疗集团或县域医共体对慢性疾病人群的健康管理

对于已经建立区域城市医疗集团和县域医共体的城市,有关慢性疾病人群的健康管理业务由辖区内城市医疗集团或县域医共体组织负责,负责组织各级医疗卫生机构,对所辖社区慢性疾病人群开展健康管理以及医疗服务工作。在规划系统平台上,体现出各市各区(县)城市医疗集团或县域医共体组织机构的业务开展与监管职能。

(四)二、三级医院对慢性疾病人群的健康管理服务

为加强慢性疾病人群的健康管理服务工作,各级医疗机构应成立慢性疾病健康管理指导服务中心,负责对辖区内慢性疾病人群开展健康管理工作指导和医疗业务工作协同等具体业务工作。规划系统平台时,二、三级医院借助慢性疾病健康管理服务平台能够为辖区内居民提供慢性疾病筛查、健康评估服务、互联网诊疗服务、居家专业护理服务、健康体检服务、健康教育服务、医疗健康实时监护服务、心理健康服务等,也能够接受下级医院的会诊请求,提供联合会诊服务。

(五)基层医疗卫生机构对慢性疾病人群的健康管理服务

基层医疗卫生机构是负责辖区慢性疾病人群的健康管理工作和基本的医疗工作,应配备专职人员负责辖区内慢性疾病人群的健康管理和医疗服务工作。规划系统平台时,能够实现对辖区内慢性疾病人群提供健康档案管理、慢性疾病筛查、随访管理、互联网诊疗服务、居家专业护理服务、健康体检服务、健康教育服务、医疗健康实时监护服务等,也能够向上级医院提出会诊请求,提供联合会诊服务。

二、建立多角色分工协同的健康管理服务体系

围绕健康城市开发建设慢性疾病人群健康管理服务系统平台,涉及众多的业务管理和服务角色。管理角色有市级卫生健康委、各区(县)卫生健康委、各区(县)城市医疗集团和县域医共体等;服务机构角色有三级医院、二级医院和基层医疗卫生机构;业务服务角色有如各级医疗机构专科医生、护士、健康管理师、家庭医生、药剂师、中医师等。被服务的角色有社区慢性疾病人群、养老机构和福利院中老年群体等。上述管理机构角色和业务服务角色,在系统平台中承担各自的业务管理和业务服务功能。同时,他们之间相互协同、配合,完成对城市慢性疾病人群的健康管理服务工作。

三、系统部署和业务运营服务模式

慢性疾病健康管理服务系统平台,属于公共卫生服务范畴,应当由政府出资承建部署服务系统平台,各级医疗卫生机构入驻系统平台并提供相应的业务运营服务。

该系统一般部署在城市卫生健康委数据中心或云数据中心,给各级医疗卫生机构分配权限和账号,医生利用PC登录为辖区内居民开展慢性疾病健康管理业务。患者在移动端下

载,注册使用。家庭医生也可以下载注册,开展相应的慢性疾病健康管理业务。如果是在农村地区,该系统部署在县卫生健康委数据中心,给各乡镇卫生院或村卫生室分配账号,利用PC 和健康 APP 开展相应的健康管理业务,农村居民利用手机下载健康 APP 开展服务。

第三节　慢性疾病危险因素预防管理系统的开发

2017 年 10 月 18 日,党的十九大报告中提出了"健康中国"的发展战略,其中,重要一条是转变长期以来以医疗为主、预防为辅的指导方针,要把预防放在首要位置。因此,我们要做好各种疾病的预防措施,把影响人类生命健康的危险因素消灭在萌芽状态。

基于慢性疾病预防控制系统开发是一个非常重要的工作,其本质是对影响健康的因素进行风险评估和干预控制。风险评估主要是分析影响群体健康的危险因素,并预测群体在未来若干年内各种慢性疾病的患病概率。对各种慢性疾病如糖尿病、高血压、肥胖症、冠心病、脂肪肝、痛风、偏头痛、脑卒中、慢性阻塞性肺疾病、抑郁症、代谢综合征等进行风险因素评估;对各种肿瘤疾病诱发因素的分析评估,如胃癌、直结肠癌、肺癌、前列腺癌、宫颈癌、乳腺癌、卵巢癌、子宫癌、结肠癌、肺癌、白血病、甲状腺癌等,以及对影响健康的 7 种生活方式——饮食、饮酒、运动、心理、环境、吸烟、睡眠进行分析评估。其中环境因素包括气候、温度、大气污染、饮用水质量、职业工作环境等。

为了做好慢性疾病预防控制工作,需要专业医务人员针对每一种疾病的诱发因素进行分析研究和量化考证,针对诱发每种慢性疾病的危险因素作出科学的判断,指导人们预防各种慢性疾病的发生。

可通过大数据分析技术,采取循证的研究方法,针对诱发每种慢性疾病的各种危险因素进行分析研究。如不良生活习惯、恶劣的自然环境、恶劣的职业环境、家族遗传史等因素,建立一个疾病诱发因素推理模型和知识数据库,能够比较准确地作出预测某一疾病发生的概率等,指导人们采取积极预防措施,防患于未然。

基于个体的疾病干预管理,则根据个体疾病危险因素分析评估以及疾病预测发生的概率,对每一个个体作出针对性的健康干预预案,提前避免与克服诱发因素,养成良好的生活习惯,坚持锻炼身体,提高自身免疫力。

如何开发慢性疾病危险因素预防管理系统呢? 由于该系统研究过程过于复杂,利用信息学和循证医学方法,提出一些方法,仅供读者参考。

建议分两步进行,第一步建立模型开展每种疾病危险因素分析研究,采取循证医学方式,通过大量数据分析研究得出每种疾病的主从诱发因素。第二步是结合大量实际病例,不断验证和矫正研究结果,使研究结果更加符合实际。根据研究结果,在临床实践和疾病预防健康教育中,对广大医务人员和居民进行普及宣传,采取主动预防的方式避免各种慢性疾病的发生。

具体研究方法是,由每种疾病的专家对可能诱发疾病的各种危险因素总结出来,大致从自然环境因素、生活方式因素、遗传因素、工作环境因素等方面入手建立因素数据库。从海量患病人群中分析这些诱发该疾病的主要和相关因素,利用海量病例大数据分析技术,从中找出普遍性规律和相关因素,并确定每种诱发因素对疾病所造成的影响。

具体验证方法,是根据研究结果采取迭代验证的方法,在临床采取抽样病例危险诱发因素分析,与研究结果进行对比分析,通过大量抽样调查对比分析,校正研究结果。这项工作是一项循环往复不断进化的研究迭代过程。只有通过大量的案例,才能不断地丰富研究和实践成果。

第四节　慢性疾病预防筛查管理系统开发

慢性疾病筛查工作是我国疾病预防工作的重要内容之一,通过慢性疾病筛查做到早发现早治疗。慢性疾病种类较多,不同的慢性疾病需要拟定不同的筛查方案,但筛查方式大相径庭。为了提高筛查效率、降低筛查成本,需利用信息化手段开发一款慢性疾病筛查管理软件系统,让被筛查者群体利用移动终端设备,如手机 APP 或微信公众号,线上回答某一疾病初筛问卷,回答完毕后系统自动分析作出初步判断结果。一类是无疾病,另一类可能患有某些种类的疾病,过滤掉无疾病人群,重点对可能患有慢性疾病的人群,预约医疗机构做进一步检查,以便确定是否患有某种慢性疾病。

一、慢性疾病筛查的方式

(一)疾病症状问卷调查

利用信息化手段进行慢性疾病初筛,获得比较客观的一手资料,为下一步精准筛查奠定基础。由慢性疾病专家拟定专病问卷调查表,开发成电子问卷方式,推送到被筛查群体的移动端手机上,被调查者群体根据自己的病情回答问卷内容并提交,专病专家对收集到的问卷调查表进行分析,判断患者可能患的疾病,制订下一步精准筛查内容。

(二)利用人工智能进行疾病辅助筛查

在医学领域人工智能技术应用比较普遍的当今,对于能够利用机器人工智能影像识别和诊断的疾病,已经广泛用于疾病筛查。按照设备类型分为皮肤影像、超声影像、放射影像、放射治疗、病理分析、内镜影像等,下面主要描述皮肤影像、放射影像及病理影像。

1. 皮肤影像　在皮肤疾病诊断方面,利用人工智能皮肤疾病诊断技术,开发一个皮肤疾病诊断云平台,云平台上保存由各种皮肤疾病诊断的人工智能影像诊断模型软件系统和标准的皮肤疾病诊断数据影像库,在 PC 端和手机端开发有人工智能影像识别软件,只要通过该皮肤疾病人工智能识别软件扫描一下图像,就可以给出一个皮肤疾病诊断,准确率可达到 97% 以上,远超过一个熟练的皮肤疾病诊断专家。利用该人工智能技术广泛用于皮肤疾病诊断和筛查,极大地提高了诊断和筛查效率。

2. 放射影像——DR、X 线、CT、磁共振　在综合性三甲医院,门诊、影像检查数量大,DR 正常病例报告书写占据了影像科医生的大部分精力,迫切需要智能诊断加结构化初诊报告来提升诊断效率;在基层医疗机构,随着基础建设的持续加大投入,乡镇卫生院基本都配备了 DR 设备,但缺乏具备诊断能力的影像科医生,造成有人拍片而无人写报告的问题突出。部分地区通过建设远程医疗平台,由医联体内县医院或更上级医院进行远程诊断,增加了上级医院的工作量,增加了误诊、漏诊的风险。在我国已经开发出诊断肺部疾病、乳腺、肝胆脾肾等疾病人工智能的诊断软件,广泛应用于各级医疗机构影像诊断与疾病筛查科室,可以为影像诊断科室提供影像预处理、影像质量分级、病灶识别检出、异常征象检出等初筛,把大量无病灶的影像过滤掉,为影像医生提供有病灶的初筛诊断,提高影像诊断工作效率和工作质量。

3. 病理影像　病理诊断是医学诊断的"金标准",人工智能病理影像诊断技术已广泛用于病理科室,为临床提供确诊前的筛查和辅助诊断。病理报告中会提供患者罹患疾病的具体类型、肿瘤分级和分期等各种信息,然后临床医生会根据这些信息来制订治疗和用药方案。

二、慢性疾病筛查管理系统

利用互联网技术开发一款基于互联网 B/S 的慢性疾病筛查管理系统云平台,为各级医疗卫生机构所使用,实现筛查病种管理、疾病筛查问卷规则制订、筛查人群档案建立、疾病筛查结果分析等业务功能。把某些慢性疾病的判断标准开发成软件,由软件系统给出初步结论,大大提升社会团体人群筛查工作效率。

(一) 医疗卫生机构侧业务功能

慢性疾病筛查管理系统,为医疗卫生机构医务人员提供疾病筛查与管理等服务。

1. 筛查对象建档管理　为被筛查人群导入或建立基本的健康档案,并推送慢性疾病筛查二维码给被筛人群手机端,协助其下载筛查软件 APP,注册使用疾病筛查软件,或者关注微信小程序,实现健康档案自我管理和疾病筛查。

2. 慢性疾病初筛问卷管理　系统建设有各类慢性疾病初筛前问卷调查,以二维码的形式推送给被筛查人群。

3. 问卷回收质量管理　对回收的慢性疾病初筛问卷进行质量控制,检出不合格的问卷内容,并返回重新回答,告知回答出错的内容。

4. 评估医生管理　系统平台上注册有慢性疾病筛查评估专科医生,主要负责筛查管理工作。对筛查前期问卷作出初步判断,以便是否进一步检查确诊是否患有某种疾病。

5. 问卷评估　一是由专科医生对慢性疾病筛查问卷进行评估,主要将问卷初筛内容分成两类,一类是初筛未患慢性疾病的人群;另一类是初步判定患有慢性疾病的人群。二是开发一款智能筛查判别系统,代替专科医生评估。

6. 体检方案管理　制订每类慢性疾病体检方案,需要进一步做哪些医疗检查和检验,确诊是否患有某种慢性疾病。

7. 复检管理　一是将体检方案和告知内容一同发给初筛后初步判定患有某种慢性疾病人群,通知其需要进一步检查,以便确定是否患有某种慢性疾病;同时,给初筛未患某种慢性疾病的人群,发送信息告知其初筛结果,暂时不需要进一步健康体检。

8. 体检管理　如果同意做进一步体检,将给指定体检机构并预约体检项目。

9. 体检分析　对体检结果进行分析,确诊是否患有某种慢性疾病以及严重程度,并给体检人推送体检健康分析报告。

10. 咨询预约　为患者提供疾病筛查线上咨询服务,提供电话、视频、文字三种服务模式。

11. 视频咨询　与专科医生视频咨询。

(二) 被筛查人群侧业务功能

为被筛查人群提供的慢性疾病筛查 APP 或微信小程序,被筛查人群通过该软件配合完成筛查工作。

1. 健康档案管理　利用 APP 或微信小程序,修改完善自己健康档案。浏览健康档案,浏览初筛结果和体检结果。

2. 疾病初筛　利用 APP 或微信小程序,回答疾病初筛问卷。

3. 体检预约　接受体检预约服务。

4. 咨询预约　预约慢性疾病专科医生,针对个体情况预约咨询。

5. 视频咨询　与专科医持视频咨询。

6. 其他服务　通知通告服务。

第五节　慢性疾病健康管理协同服务系统创新设计

2017 年 1 月 22 日,《国务院办公厅关于印发中国防治慢性病中长期规划(2017—2025 年)的通知》(国办发〔2017〕12 号文)发布,文中提出构建慢性疾病防治结合工作机制。疾病预防控制机构、医院和基层医疗卫生机构要建立健全分工协作、优势互补的合作机制。疾病预防控制机构负责开展慢性疾病及其危险因素监测和流行病学调查、综合防控干预策略与措施,实施指导和防控效果考核评价;医院承担慢性疾病病例登记报告、危重急症患者诊疗工作,并为基层医疗卫生机构提供技术支持;基层医疗卫生机构具体实施人群健康促进、高危人群发现和指导、患者干预和随访管理等基本医疗卫生服务。加强医防合作,推进慢性疾病防、治、管整体融合发展。

该系统是为二级及三级医院、基层医疗卫生服务机构和慢性疾病患者三方联合打造的一款基于互联网 B/S 的系统云平台,其中慢性疾病健康管理业务功能介绍如下。

一、慢性疾病健康管理业务功能

(一) 二、三级医院侧慢性疾病管理业务功能

慢性疾病健康管理协同服务系统,为二、三级医院和基层医疗卫生机构医务人员提供基于 B/S 工作模式的 PC 端 Web 软件系统,授权账号和使用权限登录系统平台。其中为二、三级医院专业临床科室的医务人员,提供的管理业务功能包括慢性疾病档案建立和完善、慢性疾病治疗方案拟定、健康体检管理、随访服务管理、健康教育管理、医疗健康实时监护管理等。

(二) 基层医疗卫生机构侧慢性疾病管理业务功能

慢性疾病健康管理协同服务系统,为基层医疗卫生机构提供的管理功能包括:随访服务管理、健康教育管理、健康实时监护业务服务管理、会诊管理等。

(三) 为慢性疾病患者人群的服务管理工具

慢性疾病健康管理协同服务系统,为慢性疾病患者开发的慢性疾病健康移动端 APP 和微信公众号,下载注册即可浏览自己的健康档案、检查监测治疗情况,同时接受慢性疾病健康教育服务;慢性疾病患者利用该系统向医疗机构预约线上复诊、检查、治疗、专业护理等互联网医疗健康服务。

二、慢性疾病医疗健康管理服务系统业务功能

为了方便各级医疗卫生机构之间协同管理,按照各自的业务功能,开发一个多角色参与管理与服务的协同服务系统平台,为慢性疾病人群提供医疗健康管理服务。

(一) 二、三级医院侧业务功能

1. 慢性疾病评估服务　专科医生对慢性疾病患者健康状况进行科学评估,给出健康评估报告。

2. 指导诊疗方案　根据健康评估报告,由专科医生给出科学诊疗和健康干预指导方案。

3. 医疗健康实时监护服务　为慢性疾病患者提供连续动态的医疗健康实时监护服务,为科学治疗提供依据。

4. 门诊预约服务　提供慢性疾病线上、线下门诊预约服务。

5. 居家护理预约　提供居家专业护理预约服务。

6. 线上缴费业务　为患者办理线上预约挂号、药品、检查与治疗等缴费业务。

7. 线上诊疗服务　为患者提供线上视频问诊服务。

8. 线上会诊服务　为下级医院提供线上视频会诊服务。

9. 转诊服务　向下级医院转诊服务。

10. 健康体检预约服务　提供各类健康体检套餐预约服务。

11. 慢性疾病筛查服务　提供线上、线下慢性疾病筛查服务。

12. 随访服务　提供随访记录服务。

13. 提供健康教育服务　利用健康管理与服务网站等,开展健康教育服务。

14. 结算服务　具备身份识别、费用结算、移动支付、扫码支付、医保结算、商保结算等6项功能。支持身份证、居民健康卡(电子)等两种身份识别方式。

15. 信息查询服务　提供预约项目查询、处方查询、检查检验报告查询等信息查询服务。

(二)基层医疗卫生机构侧业务功能

1. 签约与建档服务管理　基层家庭医生与辖区内慢性疾病患者签约,对辖区内慢性疾病人群签约率、建档率、定期随访率进行管理。

2. 辖区内慢性疾病筛查服务　对所管辖区域居民,提供线上、线下慢性疾病筛查服务。

3. 慢性疾病签约率管理　对辖区慢性疾病人群签约率符合国家要求,逐步达到100%。

4. 对辖区慢性疾病人群网格化规范管理　对辖区内慢性疾病人群行网格化和动态化管理率达到100%。

5. 慢性疾病干预控制率　对辖区内慢性疾病干预控制率符合国家规范要求。

6. 实时健康监护服务　为辖区内慢性疾病人群提供医疗健康实时监护预警服务。

7. 随访内容管理　对慢性疾病开展规范化调查随访管理。

8. 健康体检内容管理　为慢性疾病患者提供健康体检规范化内容管理。

(三)患者端业务功能

1. 预约服务　利用慢性疾病医疗健康管理服务软件(公众版),可以分别预约线上、线下各种医疗服务,如线上门诊、线下体检、线下治疗、专业护理等。

2. 慢性疾病诊疗服务　利用慢性疾病医疗健康管理服务软件(公众版),可以开展线上门诊服务等。

3. 接受健康教育服务　利用健康管理与服务网站、医疗健康软件,开展面向出院患者的健康教育服务。

4. 慢性疾病健康实时监测服务　慢性疾病患者可选择性接受实时健康监测服务。

5. 居家护理预约　预约居家专业护理服务。

6. 线上缴费结算业务　线上预约诊疗费等缴费结算业务。

7. 健康体检预约服务　向健康体检机构预约套餐体检服务。

8. 随访服务　接受定期健康随访服务。

第六节　高血压患者健康管理服务系统开发

一、高血压患者健康管理系统规划设计

根据 2019 年 4 月国家卫生健康委与国家中医药管理局颁布的《全国基层医疗卫生机构信息化建设标准与规范（试行）》，其中对高血压患者的健康管理与服务信息化系统建设，提出了具体的要求。按照国家建设保证与规范，全方位满足基层医疗卫生机构对高血压管理的需求，开发基于 B/S 架构的高血压管理系统，满足所在卫生行政区划内多家基层医疗卫生机构对所辖区内慢性高血压患者管理的需求，支持基层医疗卫生机构 Web 端的方式开展慢性疾病管理工作，支持辖区内慢性高血压患者端管理。

1. 签约与建档服务　家庭医生为高血压患者签约、建档、健康指导服务。

2. 高血压疾病筛查　能够对辖区内人群进行线上高血压问卷筛查管理，根据筛查结果，线下进一步确诊检查。

3. 网格化管理　对辖区内高血压患者实行网格化和动态化管理，为社区高血压患者提供健康实时监护服务，提供线上血压实时监护预警服务。

4. 提供动态治疗方案　上级医院专科医生联合辖区内基层社区家庭医生，为高血压患者提供短、中、长期治疗方案，对治疗效果进行评价、定期随访等业务。

5. 诊疗服务　为患者提供线上门诊预约、线上问诊、咨询等诊疗服务。

6. 结算服务　提供多种便民费用结算方式，鼓励使用居民健康卡。具备身份识别、费用结算、移动支付、扫码支付、医保结算、商保结算等 6 项功能。支持身份证、居民健康卡（电子）等两种身份识别方式。

二、高血压患者健康管理业务功能

高血压患者健康管理服务系统，应当满足高血压患者医疗和健康管理服务的需求。

（一）二、三级医院专科医生端

1. 高血疾病评估服务　对高血压患者所患高血压等级进行科学评估，给出评估分析报告。

2. 诊疗方案　根据患者所患高血压疾病等级及状况，专家给出科学诊疗和干预指导方案。

3. 高血压动态监测服务　为居家患者提供连续动态的血压实时监测服务，为科学治疗提供依据。

4. 门诊预约服务　提供高血压患者线上、线下门诊预约服务。

5. 居家护理预约　提供居家专业护理预约服务。

6. 线上会诊服务　为下级医院提供线上视频会诊服务。

7. 线上缴费业务　办理线上缴费结算业务。

8. 线上诊疗服务　提供线上视频问诊服务。

9. 转诊服务　向下级医院转诊服务。

10. 健康体检预约服务　提供定向健康体检套餐预约服务。

11. 高血压疾病筛查服务　提供线上线下高血压疾病筛查问卷服务。

12. 随访服务　提供定期健康随访记录服务。

13. 健康教育服务　利用服务网站和移动端 APP 或微信公众号,面向患者提供健康教育服务。

(二)基层医疗卫生机构医生管理端

1. 签约与建档服务管理　家庭医生对辖区内高血压患者提供签约和建档服务。

2. 辖区内高血压筛查　对所管辖区域居民,开展线上高血压慢性疾病问卷筛查和管理。

3. 辖区高血压患者网格化规范管理率　对辖区内所有的高血压患者实行 100% 的动态管理,包括建档和随访。动态化管理率达到 100%。

4. 辖区高血压患者血压控制率　对辖区内高血压患者血压控制率达到 100%。

5. 高血压监测服务　为辖区内高血压患者提供线上血压实时监测预警服务。

6. 随访管理　对高血压患者开展规范化调查随访管理。

7. 健康体检管理　对高血压患者每年开展规范化体检管理。

(三)患者端

为辖区内高血压患者提供慢性疾病管理软件,具体提供以下服务。

1. 门诊预约服务　向医疗机构预约线上、线下高血压门诊服务。

2. 居家护理预约　预约提供居家专业护理服务。

3. 线上缴费结算业务　办理线上预约诊疗费等缴费结算业务。

4. 线上诊疗服务　提供线上与医生视频问诊服务。

5. 健康体检预约服务　向健康体检机构预约套餐体检服务。

6. 预约查询服务　通过移动端 APP 或微信公众号查询已经预约的检查项目,包括处方、检查报告、治疗方案等。

7. 随访服务　接受定期健康随访服务。

第七节　2 型糖尿病患者健康管理服务系统开发

一、2 型糖尿病患者健康管理系统规划设计

2019 年 4 月份,国家卫生健康委与国家中医药管理局颁布《全国基层医疗卫生机构信息化建设标准与规范(试行)》,其中对 2 型糖尿病患者的健康管理与服务信息化系统建设,提出了具体要求,结合标准与规范,规划开发 2 型糖尿病患者健康管理系统。该系统基于 B/S 架构,满足所在卫生行政区划内各级医疗卫生机构对所辖区内 2 型糖尿病患者管理的需求,支持二、三级医院和基层医疗卫生机构 Web 端的方式工作,也支持患者利用移动端 APP 或微信公众号与医务工作者协同工作服务。具体规划如下:

1. 签约与建档服务　支持家庭医生为 2 型糖尿病患者开展签约、建档、健康指导服务。

2. 2 型糖尿病疾病筛查　对辖区内人群提供线上 2 型糖尿病患者慢性疾病问卷筛查和管理,根据筛查结果线下进一步确诊检查。

3. 网格化管理　对辖区内 2 型糖尿病患者实行网格化和动态化管理,为社区 2 型糖尿病患者提供健康实时监护服务,提供线上血糖实时监护预警服务。

4. 提供动态治疗方案　辖区内二、三级医院为 2 型糖尿病患者提供短、中、长期治疗方案,对治疗效果进行评价、随访等业务。

5. 诊疗业务服务　为患者提供线上与线下一体化的诊疗业务服务,包括线上门诊预约、线上诊疗、咨询、随访等服务。

6. 费用结算服务　为患者提供多种形式的费用结算方式,包括微信、支付宝、银行卡等。鼓励使用居民健康卡。具备身份识别、费用结算、移动支付、扫码支付、医保结算、商保结算等6项功能,支持身份证、居民健康卡(电子)等两种身份识别方式。

二、2型糖尿病患者健康管理业务功能

2型糖尿病患者健康管理服务系统,应当满足糖尿病患者医疗和健康管理服务的需求,具体业务功能如下。

(一)二、三级医院临床业务医生端

1. 疾病评估服务　对糖尿病患者的疾病等级进行科学评估,给出评估分析报告。

2. 诊疗方案　根据患者所患糖尿病等级及状况,专家给出科学诊疗和干预指导方案。

3. 动态监测服务　为居家患者提供连续动态的血糖实时监测服务,为科学治疗提供依据。

4. 膳食管理服务　为糖尿病患者提供科学的营养膳食配餐服务。

5. 门诊预约服务　提供糖尿病患者线上线下门诊预约服务。

6. 居家护理预约　提供居家专业护理预约服务。

7. 线上会诊服务　为下级医院提供线上视频会诊服务。

8. 线上缴费业务　提供线上缴费结算业务功能。

9. 线上诊疗服务　提供线上视频问诊服务。

10. 转诊服务　向下级医院转诊服务。

11. 健康体检预约服务　提供定向健康体检套餐预约服务。

12. 疾病筛查服务　提供线上线下糖尿病疾病筛查问卷服务。

13. 随访服务　提供定期健康随访记录服务。

14. 健康教育服务　利用服务网站和移动端APP或微信公众号,面向患者提供健康教育服务。

(二)基层医疗卫生机构医生管理端

1. 签约与建档服务管理　家庭医生对辖区内糖尿病患者进行签约和建档服务。

2. 辖区内2型糖尿病筛查　对所管辖区域居民开展线上糖尿病问卷筛查和管理。

3. 糖尿病患者网格化规范管理率　对辖区内所有的2型糖尿病患者实行100%的动态管理,包括建档和随访。动态化管理率达到100%。

规范管理的含义:建档、定期随访管理(实施分级管理、随访评估和分类干预,其中每年提供至少4次面对面随访、4次免费空腹血糖检测和1次较全面的健康体检)和档案填写规范(信息真实,必填项目完整且无逻辑错误)。

4. 辖区2型糖尿病患者血压控制率　对辖区内高血压患者血压控制率达到100%。

5. 血糖监测服务　为辖区内糖尿病患者提供线上血糖实时监测预警服务。

6. 随访管理　对糖尿病患者开展规范化调查随访管理。

7. 健康体检管理　对糖尿病患者每年开展规范化体检管理。

(三)患者端

为辖区内2型糖尿病患者提供慢性疾病管理软件,具体提供以下服务。

1. 门诊预约服务 医疗机构为患者提供线上线下糖尿病门诊预约服务。

2. 居家护理预约 预约提供居家专业护理服务。

3. 线上缴费结算业务 线上预约诊疗费等缴费结算业务。

4. 线上诊疗服务 提供线上与医生视频问诊服务。

5. 健康体检预约服务 向健康体检机构预约套餐体检服务。

6. 科学饮食指导服务 提供饮食能量及糖分换算和饮食控制查询服务。

7. 预约查询服务 通过移动端 APP 或微信公众号查询已经预约的检查项目,包括处方、检查报告、治疗方案等。

8. 随访服务 接受定期健康随访服务。

第八节 肺结核患者健康管理服务系统开发

一、肺结核患者健康管理系统规划设计

根据国家对肺结核患者的健康管理与服务信息化系统建设具体要求,结合标准与规范,规划开发肺结核疾病患者健康管理系统。该系统基于 B/S 架构,满足所在卫生行政区划内各级医疗卫生机构对所辖区域内慢性肺结核疾病患者管理的需求,支持二、三级医院和基层医疗卫生机构 Web 端的方式工作,也支持患者利用移动端 APP 或微信公众号与医务工作者协同工作服务。具体规划如下:

1. 签约与建档服务 支持家庭医生为肺结核病患者开展签约、建档、健康指导服务。

2. 肺结核疾病筛查 提供对辖区内人群进行线上肺结核病患者问卷筛查和管理,根据筛查结果线下进一步确诊检查。

3. 网格化管理 对辖区内肺结核病患者实行网格化和动态化管理,为社区患者提供健康实时监护服务。

4. 提供动态治疗方案 辖区内二、三级医疗机构,为肺结核病患者提供科学化的治疗方案,对治疗效果进行评价、随访等业务。

5. 诊疗业务服务 为患者提供线上与线下一体化的诊疗服务,包括线上门诊预约、线上诊疗、咨询、随访等服务。

6. 结算服务 为患者提供多种形式的费用结算方式,包括微信、支付宝、银行卡等。鼓励使用居民健康卡,具备身份识别、费用结算、移动支付、扫码支付、医保结算、商保结算等 6 项功能,支持身份证、居民健康卡(电子)等两种身份识别方式。

二、肺结核病患者健康管理业务功能

肺结核患者健康管理服务系统,应当满足肺结核患者医疗和健康管理服务的需求,具体业务功能如下。

(一)医生端

1. 疾病评估服务 对肺结核患者的疾病等级进行科学评估,给出评估分析报告。

2. 诊疗方案 根据患者所患肺结核状况,专家给出科学诊疗和干预指导方案。

3. 动态监测服务 为居家患者提供连续动态的实时监测服务,为科学治疗提供依据。

4. 门诊预约服务　为肺结核患者提供线上、线下门诊预约服务。

5. 居家护理预约　提供居家专业护理预约服务。

6. 线上会诊服务　为下级医院提供线上视频会诊服务。

7. 线上缴费业务　提供线上缴费结算业务功能。

8. 线上诊疗服务　提供线上视频问诊服务。

9. 转诊服务　向下级医院转诊服务。

10. 健康体检预约服务　提供定向健康体检套餐预约服务。

11. 疾病筛查服务　提供线上线下肺结核疾病筛查问卷服务。

12. 随访服务　提供定期健康随访记录服务。

13. 健康教育服务　利用服务网站和移动端 APP 或微信公众号,面向患者提供健康教育服务。

（二）基层医疗卫生机构医生管理端

1. 签约与建档服务管理　家庭医生对辖区内肺结核患者进行签约和建档服务。

2. 肺结核疾病筛查　对所管辖区域居民开展线上肺结核疾病问卷筛查和管理。

3. 肺结核患者网格化规范管理率　对辖区内所有的肺结核病患者实行 100% 的动态管理,包括建档和随访。动态化管理率达到 100%。

4. 辖区肺结核服药管理率　对辖区内肺结核服药动态化管理率达到 100%。

5. 辖区肺结核结案评估管理率　对辖区内肺结核结案评估工作达到 100%。

6. 随访管理　对肺结核病患者开展规范化调查随访管理。

7. 健康体检管理　对肺结核患者每年定期开展规范化体检管理。

（三）患者端

为辖区内肺结核病患者提供慢性疾病管理软件,具体提供以下服务。

1. 门诊预约服务　医疗机构为肺结核患者提供线上、线下门诊预约服务。

2. 居家护理预约　预约提供居家专业护理服务。

3. 线上缴费结算业务　线上预约诊疗费等缴费结算业务。

4. 线上诊疗服务　提供线上与医生视频问诊服务。

5. 健康体检预约服务　向健康体检机构预约套餐体检服务。

6. 预约查询服务　通过移动端 APP 或微信公众号查询已经预约的检查项目,包括处方、检查报告、治疗方案等。

7. 随访服务　接受定期健康随访服务。

第 十 二 章

老年人健康管理与健康养老服务系统开发

2022 年 9 月 28 日,国家卫生健康委发布了 WS/T 802—2022《中国健康老年人标准》,该标准于 2023 年 3 月 1 日正式实施。该标准规定了中国健康老年人标准、评估实施和评估标准,适用于医疗卫生机构、养老服务机构人员等对 60 岁及以上中国人群健康状态的评估。

我们参照该标准以及国家为老年人提供的义务健康管理与服务规范,利用现代互联网等信息技术,规划设计老年人健康管理与服务系统。该系统基于云服务理念设计,我们称之为"老年健康管理服务系统平台"(本节简称"平台")。为了方便医疗健康管理等业务服务的开展,平台给各级医疗卫生服务机构广大医务工作者提供基于 Web 端和移动端的业务功能。同时,通过下载老年健康管理 APP(本节以下简称 APP)或微信公众号,为老年人及其家属提供基于移动端医疗健康服务。

按照智慧健康养老城市建设相关内容,结合老年人群健康管理与健康养老服务机制与模式研究的结果,本节着重阐述开发老年人健康管理与养老服务系统的方法。

一、建立多层级的老年人健康管理服务系统架构

(一) 全市老年人健康管理

全市老年人健康管理一般由市卫生健康委主管负责,主要负责老年人健康管理和医疗服务。规划老年人健康管理系统服务平台时,需要将全市老年人健康管理业务监管职能纳入系统设计中,能够通过系统平台实现对全市老年人的健康管理工作实施监管。

(二) 各区(县)老年人健康管理

结合各级医疗卫生行政监管机构所肩负的老年人群健康管理业务监管职能,按照属地化管理原则,规划老年人健康管理系统服务平台时,把市属各区(县)的卫生健康委业务监管职能,在系统规划设计中充分体现出来,所属各区(县)卫生健康委能够通过系统平台对辖区内的老年人的健康管理业务实施监管。

(三) 城市医疗集团或县域医共体老年人健康管理

对于已经建立区域城市医疗集团和县域医共体的城市,有关老年人群的健康管理业务由辖区内城市医疗集团或县域医共体组织负责,负责组织各级医疗卫生机构,对所辖社区老

年人群开展健康管理以及医疗服务工作。在规划系统平台上,体现出全市各区(县)城市医疗集团或县域医共体组织机构的业务开展与监管职能。

(四)二、三级医院老年人健康管理服务

为加快老年人群的健康管理服务工作,各级医疗机构应成立老年健康管理指导服务中心,负责对辖区内老年人群开展健康管理工作指导和医疗业务工作协同等具体业务。规划系统平台时,二、三级医院借助老年人健康管理服务平台能够为辖区内居民提供慢性疾病筛查、健康评估服务、互联网诊疗服务、居家专业护理服务、健康体检服务、健康教育服务、医疗健康实时监护服务、心理健康服务等,也能够接受下级医院的会诊请求,提供联合会诊业务服务。

(五)基层医疗卫生机构老年人健康管理服务

基层医疗卫生机构是负责辖区老年人群的健康管理工作和基本的医疗业务工作。应配备专职人员负责辖区内老年人群的健康管理和医疗服务工作。规划系统平台时,能够实现对辖区内老年人群提供健康档案管理、慢性疾病筛查、随访管理、互联网诊疗服务、居家专业护理服务、健康体检服务、健康教育服务、医疗健康实时监护服务等,也能够向上级医院提出会诊请求,提供联合会诊业务服务。

二、建立多角色分工协同的健康管理服务体系

围绕健康城市开发建设慢性疾病人群健康管理服务系统平台,涉及众多的业务管理和服务角色。管理角色有市级卫生健康委、各区(县)卫生健康委、各区(县)城市医疗集团和县域医共体等,服务机构角色有三级医院、二级医院和基层医疗卫生机构,业务服务角色有如各级医疗机构专科医生、护士、健康管理师、家庭医生、药剂师、中医师等。被服务的角色有社区老年人群、养老机构和福利院中老年群体等。上述管理机构角色和业务服务角色,在系统平台中承担各自的业务管理和业务服务功能。同时,他们之间相互协同配合完成对城市老年人群的健康管理服务工作。

三、建立辖区内三级医院专科医生与家庭医生网格化的协同健康管理机制

以公立三级医院为主导,在现有社区基层医疗机构服务的基础上,建立以三级医院专科医生与社区医疗卫生机构家庭医生联合网格化的协同管理机制,建立覆盖辖区内所有居民的家庭医生签约服务网络,将辖区内居民纳入全生命周期健康管理服务系统中。通过联合签约服务,对辖区内居民进行健康评估、各类慢性疾病筛查评估、慢性疾病患者管理与诊治、高危人群的干预防治等,包括心脑血管疾病、慢性呼吸系统疾病、糖尿病、肿瘤等。开展心理健康筛查与评估,提供心理关怀和指定服务。建立三级医院专科医生与家庭医生之间一种联合协同的健康管理服务新机制,为居民提供更加完善的健康管理与服务。建立任意一个家庭医生对应多个专科医生的协同模式,可以自由组合,旨在优化医疗资源分配,提升医疗服务质量和效率。

四、服务的机构与人群

围绕健康城市建设,开发老年人健康管理服务平台,服务的机构主要有市卫生健康委、各区(县)卫生健康委、城市医疗集团和县域医共体、二级及三级医院和基层社区卫生服务

中心等。除此之外,该系统为城市内部养老机构、社会福利院中的老年群体提供医疗健康服务。该系统服务的人群主要是城市内居家老年群体。

五、系统部署和业务运营服务模式

老年人健康管理服务系统平台,属于公共卫生服务范畴,应当由政府出资承建部署服务系统平台,各级医疗卫生机构入驻系统平台提供相应的业务运营服务。

该系统一般部署在城市卫生健康委数据中心或云数据中心,给各级医疗卫生机构分配权限和账号,医生利用 PC 登录为辖区内居民开展老年人健康管理服务业务。患者在移动端下载老年健康管理 APP,注册使用。家庭医生也可以下载老年健康管理 APP 进行注册,开展相应的健康管理业务。如果是在农村地区,该系统部署在县卫生健康委数据中心,给各乡镇卫生院或村卫生室分配账号,利用 PC Web 和健康 APP 开展相应的健康管理业务,农村居民利用手机下载老年健康管理 APP 开展线上业务。

第二节　老年人健康管理服务系统的组成

根据 2019 年 4 月份,国家卫生健康委与国家中医药管理局颁布的《全国基层医疗卫生机构信息化建设标准与规范(试行)》中,对老年人的健康管理与服务信息化系统建设,提出了具体要求,结合标准与规范,结合老年人实际需求,老年人健康管理服务系统由九个子系统组成,具体介绍如下。

一、市区(县)卫生健康委健康管理部门业务子系统

为统筹协调监管健康城市中关于老年人健康管理服务工作,该系统能够实现众多的业务监管工作。能够实时掌握来自全市各区(县)以及各级医疗卫生机构为老年人健康管理服务业务开展情况,实时掌握全市老年人口健康档案完成率、健康管理家庭签约率、65 岁及以上老年人健康体检完成率、慢性疾病老年人健康管理有效率、老年人平均寿命等全市健康指标概况。除此之外,各级医疗卫生机构为老年群体开展的家庭随访、居家护理、健康实时监护等业务情况,通过该子系统实时展示出来。

二、各区(县)医疗集团和县域医共体健康管理部门业务子系统

各区(县)医疗集团和县域医共体,统筹协调监管辖区内的老年人健康管理服务工作,该系统能够实现所需的业务监管工作,能够实时掌握来自本辖区内各级医疗卫生机构为老年人健康管理开展的服务情况,掌握辖区内老年人口健康档案完成率、健康管理家庭签约率、65 岁及以上人群健康体检完成率、慢性疾病老年人健康管理有效率、老年人平均寿命等健康指标概况。辖区内各级医疗卫生机构为老年群体开展的家庭随访、居家护理、健康实时监护等业务情况,通过该系统实时展示出来。

三、老年人健康管理业务子系统

老年人健康管理业务子系统,主要由基层医疗卫生机构负责承担具体的健康管理业务,利用该子系统实现对老年人的健康档案建立、家庭医生签约、健康评估、疾病风险评估、随访

业务、老年人健康体检进行管理和服务。

四、老年人健康体检业务管理子系统

该子系统是为老年人提供日常健康体检业务服务。由基层医疗卫生机构组织,辖区内医疗机构负责实施健康体检业务。为老年群体提供针对性健康体检套餐、线上预约、线上结算等管理服务。重点是对 65 岁及以上人群每年一度的健康体检进行管理,包括各区县 65 岁及以上人群健康体检名单管理、体检套餐管理、体检医院管理、体检时间、体检报告管理等具体的管理业务。

五、老年人慢性疾病业务管理子系统

由基层医疗卫生机构对患有各种慢性疾病的老年人参照慢性疾病管理业务实施管理。如 2 型糖尿病、高血压、肺结核等慢性疾病的管理和医疗服务等业务。

六、居家康复护理业务服务子系统

该子系统是为老年人提供居家医疗和护理业务服务。由辖区内医院为辖区老年人群,提供基于互联网的医疗健康服务,包括线上线下门诊预约、缴费、结算、线上线下诊疗、药品配送、健康咨询等服务。为辖区内失能和半失能等老年人群,提供居家护理服务。老年人家属利用系统提供的家庭护理 APP 或微信公众号线上预约医院提供的各种居家护理项目,包括线上居家护理预约、缴费、结算等服务。

七、心理健康服务子系统

该系统是为老年人提供心理健康服务。由辖区内精神专科门诊或社会心理服务机构,为老年人群提供心理疏导和咨询服务。可随时随地预约专业心理咨询师和精神专科医生,提供线上线下心理测评和心理咨询服务。

八、医疗健康实时监护服务子系统

该系统是为患有慢性疾病的老年人提供的一项健康实时监护服务。由二、三级医院和基层社区卫生服务中心,为居家老年人、养老机构的老年人提供医疗健康实时监护及预警和报警服务。提供远程动态心电监护、远程动态血压监护、远程血氧监护、远程血糖和血脂监护等。当发生病情危急时,可以一键报警服务。同时,利用该系统为居家老年痴呆症患者提供电子围栏和跟踪定位服务,防止老年人走失和摔倒。

九、与区域卫生信息化平台接口子系统

每个城市内部都建设有区域卫生信息化平台,是全市人口、健康档案、电子病历等数据中心,为老年人开发的医疗健康管理服务系统平台,需要与其对接,实现互联互通和数据共享。利用其基础人口和健康档案数据库,构建自己的健康管理与养老数据库,同时将相关的健康与养老数据及时上传至区域卫生信息化平台中,实现数据共享。

第三节　老年人健康管理服务系统的业务功能

一、各级行政部门老年健康管理机构业务监管功能

各级医疗卫生行政业务监管部门,能够利用系统对所属管辖区域范围内的各级医疗机构、城市医疗集团和县域医共体等健康管理机构进行业务监管,包括老年人群健康状况、管理覆盖率等指标,为科学管理提供了依据,不断改进工作方法,提升健康城市管理服务能力。

(一)市及所属各区(县)老年人健康管理服务业务数据展示

全市及所属各区(县)老年人口构成比例、家庭健康档案建立数量、家庭医生签约数量、65岁及以上人群年度健康体检人次数、患有慢性疾病老年群体数量、开展家庭专业护理服务人次数、开展健康实时监护人次数、开展家庭随访人次数、开展药品配送服务人次数、开展线上健康咨询人次数等业务数据展示。

(二)市及所属各区(县)老年人口健康管理指标数据展示

全市及所属各区(县)老年人口家庭医生建档与签约完成率、健康管理家庭覆盖率、65岁及以上人群健康体检完成率、患有慢性疾病老年人群健康管理有效率、健康教育普及率等有关老年人群的健康指标概况。

二、各区(县)健康管理分支机构业务功能

为统筹协调监督各区(县)关于老年人健康养老管理服务工作,为各区(县)老年人群健康管理机构提供有关老年人群的健康管理服务业务数据,展示与老年人群健康指标分析。

(一)各区(县)老年人健康管理服务业务数据展示

各区(县)所属区域老年人口构成比例、家庭健康档案建立数量、家庭医生签约数量、65岁及以上人群年度健康体检人次数、患有慢性疾病老年群体数量、开展家庭专业护理服务人数、开展健康监护人次数、开展家庭随访人次数、开展药品配送服务人次数、开展线上健康咨询人次数等数据展示。

(二)各区(县)老年人口健康管理指标数据展示

各区(县)所属区域老年人口家庭医生签约与建档完成率、健康管理家庭签约率、65岁及以上人群健康体检完成率、慢性疾病老年人群健康管理有效率、健康教育普及率等有关老年人群的健康指标概况。

三、二、三级医院健康管理服务指导业务功能

(一)老年人医疗健康服务功能

二、三级医院在老年人群健康管理业务中扮演着重要角色,指导和帮助基层医疗卫生机构开展老年人医疗健康管理工作,协助完成疾病评估、诊疗方案等医疗工作。具体提供的协助服务如下。

1. 健康评估　专科医生对老年人的健康状况进行科学评估,给出健康评估报告。
2. 指导诊疗方案　根据健康评估报告,由专科医生给出科学诊疗和健康干预指导方案。
3. 医疗健康实时监护　为慢性疾病患者提供连续动态的医疗健康实时监护服务,为科

学治疗提供依据。

4. 门诊预约　提供老年门诊线上线下预约服务。

5. 线上结算　为患者办理线上预约挂号、药品、检查与治疗等缴费业务。

6. 线上诊疗　为患者提供线上视频问诊服务。

7. 药品配送　利用互联网医院为老年人提供药品配送服务。

8. 线上会诊　为下级医院提供线上视频会诊服务。

9. 健康体检预约　提供各类健康体检套餐预约服务。

10. 慢性疾病筛查　提供线上、线下慢性疾病筛查服务。

11. 随访　提供随访记录服务。

12. 提供健康教育　利用健康管理与服务网站等,开展健康教育服务。

(二) 老年人居家护理服务功能

医疗护理机构面向老年群体提供居家专业护理服务,利用互联网远程医疗技术,可随时随地预约就近专业护理机构护士,提供上门专业护理服务。

(三) 老年人心理健康服务功能

与各级医疗机构和当地社会心理健康咨询服务机构建立签约服务,入驻系统平台,利用老年人健康管理服务平台提供的心理健康咨询等业务功能,提供心理健康筛查和心理咨询等服务。

1. 心理预约　提供心理咨询师服务类型以及预约服务。

2. 心理咨询　预约成功后按照规定时间开展"一对一"线下或线上心理咨询服务。

3. 结算服务　提供互联网心理业务线上结算服务。

4. 心理健康教育　利用家庭养老服务频道,针对老年人健康养生和疾病预防控制,开办家庭心理健康教育频道,丰富老年人视野和知识,提升自我健康生活意识。

(四) 老年人健康体检服务功能

为老年人提供定向健康体检套餐预约服务,接受老年群体健康体检预约、现场体检、健康体检报告等服务。具体业务功能如下。

1. 年度体格检查　按照国家为老年人每年提供的体格检查内容进行体格检查服务。

2. 年度健康检查项目管理　为老年人每年提供健康检查项目管理服务。

3. 定点医疗机构管理　为老年人提供医疗健康服务辖区内医疗机构管理服务。

4. 健康体检时间管理　为老年人提供健康体检时间管理服务。

5. 信息查询　为老年人开展健康体检定点机构、时间、健康体检项目查询服务。

6. 健康体检预约　为老年人提供健康体检线上线下预约服务。

四、基层医疗卫生机构健康管理服务业务功能

(一) 老年人健康管理与服务功能

系统能够提供对辖区内老年人健康服务管理,包括家庭医生签约、建档、老年人生活自理能力评估,对失能老年人提供线上登记和健康指导服务。具体业务功能如下。

1. 老年人健康档案　为老年人提供建立健康档案服务。

2. 家庭医生签约　提供线上、线下家庭医生签约服务。

3. 老年人健康评估　家庭医生为老年人开展健康评估服务。从躯体健康、心理健康、

社会健康三个层面进行评估打分,具体评估标准参照 WS/T 802—2022《中国健康老年人标准》执行。

4. 家庭随访　对患有慢性疾病老年人提供家庭随访服务。

5. 健康体检　组织社区 65 岁及以上人群开展健康体检业务。

6. 查询等　提供失能老年人信息查询、导出等服务。

7. 健康教育　为老年群体开展健康养生和疾病预防控制,开办家庭健康教育栏目,丰富老年人视野和知识,提升自我健康生活意识。

（二）老年人慢性疾病管理与服务功能

1. 慢性疾病建档　通过体检、门诊等医疗服务窗口,发现慢性疾病患者,及时为慢性疾病患者建立个人档案资料。

2. 慢性疾病健康分级评估　对于签约的慢性疾病建档患者,结合患者电子健康档案和当前身体现状评估,对所患慢性疾病作出疾病分级（分层）评估,为后续治疗提供参考依据。

3. 慢性疾病诊疗　对于签约的慢性疾病建档患者,由基层医生组织三级医院专科医生团队,为慢性疾病患者提供现阶段治疗方案,必要时请上级医院远程医疗专家团队联合评估,制订科学的治疗方案,指导患者及时有效地连续治疗。

4. 数字医嘱　如果老年人患有慢性疾病,慢性疾病管理机构通过养老 APP 提供数字医嘱服务,提醒老年人按时服药、护理、睡眠、饮水等。

5. 慢性疾病随访　按照慢性疾病管理服务要求开展随访工作。

6. 慢性疾病分阶段健康评估　对于慢性疾病患者在一个治疗跟踪周期结束后,团队联合作出健康评估,指导下一步医疗健康。

7. 慢性疾病实时监测　根据患者病情需要,推荐选择慢性疾病实时监测有偿服务。

8. 慢性疾病健康教育　围绕"健康家庭",提供慢性疾病健康宣教服务。

五、老年人自我健康管理业务功能

为老年群体提供的健康管理软件 APP 或微信公众号,开展自我健康管理服务。

1. 预约服务　预约线上线下门诊、线下体检、线下治疗、居家护理等。

2. 诊疗服务　通过视频开展线上问诊。

3. 健康教育　通过移动端 APP 或微信公众号,接受健康教育服务。

4. 健康实时监测　向医疗机构申请健康实时监护业务,如血压实时监测、心电实时监测、呼吸睡眠实时监测、血氧饱和度实时监测等。

5. 居家护理预约　预约居家专业护理服务。

6. 缴费结算业务　线上预约诊疗费等缴费结算业务。

7. 健康体检预约　向健康体检机构预约套餐体检服务。

8. 随访　接受定期健康随访服务。

六、管理机构以及医疗健康管理服务人员管理功能

为老年人提供医疗健康服务的各类医务人员,包括二级和三级医院医生、护士、基层社区卫生机构健康管理师和全科医生等,提供注册管理。

1. 专业医生注册服务　二、三级医院专科医生和基层社区卫生服务中心全科医生注册

业务,建立专业医生档案,包括执业证书、照片、健康状况、提供的服务内容。

2. 专业护士注册服务　二、三级医院专科护士和基层社区卫生服务中心专业护士注册业务,建立专业护士档案,包括执业证书、照片、健康状况、提供的服务内容。

3. 专业健康师注册服务　各类医疗卫生机构内专业健康师注册业务,建立专业健康师档案,包括执业证书、照片、健康状况、提供的服务内容。

4. 专业中医师注册服务　二、三级医院中医师和基层社区卫生服务中心中医师注册业务,建立专业中医师档案,包括执业证书、照片、健康状况、提供的服务内容。

5. 专业药剂师注册服务　二、三级医院专业药剂师和基层社区卫生服务中心药剂师注册业务,建立专业药剂师档案,包括执业证书、照片、健康状况、提供的服务内容。

6. 专业营养师注册服务　二、三级医院专业营养师和基层社区卫生服务中心营养师注册业务,建立专业营养师档案,包括执业证书、照片、健康状况、提供的服务内容。

第四节　老年人健康管理服务系统的建设与应用

利用老年人健康管理系统开发方法,详细介绍网格化管理组织架构及为老年人提供的服务内容。本节重点介绍如何利用该系统,如何建设部署该系统,如何协调各方把为老年人健康管理服务工作有效地开展起来。

一、政府出资建设部署老年人健康管理服务系统

老年人的养老管理属于当地民政部门负责,老年人的健康管理服务属于当地卫生健康委负责,为全市老年人出资建设老年人健康管理系统,应由两部门携手共建。具体系统平台安装部署,由卫生健康委部门负责建设和运营服务,各级医疗卫生机构提供健康管理服务工作。

建议全市部署一套平台,按照网格化管理要求,市属各区县相应的健康管理机构和服务机构入驻平台,按照系统提供的管理与业务功能开展管理与服务工作。如果各区(县)卫生健康委部门单独建设老年人健康管理服务系统,系统应支持分布式部署的方式。

该系统应部署在市卫生健康委信息中心或各区(县)卫生健康委信息中心机房,系统的建设与维护管理工作由专业业务人员负责。

二、政府出台相关政策促进智慧健康养老城市建设

老年人健康管理服务系统,是一个管理和服务工具,如果没有配套的政策和运营管理机制,也无法为老年人提供系统化的健康管理和服务。为此,从建设智慧健康养老城市视野出发,市政府领导应当成立建设和应用领导小组,出台一系列相关政策文件,要求市、区(县)各级医疗卫生机构,按照政策要求,切实开展好老年人群的健康管理与服务工作。

(一)按照网格化要求各级医疗卫生机构入驻平台提供服务

按照智慧健康养老城市建设的要求,市、区(县)所属城市医疗集团和县域医共体,根据系统提供的网格化健康管理服务要求,入驻系统平台,包括医生、护士等医务人员,同时将为老年人提供的医疗、健康服务内容项目,在系统平台上体现出来,供老年人选择预约。具体医疗健康管理与服务项目内容,参照本章系统规划设计要求提供。

（二）医疗卫生机构提供的服务项目内容和价格需要经过审核批准备案

各级医疗卫生机构为老年人提供的服务项目内容，须参照国家和各省市颁布的医疗健康服务项目规范执行，有关服务项目与收费标准，严格按照属地化医疗卫生政策严格执行，并经过当地卫生行政管理机构和医保机构审核备案。超出目录范围内的项目，应经过卫生行政管理机构和医保机构备案、审核、批准方案后再执行。

（三）建立业务运营考核监督机制

为了要求各级医疗卫生机构贯彻执行有关老年人健康管理和服务工作，由市卫生健康委联合民政部门制订系列业务运营考核指标及具体办法，督导其认真执行。要求各级医疗卫生机构制订本部门的业务运营考核管理办法，对医务人员实行绩效考核。

三、养老机构健康管理服务系统建设与应用

利用一套老年人健康管理服务系统，在为居家老年人提供健康与服务的同时，该系统也能够为养老机构、社会福利院中老年群体提供健康管理和服务工作。需要这些机构与辖区内提供医疗和健康管理的服务机构签订合同，开展线上和线下服务。具体服务办法不再阐述。

第 十 三 章

互联网妇幼健康管理服务系统开发

第一节　建设创新型的妇幼健康管理系统

一、基层医疗卫生机构妇幼健康管理业务

孕产妇健康管理是基层医疗卫生机构和二、三级妇幼保健医疗机构重要的业务工作,孕产妇健康管理水平是衡量我国医疗卫生事业健康发展的重要指标。我国现行的妇幼健康管理体制是基层医疗卫生机构负责孕产妇建档、定期胎儿检查和筛查、妊娠风险评估管理、儿童生长发育及各种预防疫苗接种等健康管理服务业务。孕产妇妊娠风险评估管理是指各级各类医疗机构对受孕至产后 42 天的女性进行妊娠相关风险的筛查、评估分级和管理,及时发现、干预影响妊娠的风险因素,防范不良妊娠结局,保障母婴安全。实施孕产妇妊娠风险评估与分级管理,提高全区高危孕产妇保健管理水平。

为了做好孕产妇健康管理与服务工作,按照孕产妇早期、中期、晚期、产后访视、产后 42 天健康检查 5 个阶段开展各个时段的相关健康管理服务工作。

儿童健康管理是指对 0~6 岁儿童在成长发育阶段持续进行健康管理的过程。儿童健康管理能为其一生的健康奠定重要的成长基础。根据儿童不同时期的生长发育特点,开展儿童保健系列服务,以保障和促进儿童身心健康发育,减少疾病的发生。在这期间,通过对儿童健康监测和重点疾病的筛查,还可以对儿童的出生缺陷,做到早发现、早治疗,预防和控制残疾的发生和发展,从而提高生命质量。

二、我国妇幼健康管理服务业务现状

我国传统的妇幼健康管理,大多数停留在基层医疗卫生机构基于 C/S 的一种管理模式。这种信息系统都是围绕管理服务机构业务工作设计的,其服务内容和方式,都无法满足新时代背景下的妇幼健康管理业务需求。目前,大多数基层医疗卫生机构对妇幼的健康管理仍停留在十多年前开发的业务系统,实现一些基本的管理服务业务。二、三级医院或其他专科妇幼保健机构开展的妇幼疾病诊疗与健康服务,与基层卫生机构之间是相互独立的,还没有形成一个分工明确、相互衔接、统一的管理平台。

三、创新型的妇幼健康管理模式

为适应新时代背景下妇幼健康管理与服务的需求,让孕产妇和儿童家长积极主动地参与到健康管理活动中来,实现线上线下以及患者参与地创新型妇幼健康管理服务业务中来。搭建一个全新的系统云平台,把基层医疗卫生健康管理机构、妇幼保健机构以及妇幼本人,都纳入到云平台之中,形成一个全方位立体式的妇幼健康管理新模式,更好地满足妇幼健康管理与服务的需求。形成一个建档管理、妇幼保健管理、诊疗服务、健康咨询、健康教育系统化的分工管理与服务,确保每名妇幼人员能够得到完整系统化的妇幼健康管理与服务。

利用互联网以及信息化先进技术,开发建设的云上妇幼健康管理系统,需要满足全方位妇幼健康动态管理业务需求,满足基层医疗卫生服务机构与二、三级妇幼保健医疗机构协同工作的需求。

该系统为基层妇幼保健机构人员提供基于 PC Web 端妇幼健康管理服务业务工具,授权账号和使用权限;为二、三级妇幼保健医疗机构医务人员提供基于 PC Web 端妇幼医疗健康管理服务业务工具;为孕产妇和医务人员提供基于移动端 APP 和微信公众号端妇幼健康管理工具,下载注册 APP 或关注微信公众号即可浏览自己的孕产妇和幼儿健康档案情况,同时接受健康教育服务;医务人员通过移动手机可以及时随访、问诊处理等。为孕产妇提供符合孕程的健康宣教知识、健康方案和家庭监测工具,为医护人员提供院内、院外一体化的孕产妇健康管理与协同服务。

第二节　妇幼健康管理服务系统开发

利用区域医疗卫生信息化平台与医疗卫生机构互联互通以及数据资源共享优势,确保妇幼患者在辖区内各级医疗卫生机构就诊的电子病历数据、电子健康档案数据统一存储到区域医疗卫生信息化平台中,实现每个居民电子病历和电子健康档案的唯一性和实时性,妇幼患者在每个医疗卫生机构就诊时实现电子病历与健康档案实时共享。

利用电子病历和健康档案实时共享特性,为妇幼保健机构和综合医疗机构妇幼科室,开发健康管理服务的云平台,为妇幼患者提供云健康管理服务。各家医疗卫生机构利用提供的 Web 端服务工具,为妇幼患者提供动态持续化的健康管理服务。

妇幼患者在辖区内不同的医疗卫生和保健机构,开展疾病诊疗和健康服务活动,都能够及时地将数据信息共享到区域医疗卫生信息化平台,同时,也实现了数据信息资源共享,也实现了诊疗结果互认,避免了重复检查和治疗。

妇幼患者利用云平台提供的妇幼 APP 和微信公众号,可以及时预约医疗卫生机构妇幼保健人员,开展健康咨询和诊疗服务等业务,云平台为妇幼提供相关的健康教育服务。

一、基层医疗卫生机构提供的健康管理服务

为基层妇幼保健机构妇幼健康管理医务人员提供基于 PC Web 端基础健康管理服务子系统,授权账号和使用权限,对孕产妇人员实施规范化医疗健康管理,包括建立妇幼健康档案、基础医疗以及健康管理服务。

二、妇幼保健医疗机构提供的医疗健康管理服务

为二、三级妇幼保健医疗机构妇产科、儿科医务人员提供基于 PC Web 端高级妇幼医疗健康管理服务子系统,按照分工协同任务为孕产妇提供孕期内健康检查、孕产妇妊娠风险评估、幼儿健康检查以及发育评估等医疗服务内容,同时为医务人员提供基于移动端妇幼健康管理服务,如线上随访和互联网线上诊疗服务等工作。

三、自我妇幼健康管理

为妇幼本人提供基于移动端妇幼健康管理功能,女性和儿童家属下载妇幼 APP 或注册微信公众号,即可浏览管理自己的健康档案以及接受健康动态实时监测等服务,孕产妇可以浏览受孕期间应做的检查项目,同时接受健康教育服务;孕产妇通过预约健康门诊检查、治疗等医疗业务,也可以通过手机与医生咨询、问诊等。

四、孕产妇知识库与数字医嘱的建立应用

(一)建立增补叶酸项目服务数字医嘱

服务对象:为 31 个省(自治区、直辖市)准备受孕的农村生育女性建立增补叶酸预防神经管缺陷项目知识库。对已经注册登记的受孕的农村生育女性,知识库提供相关服务。

服务内容:①为准备受孕的农村生育女性在孕前 3 个月至孕早期 3 个月免费增补叶酸,开展叶酸补服督导、随访和登记,预防和减少胎儿神经管缺陷的发生;②以预防胎儿神经管缺陷为重点,广泛开展宣传教育和人员培训,提高目标人群相关知识知晓率和叶酸服用率,提升项目工作人员服务能力和水平;③组织开展叶酸招标采购、发放管理、追踪随访及信息管理等工作,确保药品质量和服务落实。

基层社区卫生服务机构,利用妇幼健康管理系统,为适龄已婚准备备孕的女性,建立数字叶酸医嘱,利用妇幼 APP 和微信公众号通知备孕女性领用。

(二)建立国家免费孕前优生健康检查项目数字医嘱

服务对象:享受国家免费孕前优生健康检查的目标人群应同时具备下列条件:①符合生育政策并准备受孕的夫妇,包括新婚夫妇、已婚待孕夫妇、准备生育二孩的夫妇及流动人口;②夫妇至少一方为农业人口或界定为农村居民户口;③夫妇至少一方具备本地户籍或夫妇双方非本地户籍但在本地居住半年以上。

服务内容:为计划受孕夫妇提供优生健康教育、病史询问、体格检查、临床实验室检查、影像学检查、风险评估、咨询指导、早孕及妊娠结局追踪随访等 19 项免费孕前优生健康检查服务。

基层社区卫生服务机构,利用妇幼健康管理系统,为适龄已婚准备备孕的女性,建立数字孕前 19 项健康检查数字医嘱,利用妇幼 APP 和微信公众号通知备孕女性做好备孕前的检查工作。

(三)建立高危孕产妇救治知识库

知识库检索:①提供多种形式的知识库全文检索功能;②可以根据输入关键词,进行全文检索;③可以根据病名、诊断、治疗等多种条件进行组合检索;④检索可自动进行危重孕产妇和新生儿识别,检索的内容应按照孕产妇和新生儿救治知识进行组织和查看。

知识库维护:①提供对知识库数据的新增、编辑、分类、删除、启用、禁用、关键词检索等功能;②内容包括对高危孕产妇的识别、分类、诊断、治疗等相关内容的结构化采集维护。

智能提醒,在会诊、转诊等功能模块可以与知识库形成联动,进行智能提醒,为医护提供智能化辅助服务。

个人收藏:①提供全文收藏功能,点击知识库文章中收藏按钮可收藏全文;②提供个人笔记功能,选中文本右键可收藏为个人笔记;③提供内容查看功能,用户可在我的收藏中查看收藏的内容,形成个人知识库。

知识库内置来源于中医学教材的,不少于 50 个中医妇科疾病及中医治疗方案,不少于 40 个中医儿科疾病及中医治疗方案。

五、儿童成长知识库与数字医嘱的建立应用

(一)建立预防接种项目数字医嘱

服务对象:辖区内 0~6 岁儿童和其他重点人群。

服务内容:①预防接种管理;②预防接种;③疑似预防接种异常反应处理。

基层社区卫生服务机构,利用妇幼健康档案,为儿童建立预防接种数字医嘱,在免疫接种规定的时间,利用妇幼 APP 和微信公众号通知儿童家长做好预防接种工作。

(二)建立儿童健康管理数字医嘱

服务对象:辖区内常住的 0~6 岁儿童。

服务内容:①新生儿家庭访视;②新生儿满月健康管理;③婴幼儿健康管理;④学龄前儿童健康管理。

基层社区卫生服务机构,利用妇幼健康档案,为新生儿以及儿童建立健康管理数字医嘱,在指定的年龄段,利用妇幼 APP 和微信公众号通知儿童家长做好健康管理工作。

(三)建立贫困地区新生儿疾病筛查项目数字医嘱

服务对象:国家扶贫开发工作重点县和集中连片特殊困难地区 832 个县(市、区)所有新生儿(来自于《中国农村扶贫开发纲要(2011—2020 年)》)。

服务内容:①开展新生儿遗传代谢病血片采集、实验室检测和确诊工作;②开展新生儿听力筛查、听力障碍确诊工作;③开展质量控制与评估;④健全新生儿遗传代谢病和新生儿听力筛查网络,组织开展新生儿遗传代谢病和新生儿听力筛查工作;⑤开展项目管理和技术培训;⑥广泛开展社会动员和宣传;⑦开展多种形式的健康教育活动。

基层社区卫生服务机构,利用妇幼健康管理系统,为贫困地区新生儿,建立新生儿健康筛查数字医嘱,利用妇幼 APP 和微信公众号通知贫困地区新生儿做好健康筛查工作。

(四)建立儿童成长发育知识库

建立视频育儿知识库、婴儿育儿知识库、幼儿育儿知识库、儿童育儿知识库、喂养知识库等,将这些知识库嵌入到系统后台服务中,医务人员、儿童家长利用快速地调阅,指导儿童健康成长。

第三节 实现妇幼健康管理服务融合设计

目前,绝大多数医院都有自己的医院信息系统,如门诊诊疗系统、临床诊疗系统、电子病

历系统。本节阐述的妇幼健康管理系统平台,是一个相对独立的系统,为所有参与妇幼健康管理业务协同服务的医疗卫生机构所用,是各级医疗卫生机构一个子系统,需要实现该系统与医疗机构内部的信息系统互联互通和数据信息交互共享,避免重复操作和数据独立,实现数据共享和统一管理。

一、与区域卫生健康档案系统平台互联互通获取数据信息

妇幼健康管理系统与区域卫生健康档案系统平台实现互联互通,并能够获取孕产妇和幼儿基础健康档案数据信息,实现与健康档案数据信息交互和实时共享,同时它是其一个独立的妇幼健康管理信息系统。

二、与基层社区医疗卫生系统之间的关系

妇幼健康管理系统为基层社区医疗卫生机构提供部分基础性的医疗健康管理服务,实现对辖区内孕产妇与儿童健康档案建立和管理、定期孕检督导管理、辖区内儿童建档管理、疫苗接种管理、家庭随访管理、孕产妇胎心实时远程监护管理、孕产妇健康教育、定期检查督导管理、基本的医疗服务等。

三、与妇幼保健医疗机构信息系统之间的关系

妇幼健康管理系统,为二、三级妇幼医疗机构妇幼专科提供协同的医疗健康管理服务,需要将该系统嵌入医院妇产科、儿科门诊信息系统中,与医院的信息系统实现互联互通和数据信息交互,将医院检查、监测和治疗的数据信息保存在医院数据中心,通过医院数据中心与区域卫生健康档案系统平台接口系统实现数据交互与共享,妇幼的健康档案信息系统无论你在哪个医疗机构就诊检查治疗都将保存到区域医疗卫生健康档案平台中,实现数据信息共享。

第四节　基层卫生机构妇幼健康管理业务系统功能

妇幼健康管理系统,为基层社区医疗卫生健康管理服务机构,提供的基于 PC Web 端基础性的妇幼医疗健康管理业务,具体内容如下。

一、孕产妇健康管理

1. 建档管理　孕产妇在基层医疗卫生服务机构建档后,系统自动将其纳入健康服务系统,并推送孕产妇健康管理二维码给孕产妇本人,协助其下载注册使用健康服务相关功能,实现受孕期间专业化服务。

2. 数字医嘱　为农村地区每位孕妇提供增补叶酸服务项目数字医嘱及药品发放服务。

3. 线上问诊　为孕产妇提供线上咨询及医疗问诊服务。

4. 随访　为孕产妇提供线上随访服务。

5. 家庭健康监测　提供血糖、血压、饮食、运动、胎心等家庭监测工具,并提供营养素计算、监测异常提醒及标准值参考,将检测数据实时上传至管理系统中,便于医务人员和孕产妇进行自我认知与管理。

6. 阶段报告　系统每两周生成阶段报告,包含执行数据、体重监测、饮食监测、血糖监

测、血压监测等统计数据,孕产妇可在系统上查看阶段报告,医生可在医生端、HIS 系统中进行查看。

7. 线上宣教　通过孕产妇,开展线上线下课程培训。

8. 课程预约　定期为孕产妇举办线下培训,提供预约、签到等服务。

9. 社群管理　孕产妇可在线建立孕产妇社交群,进行知识互动;医护人员可发布通知消息、对孕产妇进行点评管理,增加双方互动和交流。

二、儿童健康管理

1. 建档管理　为儿童提供健康档案建立工作。儿童在基层医疗卫生服务机构建档后,系统自动将其纳入健康服务系统,并推送儿童健康管理二维码给儿童家长,协助其下载注册使用健康服务相关功能,实现儿保期间专业化服务。

2. 健康检查　定期对儿童不同时期发育状况进行检查检测,评估其健康状况,给出合理化建议,并将数据信息录入到儿保健康管理系统中。

3. 预防接种项目数字医嘱　为每位建档的儿童建立定期的预防接种数字医嘱服务,督导新生儿家长按照时间要求定期接种各种疫苗。

4. 新生儿访视　新生儿出院后 1 周内,医务人员到新生儿家中进行访视,了解出生时情况、预防接种情况,在开展新生儿疾病筛查的地区应了解新生儿疾病筛查情况等。观察家居环境,重点询问和观察喂养、睡眠、大小便、黄疸、脐部情况,口腔发育等情况。将随访数据录入并上传到系统中。

5. 新生儿健康检查　为新生儿测量体温、记录出生时体重、身长,进行体格检查,同时将检查结果记录在系统中。根据新生儿的具体情况,对家长进行新生儿喂养、发育、防病、预防伤害和口腔保健等健康指导。如果发现新生儿未接种卡介苗和第 1 剂乙肝疫苗,提醒家长尽快补种。如果发现新生儿未接受新生儿疾病筛查,告知家长到具备筛查条件的医疗保健机构补筛。对于低出生体重、早产、双胎、多胎或有出生缺陷等具有高危因素的新生儿,应根据实际情况增加家庭访视次数。做好辖区内早产儿的登记、转诊及信息上报工作。有条件的机构负责辖区内低危早产儿专案管理。

6. 新生儿满月健康管理　对新生儿满月健康情况进行检查、监测健康管理。新生儿出生 28~30 天进行家庭随访,询问和观察新生儿的喂养、睡眠、大小便、黄疸等情况,对其进行体重、身长、头围测量、体格检查,将检查数据录入到系统中。督促接种第二针乙肝疫苗,对家长进行婴儿喂养、发育、防病等健康指导。

7. 婴幼儿健康管理　定期预约儿科医生做口腔、四肢、语言能力、观察能力、饮食全方位的检查,针对婴幼儿成长发育状况给出评估报告。满月后定期到乡镇卫生院、社区卫生服务中心进行健康检查(3、6、8、12、18、24、30、36 月龄,共 8 次)。服务内容包括询问上次随访到本次随访期间的婴幼儿喂养、患病等情况,进行体格检查,做生长发育和心理行为智力发育评估,进行科学喂养(合理膳食)、生长发育、疾病预防、预防伤害、口腔保健等健康指导。在婴幼儿 6~8、18、30 月龄时分别进行 1 次血常规(或血红蛋白)检测。在 6、12、24、36 月龄时使用行为测听法分别进行 1 次听力筛查。在每次进行预防接种前均要检查有无禁忌证,若无,体检结束后可接受预防接种。

8. 学龄前儿童健康管理　为 4~6 岁儿童在基层医疗卫生服务机构每年提供一次健康

管理服务。包括：①询问上次至本次随访期间的饮食、患病等情况；②进行体格检查，对生长发育和心理行为发育评估，做血常规检查和听力筛查；③进行合理膳食、心理行为发育、意外伤害预防、口腔保健、中医保健、常见疾病防治等健康指导；④在每次进行预防接种前均要检查有无禁忌证，若无禁忌证，在体检结束后可接受疫苗接种。

9. 儿童健康管理数字医嘱服务　为社区卫生机构提醒辖区内常住的 0~6 岁儿童，开展新生儿家庭访视、新生儿满月健康管理、婴幼儿健康管理、学龄前儿童健康管理等提醒医嘱服务。

10. 线上宣教服务　通过儿保，开展线上线下儿童健康课程培训。

第五节　二、三级医疗机构妇幼健康管理业务系统功能

妇幼健康管理系统，为二、三级妇幼保健医疗机构提供基于 PC Web 端医疗健康管理业务。具体内容如下。

一、孕产妇健康管理

1. 孕产妇健康评估　根据孕产妇检查、检测以及各项数据指标，对其健康状况进行评估，出具评估报告。

2. 健康方案　根据孕产妇身高、体重、孕程等信息，为孕产妇提供个性化孕产妇饮食方案、推荐食谱等。

3. 高危孕产妇管理　对于高危孕产妇实现评测、分级、动态监管和转诊管理。系统对高危孕产妇进行颜色醒目标注，准确显示高危风险等级和因素。根据不同风险因素，提供特定的健康指导内容。

4. 数字医嘱　为备孕夫妇提供优生健康教育、病史询问、体格检查、临床实验室检查、影像学检查、风险评估、咨询指导、早孕及妊娠结局追踪随访等 19 项免费孕前优生健康检查服务。

5. 备孕夫妇地中海贫血防控项目　妇幼保健机构为备孕夫妇提供健康教育、地中海贫血筛查、地中海贫血基因检测、咨询指导和高风险夫妇孕期追踪、产前诊断、遗传咨询、高风险夫妇妊娠结局随访等服务。

6. 定期产检　按照孕妇产前要求定期提醒并督导孕妇医院检测、监测胎儿以及本人情况，调阅查看孕妇历次的检查结果；提高对孕妇的系统管理率。

7. 按预约时间预约项目通知孕妇按时产检　每次产检后都生成对应的产检综合报告。

8. 随访服务　为高危孕产妇提供随访服务，对高危孕产妇进行实时随访，全面了解高危孕产妇状况，提供线上线下随访服务。

9. 线上问诊　为孕产妇提供线上咨询及医疗问诊服务。

二、儿童健康管理

1. 儿童健康评估　根据对儿童身高、体重、听力、视力以及发育状况进行检查、检测以及各项数据指标评估，出具儿童健康评估报告。

2. 健康方案规划　根据儿童现状信息，为儿童成长制订训练、饮食、兴趣、运动等计划方案。

3. 健康检查服务 按照儿童成长发育健康要求,定期提供健康检查服务。

4. 健康咨询服务 为新生儿家长提供线上咨询服务,上述是医疗机构为儿童成长过程中提供的健康状况评估以及相关服务的诊疗版系统。除此之外,还有一部分儿童患有孤独症,需要提供治疗服务的专业机构。

5. 贫困地区新生儿疾病筛查项目数字医嘱服务 服务内容:①开展新生儿遗传代谢病血片采集、实验室检测和确诊工作;②开展新生儿听力筛查、听力障碍确诊工作;③开展质量控制与评估;④健全新生儿遗传代谢病和新生儿听力筛查网络,组织开展新生儿遗传代谢病和新生儿听力筛查工作;⑤开展项目管理和技术培训;⑥广泛开展社会动员和宣传;⑦开展多种形式的健康教育活动。

第六节 实现妇幼自我健康管理

妇幼健康管理系统为孕产妇及儿童家长提供自我健康管理服务。

一、孕产妇自我管理

1. 健康教育 孕产妇进行课程学习、家庭记录、社群互动等活动,包含健康方案、健康日记、饮食记录、监测记录、用药记录、服务报告、社群互动、健康问卷、社群交流等。

2. 诊疗服务 利用妇幼健康管理系统,预约基层医疗卫生机构、二级和三级医院挂号,检查检验预约,线上诊疗等功能,为孕产妇提供一体化的健康管理服务。

3. 随访服务 利用系统提供的 APP 和微信公众号,接受医务人员随访服务。

4. 免费药品领取服务 孕产妇利用系统自动提醒领取增补叶酸项目药品。

5. 健康检查服务 孕产妇利用系统自动提醒定期开展孕前优生健康检查项目。

6. 地中海贫血防控项目 备孕夫妇按照国家规定,接受免费地中海贫血筛查、地中海贫血基因检测等服务。

二、儿童健康自我管理

儿童家长利用妇幼健康管理系统中提供的 APP 和微信公众号,可以实现对幼儿的自我健康管理。

1. 健康教育 对儿童成长发育,提供健康教育服务。

2. 诊疗服务 儿童家长利用系统可以预约各级医疗机构的门诊检查,也可以预约检查检验项目。

3. 随访服务 儿童或者家长接受医务人员和健康管理人员随访服务。

4. 预防接种项目管理 利用系统提供的数字医嘱服务,在指定时间内接受各种免疫疫苗接种和糖丸口服等服务。

5. 其他服务 利用系统提供的数字医嘱服务,提醒辖区内常住的 0~6 岁儿童,开展家庭访视、新生儿满月健康服务、婴幼儿健康服务、学龄前儿童健康服务等。

6. 贫困地区新生儿疾病筛查项目服务 利用系统提供的数字医嘱服务,开展新生儿疾病筛查服务。

第十四章

中小学生健康管理服务系统开发

第一节　我国中小学生健康管理现状

一、我国学生体质与健康状况总体良好

2021 年 9 月 3 日,教育部发布了《第八次全国学生体质与健康调研有关情况介绍》,本次调研按照分层整群随机抽样调查方法,在 31 个省(自治区、直辖市)和新疆生产建设兵团的 93 个地区共 1 258 所学校进行了调研,调研学生 374 257 人,覆盖全日制普通中小学、普通高等学校学生。调研身体形态、生理功能、身体素质、健康状况等 4 个方面 24 项指标。具体情况如下:①体质健康达标优良率逐渐上升。②学生身高、体重、胸围等形态发育指标持续向好。③学生肺活量水平全面上升。④中小学生柔韧、力量、速度、耐力等素质出现好转。⑤学生营养不良持续改善。

二、促进学生体质与健康水平提高的主要因素

(一)经济社会发展水平激发学生成长潜能

随着经济社会发展,人民生活水平提高,影响学生生长发育的疾病得到有效预防和控制,身体形态指标和营养不良状况持续改善,从营养不良向营养过剩转变。

(二)政策措施牵引带动学生体质与健康

2021 年 4 月 19 日,《教育部办公厅关于进一步加强中小学生体质健康管理工作的通知》(教体艺厅函〔2021〕16 号)发布,文中要求:加强学生的健康宣传教育和引导工作,完善学生的体质健康管理评价考核体系。要把体质健康管理工作纳入地方教育行政部门和学校的评价考核体系。各地教育行政部门要高度重视体质健康管理工作,建立日常参与、体育锻炼和竞赛、健康知识、体质监测和专项运动技能测试相结合的考查机制,积极探索将体育竞赛成绩纳入学生综合素质评价。各校要健全家校沟通机制,及时将学生的体质健康测试结果和健康体检结果反馈给家长,形成家校协同育人合力。要严格落实《综合防控儿童青少年近视实施方案》要求,完善中小学生视力、睡眠状况监测机制。

同时要求学校和家长做好体质健康监测。各地各校应全面贯彻落实《国家学生体质健康标准(2014 年修订)》《学生体质健康监测评价办法》等系列文件要求,对体质健康管理内容定期进行全面监测,建立完善以体质健康水平为重点的"监测—评估—反馈—干预—保

障"闭环体系。认真落实面向全体学生的体质健康测试制度和抽检复核制度,建立学生体质健康档案,真实、完整、有效地完成测试数据上报工作,研判学生体质健康水平,制订相应的体质健康提升计划。

(三)家校协同提高学生体质与健康水平

家庭和学校的教育与引导对提高学生健康素养起着至关重要的作用。得到父母支持的学生体质健康达标优良率高于没有得到父母支持的学生。学校体育锻炼安排和用眼卫生指导等至关重要,每周体育与健康课课时达标的学校学生体质健康达标优良率显著高于其他学校,每天安排 2 次以上眼保健操的学校的学生近视风险低于其他学校。

(四)学生健康意识和生活方式改善体质健康状况

学生保证每天足量的体育锻炼和睡眠时间对增强身体素质、预防超重肥胖和近视发生有积极影响。每天能够保证 1 小时以上在校体育锻炼时间的学生体质健康达标优良率为 27.4%,显著高于体育锻炼时间不足的学生的 17.7%,每天睡眠充足学生的近视率为 47.8%,显著低于睡眠不足的学生的 67.8%。

教育部发布的《第八次全国学生体质与健康调研有关情况介绍》中,通过调研发现了学生视力不良和近视率偏高、学生超重肥胖率上升、学生握力水平有所下降、大学生身体素质下滑等一些学生体质与健康状况亟待解决的问题。采取措施,深化健康教育改革,保障卫生条件良好,全面提升学生健康意识和能力,养成健康生活方式。持续综合防控儿童青少年近视,开展近视防治工作。实施全国健康学校建设计划。出台建设标准,试点先行,落实各方责任,提升学校的健康促进能力,把每一所学校建设成为有效促进学生健康的机构,以学生健康、学校健康支撑服务全民健康和健康中国建设。

在教育部发布的《第八次全国学生体质与健康调研有关情况介绍》中,指出了中小学生的心理健康问题也呈现增长趋势。主要原因是中小学生学习压力加大,社会不良风气、网络游戏等,在中小学生中产生不良影响,导致部分中小学生沉湎于网络游戏等不良行为中。在中小学校开展心理健康教育也是非常有必要的。

第二节 建立创新型的中小学生健康管理模式

为贯彻落实中共中央、国务院《关于加强青少年体育增强青少年体质的意见》精神,根据《学校卫生工作条例》《国家学校体育卫生条件试行基本标准》《预防性健康检查管理办法》的规定要求,我们要开发建设一套为中小学生健康成长的管理系统,引导和促进中小学生健康成长,使他们成为国家的栋梁之材。规划设计中小学生健康系统时,利用互联网本质特性,要融合学校、家长、社会心理服务机构、医疗机构等多种角色,为中小学校的学生提供一种新型的健康管理与服务模式。提供档案管理、健康教育、中小学生发育评估、机体生理健康评估、健康体检、心理健康测评、心理健康评估等多种健康服务内容,让中小学生得到身体和心灵上的健康。

中小学生健康管理服务系统是为在校学习期间的中小学生提供健康管理和服务。该系统是为学校、学生及家长打造的一款基于互联网 B/S 的系统平台,使用对象是学生及家长、学校医务人员。为学校医务人员提供基于 PC Web 端中小学生健康管理服务系统,用于管理中小学生的健康档案和其他健康管理服务工作,为学生及家长提供基于移动端 APP 或微信小程序健康服务,学生与家长下载 APP 和关注微信小程序,即可浏览学生的健康档案。为社会心理服务机构提供移动端 APP 或微信小程序心理健康服务。根据中小学生成长情况,由学校组织对中小学生定期开展心理健康测评与分析工作,确保每一个中小学生心理是健康的。学校定期组织中小学生开展健康体检工作。

第三节　中小学生健康管理服务系统开发

一、中小学校健康管理业务

利用提供的基于 PC Web 端中小学生健康管理服务系统,为学校医务人员提供以下健康管理服务。

1. 建档管理　系统通过手机自动为每位学生家长推送一个健康管理二维码,扫描二维码并注册,填报每位学生的健康状况。

2. 健康体检字典库　按照国家对中小学生健康管理要求,建立每个学生定期健康体检字典库。

3. 健康体检　根据健康体检字典库要求,自动提醒和督导学生进行健康体检,将其体检结果记录于健康档案中。

4. 健康评估　根据健康体检结果,对中小学生健康状况给出分析评估,给出预防和措施,并将评估报告以及建议录入到信息系统中。

5. 心理健康测评与评估　针对中小学生心理健康状况,拟定小学生、中学生心理健康测评量表,定期对其进行心理健康测评与分析。

6. 心理咨询服务　为中小学生预约心理咨询师,开展心理健康辅导服务。

7. 健康教育服务　中小学校邀请中小学生成长方面教育专家,利用系统平台开展科普讲座服务。

二、中小学生和家长健康管理业务

利用系统为中小学生及家长提供基于移动端 APP 或微信小程序,实现中小学生的自我监控管理。

1. 健康档案管理　学生和家长通过 APP 或微信小程序,浏览健康档案。

2. 心理测评服务　学生和家长通过 APP 或微信小程序,进行心理量表自我测评服务。

3. 心理咨询服务　学生和家长通过 APP 或微信小程序,预约心理咨询师,开展心理咨询业务。

4. 健康教育服务　预约中小学生方面教育专家,咨询学生成长期间家长需要注意的教育问题。

第 十 五 章

健康体检管理服务系统开发

第一节　打造一款面向全社会服务的健康体检管理服务系统

　　健康体检是健康管理中的重要工作之一。对于孕产妇、婴幼儿、中小学生、老年人以及慢性疾病患者等,都要定期接受健康体检。健康体检是发现疾病和及时采取治疗措施最有效的预防手段。国家基本公共卫生服务项目内容之一就是为辖区内 65 周岁及以上常住居民提供健康体检服务,每年免费健康体检一次。对于从事放射性工作的医务工作者,按照国家职业健康管理要求,每年也要开展健康体检。同样,对于从事粉尘作业的工人,每年也要进行健康体检。

　　为了开展好健康体检工作,开发一款面向全社会服务的健康体检管理服务系统,连接体检服务机构和体检服务对象,让体检服务机构与被体检的机构或个体之间建立一个有效的沟通交流渠道,为体检者提供个性化的健康体检服务,体检医疗机构需要面向社会提供一个基于互联网健康体检管理系统,让广大人民群众按照自己的身体健康状况以及医生建议,向体检医疗机构预约体检项目。体检机构应当为满足不同职业群体个性化要求接受定制化健康体检项目服务,推出以健康和常见疾病筛查的系列体检项目和系列个性化的体检套餐项目,供个人和团体选择预约。同时,体检机构面向社会提供体检咨询、体检预约、预约缴费、电子体检报告推送、健康评估等服务。

　　面向全社会服务的健康体检系统基于 B/S 架构设计,为方便团体和个体健康体检预约工作,向服务对象提供一款健康体检预约软件 APP 或微信公众号,同时平台连接第三方专业体检机构、医疗机构内部体检中心等体检服务方。为体检服务机构提供基于 PC Web 端健康体检预约管理。除了提供医疗健康体检服务之外,面向机构或个体推出心理健康筛查体检服务。

第二节　面向家庭居民的健康体检管理服务设计

　　为了做好家庭居民健康体检预约工作,面向家庭提供家庭健康体检套餐项目服务,系统业务功能具体介绍如下。

一、体检机构服务端业务功能

1. 建档管理　一方面利用区域健康档案平台获取辖区内住户居民的基本健康档案,并为其补充家庭健康管理中相关档案。

2. 体检项目管理　推出面向家庭不同组合的健康体检项目,方便家庭成员选择。

3. 体检卡管理　体检机构对带有一定金额面值的健康卡进行管理,包括每种面值健康卡检查项目等。

4. 疾病筛查业务管理　针对家庭居民提供各类疾病筛查服务项目,供家庭居民选择疾病筛查业务。

5. 疾病筛查业务　通过手机端系统为居民供健康筛查二维码,扫描注册后,根据推送的疾病筛查业务调查表,线上问答,完成疾病筛查业务。

6. 体检业务咨询服务　面向家庭提供健康体检业务咨询服务,根据咨询者健康状况以及需要体检筛查的疾病,为咨询者推荐健康体检项目,供咨询者选择。

7. 体检预约管理　家庭居民通过移动手机端可以线上预约各类检查项目,系统为居民提供预约服务。针对多项检查项目,分别预约管理。

8. 心理健康筛查服务　系统为居民提供线上心理健康筛查服务,为心理健康筛查服务对象提供个体心理健康报告和家庭分析报告。

9. 支付业务　提供各类线上支付业务,包括微信、支付宝、银行卡等支付业务功能。

10. 退费业务　对于各类预交费业务,在没有开展之前,可以申请退费,系统全额退款处理。

11. 健康报告管理　体检结束后,体检机构根据体检项目结果,给出健康分析评估报告,提出针对性建议或措施。

二、家庭端业务功能

1. 注册功能　下载健康体检 APP 或微信小程序,注册使用。
2. 体检预约管理　利用健康体检 APP 或微信小程序,预约体检项目或套餐。
3. 体检业务咨询　健康体检 APP 或微信小程序向体检机构咨询有关体检业务。
4. 体检支付管理　提供各类线上支付业务,包括微信、支付宝、银行卡等支付业务功能。
5. 心理健康线上测评　利用健康体检 APP 或微信小程序,给居民推送心理健康筛查量表,要求居民按照量表问答完成问卷调查,为心理健康筛查服务对象提供个体心理健康报告和家庭分析报告。
6. 查阅体检报告功能　利用 APP 或微信小程序可以浏览下载体检报告与心理测评报告。

第三节　孕产妇健康体检管理服务设计

为了做好孕产妇健康体检管理工作,针对孕产妇孕前、孕中、产后等特点,孕产妇健康体检机构在健康体检管理服务系统中,开发符合孕产妇健康体检的系列体检套餐服务项目,满足孕产妇健康管理的需求。具体业务功能介绍如下。

一、孕产妇体检服务端业务功能

1. 建档管理　一方面利用区域健康档案平台获取辖区内孕产妇的基本健康档案,并为其补充家庭健康管理中相关档案。

2. 健康体检 针对孕产妇推出不同组合的健康体检项目,方便孕产妇选择。包括孕前检查、孕中检查、胎心监测、产后检查、新生儿检查等规定的项目。

3. 健康体检管理 按照孕产妇健康体检的要求,自建档之日起,定期提前推送相关健康体检项目,通知孕产妇进行健康体检。

4. 体检业务咨询 面向孕产妇提供健康体检业务咨询服务。

5. 体检预约管理 利用健康体检 APP 或微信小程序,预约体检项目或套餐。针对多项目检查项目,分别预约管理。

6. 心理健康测评 为孕妇设计专业心理测评量表,为其提供心理测评服务,出具心理健康测评分析报告。

7. 体检结算业务 提供体检项目支付业务,具备微信、支付宝、银行卡等支付功能。

8. 体检退费业务 对于尚未开展检查的项目,可以申请退费,系统全额退款处理。

9. 健康报告管理 体检结束后,体检机构根据孕产妇体检项目结果,给出分析评估报告,提出针对性建议或措施。

二、孕产妇端业务功能

1. 注册功能 下载健康体检 APP 或微信小程序,注册使用。

2. 体检预约管理 利用健康体检 APP 或微信小程序,预约体检项目或套餐。

3. 体检业务咨询 健康体检 APP 或微信小程序向体检机构咨询有关体检业务。

4. 体检支付管理 开展体检项目支付业务,具备微信、支付宝、银行卡等支付功能。

5. 心理健康测评 利用健康体检 APP 或微信小程序,给孕产妇推送心理健康筛查量表,要求居民按照量表问答要求完成问卷调查,为其提供心理健康报告。

6. 查阅体检报告功能 利用 APP 或微信小程序可以浏览体检报告与心理测评报告。

第四节 儿童健康体检管理服务设计

为了做好儿童健康体检管理工作,针对儿童发育特点,儿童健康体检机构在健康体检管理服务系统中,开发符合儿童生长发育的健康体检项目与心理健康筛查量表,满足儿童健康管理的需求。具体介绍如下。

一、儿童健康体检服务 Web 端业务功能

1. 建档管理 一方面利用区域健康档案平台获取辖区内儿童的基本健康档案,并为其补充家庭健康管理中的相关档案。

2. 体检服务项目管理 针对儿童生长发育等特点,推出不同组合的健康体检项目,方便儿童家长选择。包括生长发育检查、口腔龋齿检查、营养健康状况检查等。

3. 体检项目管理 针对儿童健康成长发育特点,自建档之日起,定期提前推送相关健康体检项目,通知儿童家长进行健康体检。

4. 体检业务咨询 面向儿童家长提供健康体检业务咨询服务。

5. 体检预约管理 利用健康体检 APP 或微信小程序,预约体检项目或套餐。针对多项检查项目,分别预约管理。

6. 体检支付管理　开展体检项目支付业务,具备微信、支付宝、银行卡等支付功能。

7. 体检退费业务　对于尚未开展检查的项目,可以申请退费,系统全额退款处理。

8. 健康报告管理　体检结束后,体检机构根据儿童体检项目结果,给出分析评估报告,提出针对性建议或措施。

二、儿童体检端业务功能

1. 注册功能　下载健康体检,注册业务。

2. 体检预约管理　利用健康体检 APP 或微信小程序,预约体检项目或套餐。

3. 体检业务咨询　通过健康体检 APP 或微信小程序向体检机构咨询有关体检业务。

4. 预约支付管理　开展体检项目支付业务,具备微信、支付宝、银行卡等支付功能。

5. 体检报告管理功能　利用 APP 或微信小程序可以浏览体检报告与心理测评报告。

第五节　中小学生健康体检管理服务设计

为了做好中小学生健康体检管理工作,针对中小学生发育成长特点,中小学生健康体检机构在健康体检管理服务系统中,开发符合中小学生生长发育的健康体检项目和心理健康测评量表,满足中小学生健康管理的需求。具体介绍如下。

一、体检服务端业务功能

1. 建档管理　一方面利用区域健康档案平台获取辖区内儿童的基本健康档案,并为其补充家庭健康管理中相关档案。

2. 体检服务项目管理　针对中小学生生长发育等特点,推出不同组合的健康体检项目,方便中小学生家长选择。

3. 体检项目管理　针对中小学生健康成长发育特点,自建档之日起,定期提前推送相关健康体检项目,通知学生家长进行健康体检。

4. 业务咨询服务　面向中小学生提供健康体检业务咨询服务。

5. 预约管理　中小学生家长利用体检 APP 或微信小程序可预约体检项目或套餐,确定检查项目后,系统提供预约服务。针对多项检查项目,分别预约管理。

6. 心理健康测评　中小学生利用移动端推送的心理健康测评量表,进行问答测评,给出测评结果。

7. 体检预约支付　开展体检项目支付业务,具备微信、支付宝、银行卡等支付功能。

8. 体检退费业务　对于尚未开展检查的项目,可以申请退费,系统全额退款处理。

9. 健康报告管理　体检结束后,体检机构根据中小学生体检项目结果,给出分析评估报告,提出针对性建议或措施。

二、中小学生体检端业务功能

1. 注册功能　下载健康体检,注册业务。

2. 体检预约　中小学生家长利用健康体检 APP 或微信小程序可预约体检项目或套餐。

3. 体检业务咨询　健康体检 APP 或微信小程序向体检机构咨询有关体检业务。

4. 心理健康线上测评 利用健康体检 APP 或微信小程序推送的心理健康筛查量表,由中小学生本人实事求是地回答问卷调查。

5. 预约支付管理 提供体检项目支付业务,具备微信、支付宝、银行卡等支付功能。

6. 体检报告功能 利用健康体检 APP 或微信小程序可以浏览体检报告与心理测评报告。

第六节 老年人健康体检管理服务设计

为了做好 65 岁及以上人群健康体检管理工作,老年人健康体检机构在健康体检管理服务系统中,开发建设一套符合老年人习惯的健康体检套餐项目,满足老年人健康体检管理的需要。具体介绍如下。

一、体检服务端业务功能

1. 建档管理 为老年人群建立健康体检档案。

2. 65 岁及以上人群健康体检管理 65 岁及以上人群健康体检是国家规定免费检查,由当地医疗卫生行政管理机构与承担 65 岁及以上人群健康体检的机构签约后,通知负责片区的老年人去相应的健康体检机构检查。也实行提前预约管理机制,也可以集体预约。

3. 65 岁及以上人群健康体检服务项目管理 国家为 65 岁及以上人群提供的健康体检项目相对是固定的,各地医疗卫生机构也可以依据国家下拨的健康体检资金状况,结合当地财政补贴情况,推出自己当地的健康体检项目。

4. 老年人健康体检卡管理 为 60 岁及以上人群推出年度健康体检卡,根据卡中规定的体检项目,去指定的医疗机构体检,由体检机构凭健康体检结果以及预约凭据与行政机构结算。

5. 体检业务咨询服务 面向老年群体提供健康体检业务咨询服务。根据每个老年人身体健康状况,推荐个性化的体检项目。

6. 疾病筛查业务 为老年群体开展疾病筛查服务。

7. 体检预约管理 为老年人提供体检项目或套餐预约管理服务。

8. 心理健康测评 利用手机端为老年人提供心理健康测评服务。

9. 支付业务 开展体检项目支付业务,具备微信、支付宝、银行卡等支付功能。

10. 退费业务 对于尚未开展检查的项目,可以申请退费,系统全额退款处理。

11. 健康报告管理 体检结束后,为每位老年人出具年度健康分析评估报告,提出针对性建议或措施。

二、老年人体检端业务功能

1. 注册功能 下载健康体检 APP 或微信公众号,注册业务。

2. 体检预约 老年人利用健康体检 APP 或微信公众号可预约体检项目或套餐。

3. 业务咨询 利用健康体检 APP 或微信公众号向体检机构咨询有关体检业务。

4. 心理健康测评 利用健康体检 APP 或微信公众号开展老年人心理健康测评服务。

5. 支付业务 开展体检项目支付业务,具备微信、支付宝、银行卡等支付功能。

6. 体检报告管理 利用 APP 或微信小程序可以浏览体检报告与心理测评报告。

第七节　面向企事业单位的健康体检管理服务设计

为了做好企事业单位职业健康体检,针对企事业单位职业种类,按照男女性别以及职业年龄,开发不同的体检组合套餐项目,开发并建立个性化的健康体检方案,供企事业单位选择。如针对女性,设计乳腺疾病、生殖系统疾病专项健康筛查项目。针对45岁以上中年男性,设计前列腺疾病健康筛查项目,针对吸烟人群,设计肺部疾病健康筛查项目,满足企事业单位健康福利的需求。具体介绍如下。

一、体检服务端业务功能

1. 建档管理　企事业单位与健康体检机构签约后,提供企事业单位职工档案,姓名、出生年月、性别、职业等基本信息,健康体检机构为本次企事业单位建立体检健康档案。

2. 体检服务项目管理　针对性别、职业、年龄,设计推出不同组合的健康体检项目,方便职工个性化选择。包括乳腺检查、子宫肌瘤检查、甲状腺检查、肺部检查、前列腺检查、肝脏检查、血脂血糖生化常规检查等。

3. 预约管理　向企事业单位推出体检项目或套餐预约服务。

4. 心理健康测评　利用移动端推送的心理健康测评量表,进行问答测评,给出测评结果。

5. 健康报告管理　体检结束后,根据体检项目结果,给出分析评估报告,提出针对性建议或措施。

6. 体检预约管理　可预约体检项目或套餐,接受定制化项目服务。

7. 预约支付管理　开展体检项目支付业务,具备支持微信、支付宝、银行卡等支付功能。

二、体检患者端业务功能

1. 注册功能　下载健康体检APP或微信公众号,注册业务。

2. 预约管理　利用健康体检APP或微信公众号可预约体检项目或套餐。

3. 体检业务咨询　利用健康体检APP或微信公众号向体检机构咨询有关体检业务。

4. 心理健康测评　利用健康体检APP或微信公众号提供心理健康测评服务。

5. 支付管理　开展体检项目支付业务,具备微信、支付宝、银行卡等支付功能。

6. 体检报告管理功能　利用健康体检APP或微信公众号可以浏览体检报告与心理测评报告。

第十六章

中医药医疗健康管理服务系统开发

中医药医疗健康管理服务系统的开发是基于信息技术和智能化设备的中医药健康管理服务的创新实践，为中医药的推广和应用提供更加便捷、精准、个性化的服务，促进中医药的服务水平和市场竞争力进一步发展。

第一节　中医健康管理治未病服务体系建设

中医健康管理治未病服务体系的开发是一项综合性的工作，需要结合中医理论和现代医学技术，通过对人体整体健康状态的评估和干预，早期发现和处理潜在的健康问题，以达到健康管理和疾病预防的目的。

国务院印发的《中医药发展战略规划纲要（2016—2030 年）》明确提出："到 2030 年，中医药治理体系和治理能力现代化水平显著提升，中医药服务领域实现全覆盖，中医药健康服务能力显著增强，在治未病中的主导作用、在重大疾病治疗中的协同作用、在疾病康复中的核心作用得到充分发挥。"把"加快中医治未病技术体系与产业体系建设，推广融入中医治未病的健康工作和生活方式"作为重点任务之一，这标志着挖掘整理中医治未病的理论和方法被正式纳入国家战略规划之中，具有重要意义。

一、中医健康管理治未病服务体系的建立

目前确定的"政府引导、市场主导、多方参与"的中医健康管理服务运行机制，进一步强化了市场意识，要遵循市场规律，调动政府部门、企事业单位等各方面的积极性，形成合力，共同推进医院、社会、家庭三位一体治未病的服务体系建设。

（一）建立三级协同工作模式

三甲医院或市县级中医院的治未病中心负责指导和培训社区医院的医生，各个社区负责向社区居民发放及收回相关调查表，交由医院相关专家进行研究、评估、制订相关治未病干预手段及药物使用方案，再转交社区医院负责实施。购置计算机及相应的软硬件设备，制定相应的管理制度，增强社区卫生服务组织和三级医院之间的双向联系，同步发展。建立医院、社区和居民三级联动的中医治未病健康服务运行模式。

（二）中医健康管理系统平台建设

以中医治未病理论为指导，依托市县三级中医院建立治未病诊疗服务中心，开发建设软

件系统平台,实现线上线下一体化的中医服务平台。系统平台采用"云+端"架构设计,为患者提供移动端 APP、微信小程序(微信公众号)等工具软件。为医生护士端提供基于 B/S 架构 Web 端医疗健康管理服务软件。

该平台包含由线下线上一体化的预约挂号、图文/视频问诊等模块构成的智慧中医就医服务子系统,具有中医辨证论治思维的辅助诊疗系统、体质辨识系统,以及由处方审核流转结算、煎药管理、药品物流配送等模块构成的智慧中药房子系统。同时要逐步摸索并建立常见慢性疾病(脑卒中、糖尿病、冠心病、高血压等)中医治未病服务技术联动干预系统,并根据中医辨证论治、体质辨识、经络辨识等诊断结果进行有针对性的个体化的、立体的、全程干预等治未病健康服务和网络监测。

(三)服务内容及措施

根据预防保健服务体系建设的总体要求和实际需要,利用现代信息科技,采用科普宣传、讲坛、讲座、发放手册等方法,推广中医治未病理念和治未病知识,提高全民保健意识。宣传国家有关健康保健等各项政策法规,推广中医治未病的健康文化,提高全民文化素养。社区健康服务开展的关键是人才,因此要根据实际情况采用讲坛、讲座、实践操作等形式培养中医治未病社区医疗队伍,使其能更好地掌握中医治未病项目的技能和意义。

大力推广中医治未病适宜技术,如刮痧、推拿、艾灸、五禽戏、八段锦、太极拳等,充分发挥丸、散、膏、丹、茶饮的灵活、方便、个体针对性强的特点,同时推广先进的、实用的、现代的中医技术,提高人们参与社区保健的便利性,以利于立体化的个体干预。为更好地培养高校大学生健康服务水平,树立面向基层、服务社会的意识,有条件的医学院校应安排高年级大学生进入社区实习,掌握适宜社区的中医治未病技术、手段和宣教内容。

(四)未来发展方向

通过社区预防、群体预防和个体预防三者的紧密结合,实现全民健康的目标。借鉴西方健康管理经验的同时,发挥中医药养生保健优势,研究制定中西医结合的体检项目测评标准、健康促进方案及科学评价体系,利用联动机制建立客户健康档案数据库。借助网络信息学等手段开展异地体检的后续治未病健康维护和长期服务、远程移动服务及信息动态管理等。

加强与科研院所横向交流,加大科研投入,从健康评估与健康促进等多角度提升服务品质。与医疗机构建立长效合作机制,整合大型医疗机构权威和资源方面的优势,拓展客户检查、会诊康复等后续服务。针对特定需要人群开展特色健康管理服务,建立全方位服务模式。定期派专人通过问卷电话或网络随访等方式与客户交流互动,提高客户对干预服务的满意度和依从性。开展大样本、大数据挖掘和分析,为制定卫生政策提供数据支撑。

二、中医健康管理治未病服务的流程

中医健康管理的操作,有其基本的步骤与服务流程。标准化的操作流程,能保证健康服务的前瞻性、整体性、综合性以及准确性与完整性(图 16-1)。

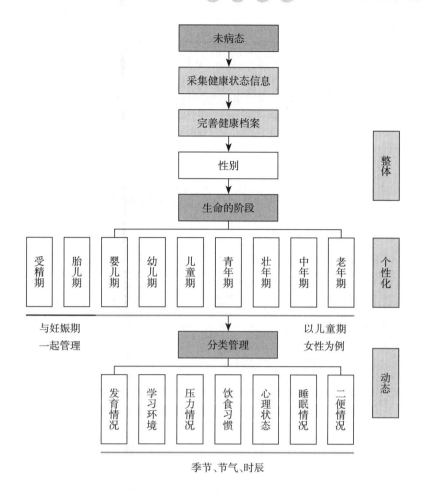

图 16-1 治未病管理流程图

中医健康信息采集、评估、咨询与状态调整是治未病健康服务的基本步骤和重要环节,它决定着中医治未病健康服务的整体效果。2008 年以来,国家及有关部门下发的中医治未病、中医健康(保健)服务、中医药发展规划(纲要)等文件中无一不涉及此内容。随着治未病管理的不断推进,中医健康状态管理的研究也不断深入,治未病健康服务体系也日渐完善(表 16-1)。

表 16-1 治未病管理的基本步骤

项目名称	项目内容
中医健康信息采集	个人的基本信息、健康或疾病信息,包括个人疾病史、家族史、生活方式、情志等。中医通过望、闻、问、切四诊合参的方式采集个体健康、疾病信息
中医健康评估和咨询	通过对采集到的中医健康信息资料进行分析,以进行健康评估,明确个人健康或疾病的风险因素。之后,个人可以得到不同层次的中医健康咨询服务,可以前往中医健康管理服务中心咨询,也可以由中医健康管理师直接与个人沟通
中医健康状态调整	由专业的中医健康管理师制订个性化的中医健康状态调整计划,提供指导、随访、跟踪计划等。同时定期进行中医健康教育,在保持良好健康状态、改变不良生活习惯、正确认识中医等方面都有很好的效果

项目名称	项目内容
专项管理服务	对于有慢性疾病风险的个体,可选择针对特定疾病危险因素的服务,将同种疾病风险的个体组成社群,有助于个体之间的交流,可改善个体的精神状态,增加个体面对疾病预防的积极性,有效降低疾病的发生风险。对于健康个体,可以根据相同的生活方式、居住环境等组成社群,给予针对性的中医健康教育、中医健康维护活动等

第二节　中医医疗健康管理服务系统开发

国家高度重视中医药传承创新发展,出台一系列政策对中医信息化建设提出要求、明确任务,如《关于促进中医药传承创新发展的意见》提出"建立以中医电子病历、电子处方等为重点的基础数据库,鼓励依托医疗机构发展互联网中医医院,开发中医智能辅助诊疗系统,推动开展线上线下一体化服务和远程医疗服务";《中医药发展战略规划纲要(2016—2030年)》中提出"大力发展中医远程医疗、移动医疗、智慧医疗等新型医疗服务模式,探索互联网延伸医嘱、电子处方等网络中医医疗服务应用"。这些政策为全民健康背景下应用信息技术提供中医药健康管理服务指明了发展方向。

一、中医体质辨识子系统

中医体质学说体现了中医因人制宜、辨证论治等核心理念。把握不同人群体质的特征和差异,及由此所决定的发病倾向和对某些病因的易感性,对制订个性化的治疗、预防、养生方法具有重要意义,是摆脱亚健康、实现"治未病"的前提。系统以中医理论为基础,结合计算机技术,实现了中医体质辨识的信息化,为体质辨识项目的开展提供强有力的支持(图 16-2)。

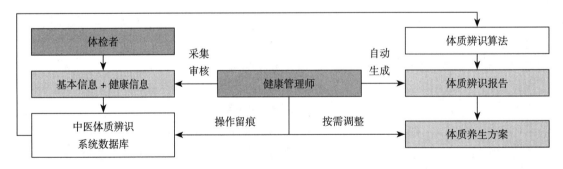

图 16-2　中医体质辨识系统数据流图

(一)体质维护模块

本模块用于对中医体质基础知识库的维护,包括基础的体质信息、体质分型、养生方案类型、养生方案内容,可以根据实际情况来进行编辑,添加医院、医生自己总结的一些经验性方案。

(二)体质测试模块

该模块首先收集患者的基本信息,然后根据 ZYYXH/T157—2009《中医体质分类与判定》的标准提供体质辨识问卷,患者通过全部或者部分回答这些问卷,然后由系统给出体质结论以及相应的指导建议知识库。医生可在此基础上,根据患者健康状态、现患疾病以及舌象、脉象等信息进一步制订出具有针对性的养生方案。

(三)养生方案模块

每种体质都对应多种养生方案类型,包括体质养生原则、膳食养生、运动养生、情志养生、经络养生、中药调养等。每种养生方案类型里面又进一步涵盖多套养生方案,医生可以根据患者实际情况进行勾选引用,或在引用后进一步编辑,最终生成患者的体质辨识报告。养生方案可以通过"体质维护模块"随时进行编辑维护。

(四)统计分析模块

统计报表功能可以对一定时间或指定特征的患者体质辨识情况进行统计,便于进行体质流行病学调查分析,或用于企业健康管理等场景。

二、中医辅助诊疗子系统

详见"第三节中医辅助诊疗系统开发"。

三、智慧中药房系统

智慧中药房系统又称"在线中药房""中央中药房""共享中药房",是综合利用物联网、移动互联网和大数据技术,结合自动控制技术,整合线上线下资源,对传统就医取药模式进行创新,实现了从支付、代煎、配送、咨询的全流程在线信息化管理的一站式药事服务平台。智慧中药房在医院不增加人、财、物的情况下,实现分流候药人群、减少患者等候时间、提高医疗服务质量,并满足需送药上门患者的需求(图 16-3)。

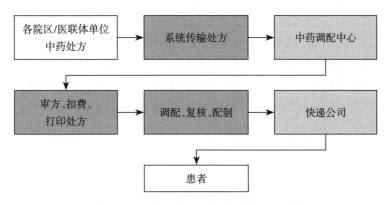

图 16-3　智慧中药房系统简明业务流程图

智慧中药房系统常见的模块包括中药处方流转模块、处方条形码识别管理模块、处方审核与调剂模块、智能化煎药控制管理模块、配送管理模块和客户服务模块。

(一)中药处方流转模块

可实现医院 HIS 与智慧中药房系统的实时顺畅对接,并加密安全传送处方信息,保证传送到智慧中药房系统的处方与医院 HIS 上的原处方一致。同时,该系统还嵌入了便于服务与管理的信息,如是否代煎、送货时间、处方药品调配质量 ± 2% 范围、煎药加水量等。

（二）处方条形码识别管理模块

系统接收处方单时需要能生成与医院处方号、订单号、配送号"三号合一"的独一无二的条形码，确保每张处方可实时查询、精准追溯。追溯的内容包括每张处方的审方人、调配人、复核人、煎药人、包装人、加水量、煎药机、包装机、浸泡时间、煎煮模式、煎药时间、煎药温度曲线等。条形码为药师调剂、煎煮、配送提供全程扫码的便利。

（三）处方审核与调剂模块

建立中药处方审核知识库，方便药师审核处方。中药处方审核知识库包括能对中药处方基础信息、配伍禁忌、特殊人群用药、毒性用药、超量用药等进行智能实时审核，自动分析问题处方、识别疑似处方，并实时反馈给药师进行进一步的人工审核，防范不合理用药和差错事故。

建立处方给付匹配标准知识库，便于正确调配药品。由于中药饮片存在多种多样的炮制方法，在药名的约定上也存在一定的区域差异。因此对于同时接入多家医院，由饮片企业运营的中药调配中心来说，处方给付匹配标准知识库的建立尤为重要。如处方药名为白芍，有的医院要求默认调剂麸炒白芍，有的医院要求默认调剂生白芍，均需在知识库中进行对应的映射。处方给付匹配实行一式两联，第一联通过调剂、煎煮、物流交到患者手中，与医院HIS处方信息保持统一；第二联由智慧中药房供调剂使用、保存，便于智慧中药房识别每个医疗机构的中药饮片给付标准。

（四）智能化煎药管理模块

通过智能煎药技术，根据各味药材自身特性，将加水量、浸泡、火力、煎煮时间、特殊煎法等进行多维度整合，实现浸泡和煎煮模式智能选择，实时控制煎药过程。

（五）配送管理模块

应用电子地图地理"围栏技术"，预先设置各个物流点的配送区域，由系统自动路由分配，快速设定每张处方的最佳配送路线，确保药品快速、准确地送达患者手中。如遇极端天气配送，需添加保温包装，以避免气温反复变化造成药液胀袋、变质。患者可通过APP、小程序等渠道，在手机上随时查询物流配送进度情况。

（六）客户服务模块

患者收到药物后若有任何问题，可以拨打智慧中药房的客服热线进行反映，通过系统进行自动来电手机号匹配或提供处方号/订单号，客服人员便能确认患者身份，在后台系统中查询到该处方的信息并联系相关人员进行解决。

第三节　中医辅助诊疗系统开发

中医辅助诊疗系统是中医健康管理系统的重要组成部分，是利用中医知识库系统为患者提供的辅助诊疗服务；是利用信息技术和智能设备，辅助医生使用中医理论和方法进行诊断和治疗的系统。我国从二十世纪七八十年代即开始相继出现了"中医诊疗专家系统""中医辨证论治电脑系统"。中医辅助诊疗系统的开发旨在将中医理论与现代信息技术相结合，提供更准确、快速、便捷的中医诊疗服务。它可以帮助医生更好地利用中医知识和经验，提高中医诊疗水平，为患者提供更好的医疗服务。同时，它也可以促进中医学科的传承和发展，推动中医在现代医学中的应用和推广。

一、标准知识库的开发

中医诊疗过程可概括为两个阶段:四诊识别阶段和辨证论治阶段。在四诊识别阶段,医生通过望、闻、问、切获得患者的四诊信息,从而了解患者身体状况。在辨证论治阶段,医生根据得到的四诊信息结合诊疗经验辨别患者证候,从而作出诊断和提出治法。通过融汇中医诊断治疗基本的、常规的知识内容,建立起病、证、症相结合,理、法、方、药俱备的完整知识库体系。

完整的诊疗知识数据库包括症状计量辨证要素(以下简称"证素")知识库、症状计量诊病知识库、证素组成证名及治疗知识库、疾病诊断症状知识库、按病分证治疗知识库、验方治疗知识库、对症方药知识库、证素治疗知识库、方剂及药物组成知识库、药物(含成药)及用量知识库、提问征询事项知识库等。

围绕标准知识库开发的中医辅助诊疗系统可以充分体现辨证论治的特色,可从辨证、诊病、辨证要素、主证等多个角度进行分析诊断和治疗处理。系统通过明确当次诊疗输入的每一症状对有关证、病的诊断贡献度,对似是而非的症状加以区分,对症状的轻重程度进行分级,统一进行计量描述,并适当选择一些体格检查及实验室指标为中医诊断服务,最终在知识库的所有证型模式中找到相匹配的证,列出证名、治法,引导出方剂、药物。医生亦可根据自己的经验进行修改、加减用药。但也可能给经验不足的医生造成困难和挑战,缺乏诊疗经验可能导致其在四诊阶段不能全面获取患者身体状况信息;知识库中包含不同的辨证体系及多种不确定的经验诊断模式可能让其感到无所适从,导致诊疗效果欠佳。

二、数据挖掘分析系统开发

数据挖掘是在数据集中发现并提取隐藏在其中的模式信息的一种技术。目前数据挖掘已经广泛应用于中医药领域,主要应用在中医证候研究、中药研究、方剂研究、名医名家用药研究等方面,对推动中医现代化发展、改善中医传承模式、提升中医临床服务能力起到了积极的作用。

中医辅助诊疗系统的核心是建立病症和药方之间的联系。不同于传统科学数据,中医药数据中症状模糊性、数据多维性、症状药物间关系非线性等特点使得对中医数据挖掘较为复杂。例如在中医理论中,一个症状可能是由多种病机引起,一种药物也可能对多种疾病有疗效。而在具体的名家医案中,患者症状和服用方药是从记载中可以直接观察到的,称之为显变量,而对于病机的思考往往是无法言传的或是无法完全通过文字体现的,称之为隐变量。因此如何构建出显变量和隐变量之间的关系,即"症状-病机-药物"之间的关系,便成为复制名家诊治思路的关键路径。

隐含狄利克雷分布(LDA)是一个用于隐语义分析的多层次贝叶斯模型。在文本挖掘寻找隐含变量中取得较好的效果。研究发现,通过隐语义分析的方法,可以借助改进的多内容LDA模型对已有的医案数据进行分析,找出名家医案中的隐含病机,发现隐含病机与病症和药物间存在的关系。基于从模型的结果中获取的症状、病机、药物之间的用数据表示的关系,进而可用于开发基于特定名医经验的中医辅助诊疗系统。虽然该方法的准确度目前仍存在一定提升的空间,但其基于数据驱动的逻辑毋庸置疑具备良好的科学性。

患者相似性分析也是医案数据再利用中的重要研究内容,即根据2个患者的历史病案信息判断其相似程度,获得患者相似性度量。具体来说,在录入患者症状时,基于此能力,系统可推荐与当前录入症状相关联的其他症状,提示医生进一步完善患者的四诊结果;或推荐与当前患者相似的病案信息,为医生的辨证论治提供更为全面的诊疗方案参考。

三、知识图谱系统的开发

知识图谱是显示知识发展进程与结构关系的一系列各种不同的图形,用可视化技术描述知识资源及其载体,挖掘、分析、构建、绘制和显示知识及它们之间的相互联系。知识图谱既可以作为中医辅助诊疗系统运行的底层逻辑,又可以直观地作为使用时的功能界面。医生在诊治时可使用它查找了解证型和药方、药物的信息,对比疾病病情、治疗方案、典型病历,有助于医生提高诊断水平,减少误诊。

知识图谱的构建主要包括知识图谱设计、实体和实体关系抽取以及知识图谱存储3个步骤(图16-4)。

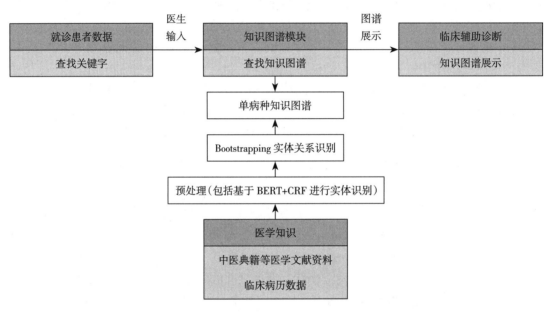

图 16-4 知识图谱的构建及查询流程图

知识图谱设计需要明确知识图谱的数据来源,定义与疾病相关的实体及实体之间的关系。表16-2列举了在中医单病种知识图谱设计中所需要定义的常见数据来源、实体及实体关系。实体和实体关系抽取及知识图谱存储由于涉及较多的计算机人工智能相关知识,本书中不展开描述。

表 16-2 中医单病种知识图谱设计所需定义

数据来源	中西医诊疗指南、专家病案、中国药典等
实体	包括与疾病有关的实体和治疗相关的实体 疾病相关的实体有:①疾病;②疾病属性,包括特点、原因、部位、检查方法及指标值、临床表现等;③证型;④症状,包括主症、次症等 治疗相关的实体有:①治法;②药方及中成药;③用药注意,包括用药频率、用药方法、禁忌、不良反应等;④药方属性,包括效果、优点、缺点、推荐等级等;⑤药方组成;⑥药方剂量

实体关系	1. 具有关系　疾病具有疾病属性(包括特点、原因、部位、检查方法、临床表现等);药方(及中成药)具有用药注意事项(包括用药频率、用药方法、禁忌、不良反应等);药方(及中成药)具有药方属性(包括效果、优点、缺点、推荐等级等)
	2. 包含关系　疾病包含证型,证型包含症状(包括主症、次症等),药方(及中成药)包含药方组成
	3. 治疗关系　治法治疗证型、药方(及中成药)治疗证型
	4. 对应关系　药方组成对应药方剂量

四、中医标准化建设对中医辅助诊疗系统开发的重要性

中医在几千年的发展历史中,形成许多特有的名词术语并沿用至今。例如,中医具有独有的病名(瘿病、癃闭等)和治则治法(寒者热之、培土生金等)。此外,在病历中,每个医生的描述方式不一定完全相同,但表达的含义一致,例如:症状"苔白"和"舌苔白"描述方式不同,但表达含义相同。这都对中医诊疗数据的收集和整理造成了难度。

要实现理想的中医辅助诊疗系统开发,必须使诊疗知识规范化、数据化。全国中医标准化技术委员会是由国家中医药管理局筹建及进行业务指导,经国家标准化管理委员会批准成立的,编号为 SAC/TC478,负责专业范围为中医临床各科(内科、风湿病科、骨伤科、周围血管病科、耳鼻喉科、肛肠科、眼科、皮肤科、男科、外科、老年病科、儿科、推拿科、妇科、急诊科、感染病科、肿瘤科、糖尿病科、针刀医学科、艾滋病科等科室)以及中医药基础、应用等技术。现制定有 GB/T 20348—2006《中医基础理论术语》、GB/T 15657—2021《中医病证分类与代码》、GB/T 16751—2023《中医临床诊疗术语》、GB/T 40665—2021《中医四诊操作规范》等31 项现行国家标准。国家中医药管理局、国家卫生健康委印发通知指出,要求充分认识统一中医病证分类与代码的重要意义,各级各类医疗机构积极推进中医病证分类与代码全面使用,各级卫生健康行政部门加大应用管理和监督力度。该工作的推行,无疑为下一代中医辅助诊疗系统的开发奠定了坚实的基础。

第十七章

社会心理健康管理服务系统开发

第一节　面向全社会心理健康服务体系建设

一、探索面向全社会人群的心理健康筛查与预防管理服务模式

基于社会治理的心理健康社会服务体系建设,其治理的基础是要对全社会人群心理健康状况有一个初步的了解。掌握全社会各类人群的心理态势和健康状况,对社会的和谐发展、幸福和平安社会建设至关重要。

按照社会不同群体,如企事业单位、中小学校、社区居民、党政机关等社团组织,制订特定的心理健康测评量表,开展全社会全人群的心理健康筛查工作,其主要目的是做好各种社会风险预防管理工作,防范各种社会风险事件的发生。具体体现在以下几个方面。

（1）建立全社会全人群心理健康电子档案数据库,为社会治理以及社会科学研究奠定基础。

（2）通过对全社会人群的心理健康持续筛查,能够及时发现一、二、三级心理障碍问题的人群,采取应对干预措施,化解各种社会风险和矛盾点。

（3）通过对全社会人群的心理健康持续筛查与心理健康数据的综合分析,对社会不同人群的心理态势进行分析研判和风险评估,及时发现和掌握有心理问题的高危人群及突发事件的苗头。

（4）通过对青少年群体的心理健康筛查,对患有心理疾病的给予及时干预治疗,化解潜在风险,促进青少年健康成长。

（5）了解全社会不同群体心理健康状况,为社会科学治理,提供科学政策依据。

二、探索基于全社会服务的心理健康服务模式

社会心理学就是研究与社会治理相关的一门科学。社会上发生的各种纠纷与刑事案件,每个案件当事人在案发前都存在诱发的各种心理动机,这种心理动机往往一旦形成就会付出行动。严重精神障碍的患者对社会带来的破坏性极大,属于社会重点管控人群。对于刑满释放人员、社会无业闲杂群体等,由于内心深处产生了扭曲,在得不到社会关爱和及时矫正的情况下,也会给社会带来不良后果。从社会心理学角度,探索为社会治理的心理健康管理服务模式是非常有必要的。如区域人群心理健康筛查与分析、严重精神障碍肇事肇祸人

群管控、社会重点人群心理健康矫正管理等,都是为社会治理提供预防性的心理健康服务,做到防患于未然。

三、探索心理健康教育服务模式

产生心理健康问题的诱因很多,为了防范各种社会矛盾事件的发生,对全社会人群积极采取预防教育的方式,从正面开展心理健康教育以及预防工作,能够有效地减少社会问题事件的发生。利用心理服务平台的微信公众号开展心理健康教育,面向社会人群开展不同种类的心理健康教育工作。同时,对从事心理志愿者服务和社区心理工作者,开展社会心理工作者技能培训,帮助他们掌握有关心理学的理论和技能,及时化解社会矛盾,预防各种潜在风险的发生。

四、探索心理危机干预的服务模式

在我们国家每年都不可避免地发生一些重大突发事件,如台风暴雨引起的泥石流和山体滑坡、洪水灾害、地震灾害、飞机失事、煤矿坍塌、火灾等。在当今互联网以及媒体资讯高度发达的今天,每发生一起重大突发事件,都将迅速传遍全国各地。事件发生不仅影响社会经济的建设和发展,也给事发地区的人民群众的心理造成了严重的心灵创伤,给公众带来焦虑障碍和抑郁障碍等,引发了种种社会不良行为和现象,严重影响了人们的正常生活和灾后生产恢复与重建工作。

对于社会重大公共事件引发的灾后心理重建工作是非常重要的。如果不能对发生的大规模公共事件采取积极的心理危机干预和重建,将对后续的经济建设带来重大影响。

心理危机灾后的心理重建工作已经引起了社会各界的广泛重视,我国政府已经把重大事件发生后的心理干预工作纳入到国家应急机制中,这就需要制订出一套科学的心理危机干预工作流程及具体的策略方法以及快速的响应机制。

在社会治理方面,探索心理危机预警干预机制,防范社会暴力和其他突发事件的发生。对于社会五类重点管控人员:刑满释放人员、社区矫正人员、吸毒人员、严重精神障碍人员、治安重点人员(邪教人员、社会闲散人员、上访及缠访人员、群体性事件挑头人员、有宗教极端思想人员、对社会不满甚至可能产生极端行为人员),需要利用心理学技术和信息化及大数据技术,对他们表现出来的危机特征进行收集分析,如情绪、精神状态、睡眠情况、压力、人际关系等。通过数据分析预判出个体或群体发生社会破坏性行为的可能性进行分析,作出预判结论,提前采取预防和干预措施,有利于化解潜在风险,提升社会稳定和治理能力。

第二节 全社会的心理健康服务系统研发

一、全社会人群心理健康档案库的建立

面向全社会人群的心理健康档案库的建立,是建立全社会心理健康服务体系的一项基础性工作。建立全社会人群心理健康档案数据库,既可从宏观上了解社会各类人群的心理特点,又可为心理服务和社会治理提供科学依据。

心理健康档案库包含基础人口数据库、心理测评数据库、心理咨询干预记录数据库等,

其中人口数据库是基础,需要集中人力、物力一次建成,并进行维护保持人口数据准确性。其他数据库是动态发生的心理档案记录,记录辖区内每个居民长期的心理测评和咨询干预记录过程与结果,要按照专业化要求建立规范化的内容。本节所指的社会人群心理健康档案库建立主要是指人口数据档案库建立。

心理健康档案库基础人口数据库的建立有多种方法。一是利用已有的人口档案信息库,导入基础信息。例如,与区域医疗卫生信息平台(有电子病历、健康档案、人口档案三大数据库)建立数据接口,从该平台导入人口基础信息。二是被测机构建立电子的人员名单EXCEL表格,包括姓名、出生年月、性别、族别、职业、联系方式等基本信息,从人员花名册表格导入到心理健康测评系统中。三是被测人根据心理健康档案提供的移动端输入端口,被测评人输入自己的基础信息。要求被测评人需要自己的联系方式如手机号码,如果没有手机,可以输入自己家长的手机,确保推送信息能够收到。心理测评筛查工作是一项持续不断开展的工作,根据实际需求开展持续的心理测评,档案能够做到连续化。

二、心理健康筛查系统开发

党的十九大报告提出,要不断满足人民日益增长的美好生活需要,促进社会公平正义,形成有效的社会治理,良好的社会秩序,使人民获得感、幸福感、安全感更加充实、更有保障、更可持续。因此,需要从两个方面进行规划以实现此目标。一方面,通过心理专业测评帮助发现人群中的心理疾病,掌握人们的心理健康状态,有助于展开预防、干预和治疗工作,有助于减少因心理问题导致的社会不良事件的发生;另一方面,通过大规模人群心理健康测评分析工作,掌握和了解人们在社会生活中的心态及社会情绪变化以及心理健康变化趋势,从而作出相应的趋势预测及研判,为社会治理工作提供重要的科学依据。

心理健康筛查类似于疾病体检工作,对社会某一群体,如企事业单位、中小学校、党政机关等机构,开展心理健康的初筛工作,从中得出心理健康、亚健康、轻度心理障碍、严重心理障碍、精神疾病等五种人群,根据个体精神心理健康轻重情况再次甄别性筛查。如果是精神疾病患者,需要开展针对性疾病筛查工作,得出较为精准的结论。根据筛查结果,采取对应的心理干预和精神疾病治疗手段。心理健康筛查通过互动式的问答和自我各种类型心理测评量表,预先设计好的精神心理测评系统给出测评结果,不需要通过医疗机构各种化验和检查设备进行定量分析检查,相对成本较低,完全可以通过信息化手段完成。下面就心理健康筛查与分析研究工作总结如下。

(一)建立为全社会人群服务的各类心理测评量表库

为了做好心理健康筛查测评分析工作,需要面向全社会人群建立不同种类的心理健康测评量表库,如中学生、小学生、企事业单位、老年群体、公安检察政法机构等,量表库中量表需要经过心理学专家确认,满足不同社会人群职业、性别、年龄等需要。下面介绍几种心理健康测评量表。

1. 双相情感障碍筛查量表——心境障碍问卷(MDQ) 用于筛查双相障碍,主要包含13个关于双相障碍症状的是非问题,该量表为目前世界范围内最常用的双相障碍筛查量表。

2. 轻躁狂症状评定量表HCL-32 属于自评量表,由32项轻躁狂症状组成,在各综合医院门诊中测试结果显示信效度较好。作为双相情感障碍筛查的辅助工具,得分大于等于14,则为筛查阳性。

3. 倍克-拉范森躁狂量表（BRMS）　由 Bech 和 Rafaelsen 于 1978 年编制,本量表共 11 项。选择最适合患者情况的分数,狂躁症测试题仅供自测参考。

4. 人格障碍测试 PDQ-4+107 题专业级测评　标准的人格障碍筛查工具,可用于自我检查或团体筛查。人格障碍分为 12 种类型:偏执型、分裂型、表演型、自恋型、边缘型、反社会型、回避型、依赖型、强迫型、被动攻击型、分裂样型、抑郁型。

5. 社会适应能力测试量表　社会适应能力的高低,从某种意义上来说,表明了一个人的成熟程度。具有良好的社会适应能力对于大学生走上社会,谋求生存和发展具有重要意义。主要适用于即将就业,或在就业环境中存在困惑的人群。

6. 自我控制能力测试量表　用于评估测试人的自我控制能力,自我调节能力,以及摆脱冲动性和自我中心的能力。自我控制能力测试量表,在企业招聘、教育培训和精神健康方面都有广泛的应用价值。

7. 自卑心理测试量表　自卑感是一种激励因素,对个人和社会均有利,并能导致个性的改善,但是,沉重的自卑感可以使人垮掉,使人心灰意懒,无所事事。我们设法找到自己自卑感产生的原因,具体分析对待,并努力克服,就显得尤为重要了。

8. 学生人格测试量表　学生人格问卷,主要以中学、大学新入学的学生为调查对象。这种量表作为入学时心理卫生状况实态调查使用,是一种心理健康筛选量表。通过学生人格问卷,可以了解大学生中所存在的神经症、心身疾病、精神分裂症以及种种烦恼、迷惘和冲突等。

（二）心理健康测评筛查系统的开发

心理健康系统,为各类人群和团体提供多种手段的心理测评工具。心理测评工作要提供多种技术手段,面向社会大众提供移动端心理健康测评 APP 和微信公众号,利用手机端 APP 和微信公众号入口开展线上测评。对于老年和没有手机的人群,提供线下纸质测评或代替移动端测评。对于中小学生,在测评老师的指导下进行测评,测评后录入系统中。总之,测评手段要多样化,方便测评工作惠及所有人群。该系统,能够面向不同的被测群体推送不同的测评量表,测评过程中自动审核回答的数据质量,对于数据质量不合格的予以剔除。提供心理测评、个人心理画像输出以及团体分析报告的输出等结果反馈。具体业务功能如下。

1. 心理健康量表的推送　利用测试前已经建立好被测人群团体的心理健康档案,系统向档案库中每个人的手机上推送心理健康测评二维码,解析后便可开展测评工作。测评的方式,采取人机对话输入模式,按照系统提问,被测评者回答输入每一个问题。

2. 心理健康测评　对社会团体人群进行心理健康筛查,利用推送的心理健康测评二维码,解析后开展人机对话模式进行心理健康测评服务。

3. 问卷与量表管理　心理健康系统不仅具有专业的测评与诊断量表,同时可以进行量表的管理工作,支持量表的创建、编辑、启用禁用、审核等服务,使量表的可拓展性大大提升,量表使用更加便捷,使用方式和场景更加丰富。面向全社会人群建立针对性的量表数据库,满足不同人群的心理健康测评工作。

4. 监管业务　对系统业务进行全方位监管,包含有数据的监控管理及系统平台中产生的所有业务的监管。实时查看业务数据情况,并进行相应的管控,有助于监督整体的筛查工作。

5. 运营管理业务　是对整个系统平台的业务运营进行管理,支持用户创建与编辑、系统模块化管理、隐私权限定义、设备终端管理、业务场景管理、会议管理服务等。

三、心理健康筛查分析系统的开发

(一)心理健康测评数据的质量控制

心理测评系统要提供数据质量控制系统,为了防止被测评人撒谎,建立心理健康测评数据信息质量分析系统,能够根据被测人问答情况,进行自动分析判断被测人回答问题的真实有效性,从而剔除无效的测评数据。

同时,测评系统在人机交互的测评过程中,对超出测评正确结果范围的给予警示和重新录入,对于胡乱应付测评的数据系统自动判别为无效测评数据不予承认,拒绝给出测评结果。

(二)个人心理健康测评分析报告

心理健康筛查系统,为每一个被筛查人,输出一份个人心理健康测评分析报告。告诉每个被筛查人的心理健康状况,是良好还是患有心理障碍,提示被筛查人采取进一步的措施。

(三)团体心理健康报告分析输出

对每一个团体心理健康测评后,除了输出个人心理健康测评分析报告外,还要为参与测评的群体,给出一个团体分析总结报告,指出测评总人数,有效测评问卷数量,心理健康人群数量和占比,一级心理障碍患者人群数量和占比,二级心理障碍患者人群数量和占比,三级心理障碍患者人群数量和占比等。同时针对一、二和三级给出不同的干预措施。

(四)区域人口心理健康测评数据分析

对于区域人口心理健康测评数据,要按照人群、机构团体以及年龄、性别等给出对应的数据分析报告,对于影响到社会治理的较为严重心理障碍的人群要及时指出,及时给予重视和干预,防止给社会、家庭带来影响。为每一个个体建立连续的测评数据对比分析。

通过区域范围内大量人群的心理测评工作,评测出两类人群,一类是心理健康人群,一类是心理亚健康人群(需要心理医生干预服务)。

通过区域范围大量人群的心理健康筛查工作,为开展心理健康大数据统计分析奠定了基础。通过大数据分析,提供一个区域范围内社会心理指数分析报告、社会人群心理健康指数、压力指数,焦虑抑郁指数等数据结果。

四、心理健康咨询服务系统开发

(一)互联网心理健康咨询服务系统

该系统是社会大众打造的一款心理健康咨询服务系统,为一般性心理问题居民,提供一个线上心理咨询服务平台。让具有资质的心理咨询师入驻平台,为广大心理障碍患者提供基于 SaaS 心理咨询云服务。

(二)互联网心理健康咨询服务系统业务功能

1. 心理咨询业务预约　测评后如有心理障碍,根据提示,可在该系统上预约心理咨询师,开展心理咨询干预业务。

2. 线上心理咨询辅导服务　根据预约的线上咨询时间,利用 PC 电脑或手机,心理咨询师为患者开展心理咨询辅导工作。具体方式可以是语音、视频、文字图片交流等方式。

3. 支付结算业务　预约时心理障碍患者要线上缴纳心理咨询费用,要通过心理咨询在线上支付心理咨询费用,平台提供完备的支付结算服务,支付方式支持微信、支付宝、数字人民币等方式。

4. 随访系统　根据心理咨询患者情况,定期跟踪随访服务。由平台系统实现随访提醒、预约随访时间、在线随访调查等服务。

（三）互联网心理健康咨询服务系统管理功能

1. 量表库的管理　针对社会大众和人群提供丰富的线上心理健康测评量表,满足不同行业和人群心理健康测评需求。

2. 心理咨询师注册　通过下载心理健康软件或登录心理健康咨询网站注册,填写个人档案、照片、心理咨询师相关执业证照,审核通过后,利用该平台开展社会心理咨询业务。

五、心理健康教育服务系统

面向社会服务的心理健康教育系统开发建设,与本书第七章中所描述的方法相同,可借鉴其业务功能建设方法进行,技术手段相同,提供的培训教育内容不同而已,在此不再赘述。

六、基层社会管理工作系统

社区居委会基层网格员利用系统平台,收集辖区内基层居民的矛盾诉求,对于有心理障碍的居民,为其预约心理咨询师,并联合心理咨询师开展心理疏导和干预服务,化解内心深处的矛盾,消除社会隐患,助力当地社会治理。

七、心理救助工作系统

为了能够及时处理来自社会方面的心理救助工作,需要建立一个心理救助热线,为当地受制于心理困扰的人们提供一个心理援助服务渠道,帮助他们化解内心的困惑,恢复到正常人的工作生活状态中。同时,在心理健康平台中开发建设一个独立的心理救助服务系统,使更多的社会心理工作志愿者入驻平台,为社会贡献一份爱心和帮助,使更多患有心理障碍的人群恢复健康。

八、社会治理心理健康大数据分析预防系统

基于大数据的市域治理心理健康预防控制系统,实质上是利用心理健康平台中心理测评和筛查建档系统,对管辖区域范围内数百万人口,如一个地区或一个城市内所有人群或者是有选择人群进行心理健康测评和筛查建档,获得海量心理测评数据,全方位采集每个用户信息,根据用户信息建立用户档案,结合职业、年龄、性别等身份属性根据实际需求进行分类建模分析。对区域/不同群体进行心理健康水平的评估、研判及危险行为的预警,主要功能包括大数据档案、大数据建模、区域人群分析、趋势研判、预警分析。

该系统从心理建设资源投入、心理健康服务力量整合、心理行业服务态势、社会心理指数、重点事件态势、社会重点人员态势、心理风险预警等七个方面进行大数据分析,全方位多角度地呈现了社会心理服务的建设情况、业务开展情况、区域内人群心理健康状况、重点人群情况关注及预防情况,从而达到各种危机事件的预防与控制,防患于未然。

通过事先建立好的多类大数据分析模型,对海量测评数据以及收集的用户档案信息进行数据分析,为区域社会范围内提供一个社会心理指数分析报告,通过整体筛查及使用情况评估社会心理健康指数,展示筛查情况、压力指数、焦虑抑郁指数等。

1. 大数据社会心理指数报告　社会心理指数包含幸福指数、抑郁指数、心理筛查情况、生理不适情况、焦虑指数、心理疾病检出率等。抑郁指数按重度、中度、轻度、无 4 个级别显示。焦虑指数模块将焦虑指数按重度、中度、轻度、无 4 个级别显示。心理疾病检出率为所选区域内各地区对应各种心理疾病检出人数列表。

2. 社会关注事件态势分析　关注事件态势分析包括群众心理诉求态势、分类事件结办率、在管精神疾患流转、心理事件总览、社会矛盾事件趋势、事件区域分布、事件结办率排名、重点事件等方面。

危机干预、严重精神疾患肇事肇祸、自杀自伤、其他心理问题导致事件(上访、纠纷)等事件数量与态势对比的分析。

3. 社会重点人群及人员态势分析　对重点人员进行分类呈现,显示重点人员心理情况,对重点人员危险等级实时呈现及动态跟踪分析。

4. 心理风险预警　心理风险预警分析,包括心理安全风险指数、各区域风险筛查率、心理疾病筛查情况、严重心理疾病检出、特质性风险检出、自杀风险警示、生理不适情况、状态性风险检出等内容。

九、多级管理组织架构与角色的管理系统

面向全社会人群服务的心理健康服务系统,在我国一般是围绕市域治理由市级政法委部门牵头组织建设,纵向涉及市、区(县)、街道和社区居委会(村委会)四级组织架构,横向部门之间涉及党政机关和企事业单位、中小学校、医疗机构、社区居民和农村居民等。提供心理健康服务的部门有社会心理服务机构、精神专科医院及心理科研院所等。系统涉及到的角色众多,有心理咨询师、精神专科医生、社区网格员、志愿者、社会工作人员、社会综治管理人员等。

在开发面向全社会人群服务的心理健康服务系统时,规划设计好系统纵向管理组织架构以及参与管理的众多角色。

第三节　面向企事业单位的心理健康服务系统研发

随着社会经济的高速发展,生活在城市的各阶层人群,都承受着不同程度的压力,有的人因为社会、工作、环境等方面的压力导致产生了各种心理障碍和精神疾病,如抑郁症等。为了及早发现、及时跟踪治疗,降低各种不良事件的发生,为企事业单位开发一套针对企事业单位的心理健康服务系统,用于人员招聘时进行心理健康测评筛查,以及对在职员工不定期地开展心理健康测评分析工作。

一、企事业单位心理健康服务系统

该系统基于互联网 B/S 的系统云平台,使用对象是企事业单位员工和管理人员,企事业单位可以向第三方心理健康服务机构购买服务。企事业单位开展心理健康服务工作的目

的有两方面,一是通过对招聘员工的心理健康测评分析工作,掌握其心理健康状况,严把入口关口;二是对在职员工开展心理健康测评和心理咨询干预服务,通过全员心理健康筛查,发现心理障碍的员工,及时给予干预,化解风险,使员工保持一个良好的心理状态,更好地工作。

心理健康筛查方法与前面章节雷同,通过系统提供心理健康 APP 和微信小程序,员工下载心理健康 APP 或关注心理健康微信小程序,每个测评人注册输入自己的基本档案,利用平台推送的心理测评量表,开展线上问答。线上问答结束后,系统自动反馈个人心理健康状况,给出个人心理健康状况报告。同时,系统为企事业单位给出一份心理健康测评分析综合报告,内容包括测评人数、心理健康人数、亚健康人数,精神疾病人数以及更详细的测评分类结果。

企事业单位人事管理人员,利用提供的基于 PC Web 端的服务,下载每个人心理健康画像和整体分析报告。

二、系统业务功能

该系统为企事业单位提供基于 B/S 架构的 Web 端心理业务服务,为员工提供心理健康 APP 和微信小程序服务模式。具体业务功能如下。

1. 自建心理健康档案　将企事业单位员工基本信息同步到系统中,为企事业单位员工建立心理健康档案。

2. 招聘员工心理健康测评　为招聘员工定制开发一套心理测评量表,用于招聘新员工时对其进行心理健康测评,发现问题的给予及时回避处理。

3. 对招聘员工开展 MBTI 职业倾向测试　迈尔斯-布里格斯类型指标(Myers-Briggs type indicator,MBTI),是一份性格自测问卷。它由美国的心理学家 Katherine Cook Briggs (1875—1968) 和她的心理学家女儿 Isabel Briggs Myers 根据瑞士著名的心理分析学家 Carl G. Jung（荣格）的心理类型理论和她们对于人类性格差异的长期观察和研究编写而成。经过 50 多年的研究和发展,MBTI 已经成为当今全球最著名和权威的性格测试问卷。通过 MBTI 的测评与分析,对于个人来说有助于自我了解和发展、职业发展和规划;对于组织来说,有助于团队建设和能力培养。

4. 对员工心理健康测评　对企事业单位员工进行心理健康测评,利用心理健康系统提供线上问卷筛查或线下发放心理调查问卷,开展心理健康测评服务。

5. 个人心理健康画像　为每一个心理健康测评人,系统自动给出一份个人心理健康画像,即心理健康分析报告。告诉每个人,你的心理健康状况,是良好还是亚健康。对于亚健康的,系统提示你采取进一步的措施。

6. 心理健康筛查团体分析报告　通过企业员工测评,评判出两类人群,一类是心理健康人群;一类是心理亚健康人群,需要心理医生干预服务。通过大量人群筛查,经过心理健康大数据统计分析服务,为区域社会范围内提供一个全面的分析报告,包括员工的心理健康总况、心理障碍人数、压力指数、焦虑抑郁人数等,并提出针对性的干预措施。

7. 问卷与量表管理　心理健康系统提供量表管理业务。不仅具有丰富专业测评与诊断量表,同时可以进行量表的管理工作,支持量表的创建、编辑、启用禁用、审核等服务,使量表的可拓展性大大提升,量表使用更加便捷,使用方式和场景更加丰富。

第四节　面向中小学生的心理健康服务系统研发

一、创新中小学生心理健康服务新模式

为了进一步加强中小学生心理素质教育,要做到以下几点。

1. 加强源头管理,全方位提升学生心理健康素养,加强心理健康课程建设　发挥课堂教学主渠道作用,帮助学生掌握心理健康知识和技能,树立自助互助求助意识,学会理性面对挫折和困难。大力培育学生积极心理品质,充分发挥体育、美术、劳动教育以及校园文化的重要作用,全方位促进学生心理健康发展。注重关心帮助学习遭遇困难、学业表现不佳的学生,教师要及时给予个别指导,鼓励同学间开展朋辈帮扶,帮助学生纾解心理压力、提振学习信心。增强学校、家庭和社会教育合力。学校及时了解学生是否存在早期心理创伤、家庭重大变故、亲子关系紧张等情况,积极寻求学生家庭成员及相关人员的有效支持。

2. 加强过程管理,提升及早发现能力和日常咨询辅导水平　做好心理健康测评工作,积极借助专业工具和手段,加快研制更符合中国学生特点的心理测评量表,定期开展学生心理健康测评工作,健全筛查预警机制,及早实施精准干预。强化日常预警防控,重点关注学生是否遭遇重大变故、重大挫折及出现明显异常等情况。辅导员、班主任每月要遍访所有学生寝室,院系要定期召开学生心理异常情况研判会,对出现高危倾向苗头的学生及时给予干预帮扶。针对中小学生出现的异常情况,中小学教师要与家长进行密切沟通,共同加强心理疏导,帮助孩子渡过难关。加强心理咨询辅导服务。县级教育部门要建立区域性的中小学生心理辅导中心,积极开展线上、线下多种形式咨询辅导服务,定期面向所在区域中小学提供业务指导、技能培训。

3. 加强结果管理,提高心理危机事件干预处置能力　大力构建家校协同干预机制,对于入学时就确定有抑郁症等心理障碍的学生,学校组织校内外相关专业人员进行研判,及时将干预方案告知家长,与家长共同商定任务分工。学生出现自杀自伤、伤人毁物倾向等严重心理危机时,学校及时协助家长送医诊治。积极争取专业机构协作支持。持续强化教育部门和各级学校与精神卫生医疗机构协同合作。

为了做好中小学生的心理健康工作,需要开发一套满足中小学校学生的心理健康服务系统平台,提供心理健康管理、测评、建档、教育和干预等系列业务功能。

二、中小学校学生心理健康服务系统

该系统基于互联网 B/S 的系统云平台,使用对象是中小学校学生、教师、学生家长和心理咨询师等。中小学校可以向第三方心理健康服务机构购买心理健康咨询服务,对中小学生提供心理健康服务等工作。

为中小学校提供 Web 端云服务,教师利用云服务为自己的学生建立心理健康档案、开展学生心理健康测评服务,发现问题及时与家长、心理咨询机构联动跟踪解决。组织学生开展心理健康教育等服务。中小学生和家长下载心理健康软件,接受心理健康教育培训、预约心理咨询师咨询服务,利用平台推送的心理测评量表,开展线上心理健康测评工作。开发针对中小学生心理数字疗法软件系统,为中小学生提供动脉式的心理辅导及干预健康教育服务。

三、系统业务功能

1. 心理健康档案 将中小学校学生基本信息同步到系统平台中,为中小学生建立心理健康档案,并对其进行跟踪管理。

2. 心理健康筛查 为每个中小学生提供心理健康测评服务,并提供个人测评分析报告。

3. 心理健康筛查分析 通过心理测评评判出两类人群,一类是心理健康人群;一类是心理亚健康人群,需要心理医生干预服务。

4. 心理数字疗法服务 为满足中小学生心理健康服务的需求,提供一套适合中小学生的心理数字疗法,称之为 AI 心理陪伴小精灵,中小学生、家长利用该"小精灵"开展"一对一"心理健康自愈服务。

5. 心理危机干预服务 通过大量人群筛查,经过心理健康大数据统计分析服务,为中小学校提供一个学生心理指数分析报告,通过整体筛查及使用情况评估学生心理健康指数,展示筛查情况、压力指数、焦虑抑郁指数等。

为了帮助中小学生因学习成绩、校园暴力以及其他原因带来的心理压力,建立心理救助热线,社会心理服务机构为他们提供心理救助服务,缓解压力、恢复健康。

6. 健康校园监督管控服务 通过心理筛查服务,为每个学校提供心理风险预警分析报告,在此基础上,采取进一步针对性干预管控,防止各种风险的发生。

7. 心理健康疏导服务 利用第三方社会心理服务机构,为中小学生提供心理倾诉、心理咨询、心理疏导等服务。

8. 问卷与量表管理 系统提供对各类心理健康量表进行管理,支持量表的创建、编辑、启用禁用、审核等服务,使量表的可拓展性大大提升,量表使用更加便捷,使用方式和场景更加丰富。

9. 学校端心理健康管理系统 包括建档人数、心理障碍学生干预管理、心理辅导管理等。

第 十 八 章

互联网精神疾病服务系统开发

第一节　互联网精神疾病诊疗服务系统研发

基于精神障碍的患者,一般大多要去精神专科医院或综合类医院的精神专科门诊就诊,通过专业的精神障碍疾病量表测评并结合表现出的症状,精神专科医生给出诊断结果。

精神专科医院或综合类医院,都设有精神专科门诊,对于大多数患有抑郁症等精神疾病的人群,他们更倾向于通过互联网医院线上咨询问诊的方式就诊,不愿意去医院线下门诊就医。因为这些精神障碍患者有一种病耻感,不愿意把自己的病情外露。

为了满足全社会精神疾病患者隐私和病耻感要求,单独开发一套基于互联网精神疾病诊疗服务系统。该系统提供精神专科门诊线上诊疗和咨询服务,服务的方式一般有三种,语音、文字和视频。精神专科门诊要装备 PC 电脑并安装视频软件系统,同时要安装基于 B/S 架构设计的互联网精神专科门诊系统,该诊疗系统要配备专业的各种测评量表。为患者提供互联网精神专科门诊 APP 和微信小程序等移动端入口,患者通过下载注册互联网精神专科门诊 APP 和关注微信小程序,利用互联网就可以预约线上和线下专科门诊,开展线上精神类疾病量表测评、线上问诊、线上咨询、药品配送等业务。

该互联网精神专科诊疗系统要与区域卫生信息化平台互联互通,可以查阅患者历史电子健康档案和电子病历,方便查阅患者历史的检查、治疗、手术以及用药记录等基本信息。

一、互联网精神疾病测评分析系统

该系统具有心理和精神疾病各种专业化的测评量表,通过人机交换量表问答方式测评,测评回答结束后,系统自动分析出患者精神疾病的种类以及严重程度,经专科医生评估后,给出专业的诊疗方案。

(一)建立各类精神类疾病测评量表库

精神疾病评定量表是标准化了的精神检查工具,由具有丰富临床经验的精神科专家和心理学家根据诊断要点和标准设计,由一系列必要的条目所组成。每一条目代表了一个症状或临床变量。每个评定量表有一定的检查程序、提问方式及评分标准,并附有词汇解释。每一个检查者都需严格按照规定进行询问和检查,遵循词汇定义,对回答及观察结果进行评分,确定症状是否存在,并判断其严重程度。评定量表按内容可分为症状量表、诊断量表等;

按评分方式可分为大体评定量表和症状（分项）评定量表，或自评量表和他评量表，或观察量表和检查量表等；根据对象的年龄分为成人用量表、儿童用量表和老年人用量表等；根据病种分为抑郁量表、焦虑量表和躁狂量表等。

在精神科门诊中，最为严谨和权威的量表，应该是公认的 mmpi 明尼苏达多项人格测验，对常见的抑郁焦虑、精神分裂、疑病、癔症、妄想、精神病态等，mmpi 的检测效果是最好的。但是通常在精神科门诊中，用得最多的还是 SCL-90，原因是 mmpi 题量太大，如果不是必要，只做 SCL-90 也可以。以下介绍几种常见的测试量表。

1. 抑郁自评量表（SDS）　又称宗氏量表、Zung 氏量表，是精神科门诊中检测抑郁最常用的工具。美国教育卫生部推荐用于精神药理学研究的量表之一。

2. 焦虑症测试量表（SAS）　也称为宗氏焦虑症量表、Zung 氏焦虑症量表。焦虑症（anxiety）又称焦虑性神经症，是神经症这一大类疾病中最常见的一种，以焦虑情绪体验为主要特征。主要表现为：无明确客观对象的紧张担心，坐立不安，还有自主神经功能失调症状，如心悸、手抖、出汗、尿频等，以及运动性不安。

3. 汉密顿抑郁量表（HAMD）　由 Hamilton 于 1960 年编制，是临床上评定抑郁状态时应用最为普遍的量表。汉密顿抑郁量表在临床上方便实用。HAMD 评定方法简便，标准明确，便于掌握，可用于抑郁症、躁郁症、神经症等多种疾病抑郁症状的评定，尤其适用于抑郁症。

4. 人格障碍测试 PDQ-4+107 题专业级测评　标准的人格障碍筛查工具，可用于自我检查或团体筛查。

5. mmpi 明尼苏达多项人格测验　mmpi 明尼苏达多项人格测验经过近 80 多年的沉淀和修正，已经被翻译为 100 多种语言，数百个国家在应用。mmpi 不仅仅是在精神科门诊常用，如今各大企业招聘入职，都需要过 mmpi 才能办理入职手续，尤其是对心理健康要求严格的航空业、司法、军警、家政、教师等岗位都会采用 mmpi 作为招聘入职的测评。

6. 抑郁症症状快速自评量表（QIDS-SR16）　是专业化的、系统化的，同时又是非常严谨的一套自评量表，其中包含了 16 个项目。其特点是简洁明了，能够通过本问卷快速了解自身的抑郁程度。主要适用于具有抑郁症状的成年人。

7. PHQ-9 抑郁症筛查量表　PHQ-9 是国际通用抑郁检测量表之一；本评定量表共 9 个项目（根据最近 2 周内自己的实际感受，即以下症状在个人的生活中出现的频率有多少？选择一个与自己情况最符合的答案）。

8. SCL-90 症状自评量表　世界上最著名的心理健康测试量表之一，是当前使用最为广泛的精神障碍和心理疾病门诊检查量表，可协助测评人员从十个方面来了解自己的心理健康程度。本测验适用对象为 16 岁以上的人群。

为了方便精神疾病患者的线上与线下测评工作，需要将这些量表电子信息化，在系统中对其进行管理，并开发成软件系统人机对话的方式，通过 PC 电脑和移动端 APP 以及微信公众号方式开展业务测评工作。

（二）互联网精神疾病筛查分析系统

建立一个面向全社会精神疾病患者的筛查测评分析服务系统平台，为广大精神疾病患者提供测评分析服务。该系统基于 B/S 架构的 Web 端服务，精神科医生利用 Web 端提供咨询问诊服务，患者端利用移动端 APP 以及微信公众号进行测评。具体业务功能如下。

1. **精神疾病患者建立档案**　线下患者,通过预约挂号系统为患者建立档案。线上患者,利用移动端 APP 以及微信公众号,线上输入患者的身份信息,建立个人基本档案。

2. **精神疾病测评**　线下患者,精神专科医生通过量表问卷,利用人机对话询问模式进行测评。线上患者,专科医生为其推荐一款精神疾病测评量表,患者利用人机问答对话模式,输入自己的答案进行测评。

3. **个人疾病测评分析**　为每一个测评人,系统自动给出一份个人精神疾病画像,即精神类疾病诊断分析报告,确定患者精神疾病类型和严重程度。

二、互联网精神专科门诊系统

互联网精神疾病诊疗服务系统,参照实体互联网医院模式开发建设"互联网精神专科门诊系统"。具体业务功能介绍如下。

(一)医院服务端业务功能

1. **线上门诊预约挂号**　为患者提供线上精神专科门诊、专家门诊预约资源,供患者选择就诊医生和分时段就诊时间预约复诊时间。

2. **线上测评分析服务**　利用系统提供的测评量表,为患者提供线上测评与分析报告服务。

3. **线上诊疗服务**　根据预约的互联网线上门诊时间,医生为复诊患者提供问诊或咨询服务。

4. **电子处方**　医生为线上就诊患者开具的药品电子处方,包括药品、检查、治疗等。

5. **检查治疗预约服务**　提供检查、治疗处方预约服务,预约成功后将预约的时间和信息发送到患者手机端。

6. **药品处方流转审核**　线上医生开具的药品处方流转到药品处方审核处,由具有处方药品调配权和审核权的药剂师审核,审核通过后流转到药房,由药剂师调剂药品。所有这些环节都要有记录凭证和电子签名记录。

7. **线上支付**　互联网精神专科门诊云平台具有线上支付功能,提供微信、支付宝、医保卡、银行卡等多种线上支付方式,要在线上支付相关费用。

8. **线上结算**　根据患者身份,提供医保和非医保两种支付结算业务。

9. **药品配送**　线上开具的药品处方调剂完成后,需要配送的将配送地址信息和药品信息流转到线下物流配送系统,由物流系统完成配送服务。医院如果没有配送能力,可以借助第三方物流配送服务。

10. **随访**　按照精神类患者随访要求,对患者进行随访工作。由平台系统实现随访提醒、预约随访时间、在线随访调查等服务。

(二)患者端业务功能

利用系统为患者提供基于移动端 APP 或微信小程序,完成预约和线上诊疗等业务。

1. **线上门诊预约挂号**　提供线上精神专科门诊、专家门诊分时段预约服务。

2. **线上测评分析服务**　利用系统提供的各类精神类测评量表,以人机对话模式完成量表测评服务,提供测评分析报告。

3. **线上问诊服务**　根据预约的互联网线上门诊时间,开展问诊或咨询服务。

4. **检查治疗预约服务**　医生开具的检查、治疗单,支付费用时进行预约,预约成功后将预约的时间和信息发送到患者手机端。

5. 线上支付　提供微信、支付宝、医保卡、银行卡等多种线上支付方式。

6. 药品配送　同意药品配送后,输入自己的配送地址及联系电话。

7. 随访业务　接受精神科医生的随访服务。

第二节　严重精神障碍肇事肇祸管控服务系统研发

根据严重精神障碍患者"六位一体"服务模式的研究,针对严重精神障碍肇事肇祸患者,开发一套治疗、康复与管控一体化的系统,加强对该类人员的管理。严重精神肇事肇祸患者管控以及社会治理多个社会层面,需要建设一个社会联动的综合管理平台。为患有严重精神障碍人群提供检查、治疗、转出/转入、管控一体化的服务系统,做到多部门以及多角色之间协同联动,共同做好该类人员的康复管控工作。建立一个面向社会的严重精神障碍肇事肇祸患者管控系统,该系统基于 B/S 架构,精神卫生管控人员、基层社区网格员、片区民警和医务人员提供的是基于 Web 端业务服务,患者家属和社会志愿者提供的移动端 APP 以及微信小程序业务服务。该系统平台提供以下几项业务服务。

一、严重精神障碍患者档案管理

需要给全社会患有严重精神障碍疾病的人群建立个人档案,以便对其进行管理。档案的建立一般由社会精神障碍患者管控部门负责建立。具体档案内容如下。

1. 建立档案　包括基本人口学信息如姓名、出生年月、性别、职业、家庭住址、婚姻状况、联系电话、监管家属姓名、监管人联系电话等。

2. 患者病情信息监控服务　对患者所患精神疾病种类、发病日期、住院记录、出院记录、既往病史、随访记录、发病报告、入院信息、出院信息、流转情况、治疗记录、用药记录等,进行监控管理。

3. 流转档案　系统记录患者在社区与医院之间转入与转出记录。

4. 肇事肇祸记录　系统记录患者病情发作后,所发生的肇事肇祸记录。

5. 随访记录　系统记录社区、志愿者到患者家里随访调查记录。

二、医院与社区之间转入与转出管理

(一)从医院转出管理

患者出院后,由专科医生,将患者治疗后的情况以及出院后用药方案通过系统反馈给患者所在的社区,社区将联合患者家属、社区志愿者对患者进行管理。

1. 患者出院情况　精神专科医生,出院时将患者治疗后的病情进行描述记录在系统中,以便患者家属、社区网格员、精防人员通过系统提供的 APP 或微信小程序掌握患者出院时的情况。

2. 患者出院医嘱　精神专科医生,将出院后持续用药情况进行描述、用法、用量等记录在系统中,以便患者家属通过系统提供的 APP 或微信小程序掌握并监控患者用药情况。

3. 患者出院治疗医嘱　精神专科医生,将出院持续治疗以及日常观察要求记录在系统中,以便患者家属通过系统提供的 APP 或微信小程序掌握。

（二）从社区转入医院管理

当患者病情严重,需要治疗时,联合家属将患者日常行为观察表现等信息转给医院。患者家属,将日常患者情绪以及生活情况记录在系统中,患者住院后,精神专科医生利用系统可以看到患者日常表现以及生活情况。

三、严重精神疾病患者持续治疗管理

（一）持续药物跟踪治疗管理系统

对于严重精神疾病患者,需要长期给予药物治疗与控制,同时给予必要的监护管理,预防突发事件的发生,给社会以及家庭带来不必要的损失。

1. 长期服药管理　对出院后需要长期服药的患者进行监督管理,按照医生用药医嘱,根据其开具的药物,利用手机短信、微信等多种手段每日通知患者家属,做到每日服药提醒,确保患者按时服药,防止患者漏服。

2. 用药记录管理　患者家属每日利用系统提供的 APP 或微信小程序,每日记录患者用药时间和用量。

3. 患者家属日常监管　负责监护患者的家属,需要对患者日常生活进行监护和照料。每日利用系统提供的 APP 或微信小程序,记录每日患者心理情绪波动变化情况等。

（二）严重精神疾病定期复查

根据患者病情及定期管控要求,由精神专科医疗机构利用系统平台通知患者家属,定期提醒患者进行疾病复查和评估。

（三）诊疗效果管理

由其分管医生定期对其诊疗进行分析评价,以便治疗方案调整,确保诊疗效果。

四、多方联动管控

（一）社区精防人员协同管理工作

1. 档案管理　对管辖范围内所有严重精神疾病患者档案管理。

2. 危机事件管理　及时处理严重精神疾病患者所发生的各种社会事件。

3. 监督管理　督导网格员、社区志愿者工作管理。

4. 用药管理　检查所有严重精神疾病患者用药情况,按时服药率要达到100%。

（二）社区网格人员协同管理工作

1. 档案管理　对社区内严重精神疾病患者档案管理。

2. 转入与转出管理　利用系统平台提供的功能,对患者由转入医院和患者出院转入社区进行档案管理。

3. 事件上报管理　患者出现了肇事肇祸行为后,可进行上报。

4. 随访管理　利用系统对患者家属随访,了解患者动态情况并记录。

（三）患者家属协同管理工作

1. 档案管理　记录每日患者的精神状况、生活状况。

2. 用药管理　按时监督患者服药。

3. 危急事件管理　发现患者病情出现异常现象时,及时上报给社区网格员、精防管理人员。

（四）精神专科医生协同管理工作

1. 随访管理　定期对患者家属进行随访，了解患者用药后效果及情绪精神状况。

2. 评价管理　对患者服药治疗效果以及心理健康状况进行评估分析并给出进一步治疗方案。

3. 诊疗效果管理　由其分管医生定期对其病情状况进行分析评价，以便治疗方案调整，确保诊疗效果。

（五）片区民警协同管理

当患者情绪发生变化有可能对社会治安带来危险行动和趋势时，患者家属利用系统报警及时报警，当片区民警收到信息后，区域管控民警可通过系统平台，实时监控患者的获得轨迹以及所在的位置，及时到现场采取措施，把危害降低到最低程度。

（六）志愿者协助管理工作

负责对患者日常生活和行为协助监护家属进行管理和服务。

五、危机事件干预管理

建立严重精神疾病患者监管和危机干预中心，当所在区域患者出现心理危机事件后，患者家属和社区网格员通过系统，及时向危机干预中心上报患者异常情况。危机干预中心采取危机干预措施进行处理。对危险等级 3~5 级严重精神疾病患者进行标记，重点跟踪。对其管辖区域的业务监管、人员监管、机构监管、流转监管、危机事件监管等。

第 十 九 章

企事业单位职工健康管理服务系统开发

企事业单位职工健康管理,简称"企业健康管理"或"企业健管",是指企业通过自身或借助第三方的力量,以企业职场人群为对象,应用现代医疗和信息技术从生理、心理角度对员工进行健康监测、评估、干预的健康服务行为。其目标是系统维护企业员工的身心健康,降低医疗成本支出,提高企业整体生产效率,利用有限资源取得最大的健康效果。企业员工健康管理逐渐成为企业人力资源管理、企业发展战略中不可或缺的重要内容,企业健康管理服务已成为员工福利的重要组成。

第一节　我国企事业单位职工健康管理现状

根据国家卫生健康委 2023 年 6 月 15 日在北京举行的新闻发布会上公布的数据显示,我国是世界上劳动人口最多的国家之一,截至 2022 年底,我国 16~59 岁劳动年龄人口为 8.8 亿,占总人口的 62%,多数劳动者的职业生涯超过其生命周期的二分之一。当前企业健康管理的工作重心已从传统关注职业病、高发病的防治,逐步向关注健康前移扩展,并呈现数字化、智能化、多样化等特点。企业健康管理需求旺盛,服务供给增加,但服务内容仍有待升级。

一、企业健康管理发展历程

(一) 历史沿革

欧美发展企业健康管理起源于工会工人运动和医保商保服务能力的前拓展,我国企业健康管理大多起源于企业内设的福利劳保体系,其中 1972 年刘力生等专家在首钢开展的高血压防治"首钢模式"实践,是目前有据可考最早的国内企业健康管理的推广实践范例。随着改革开放的深入和市场经济的发展,企业开始逐渐重视员工的身心健康问题,并陆续采取了一些初步的健康管理措施。大致可分为以下 4 个阶段。

1. 萌芽阶段(改革开放至 1995 年国企改制)　在这个阶段,企业对员工健康管理几乎没有认知,甚至职业安全防护措施都很薄弱,大多采用劳保福利或绩效的方式进行补偿,实际工作中成本管理、资金管理随意性很大,质控标准不高。

2. 发展阶段(1995—2004 年):随着国企改制进程和民营企业高速发展,传统职工福利劳保逐渐被劳动保险制度(如工伤保险、生育险、健康险等)取代,部分企业开始有意识采取一些措施来改善员工的工作环境和健康条件。特别是 2003 年 SRAS 疫情的冲击,国家对公共卫生和健康事业更加重视,公众的健康意识也有了大幅提升,也让企业认识到员工健康对企业的重要性,这为企业健康管理的发展提供了更好的社会环境,但多数中小企业仍处于从经验管理向科学管理过渡的阶段。同时期伴随第一次电子商务浪潮,企业健康管理开始出现信息化管理的萌芽,第一批专业从事企业健康管理的服务机构开始出现。

3. 创新阶段(2005—2019 年):在这个阶段,互联网科技开始普及,企业已采取更加系统化的健康管理措施,如建立健康档案、开展健康检查/专病筛查、提供健康咨询等,并开始探索如何通过创新的方式来提高员工健康管理的效果,如采用大数据、人工智能等技术来分析员工健康数据,提供个性化的健康建议和干预措施,国内几乎所有头部互联网健康管理企业都是在这个阶段发展起来的。

4. 现代化阶段(2019 年至今):以 2022 年国家卫生健康委首次组织开展重点人群职业健康素养监测为标志,在这个阶段,国家政策进一步完善,配套保险赔付的健康管理延展服务开始出现,企业健康管理已经发展成为一种全面而深入的管理模式,涵盖了员工健康的各个方面,如身体、心理、社交等。同时,企业也开始更加注重与医疗机构/健康管理机构合作,为员工提供更加专业和全面的健康服务。

需要注意的是,这 4 个阶段并不是严格的时间序列,而是表示了我国企业健康管理情况在不同时期的不同特点和发展趋势。同时,不同行业和地区的企业在健康管理方面的发展情况也可能存在差异。

(二)配套政策动向

2018 年 7 月,国家卫生健康委设立了职业健康司,专职负责开展重点职业病监测、专项调查、职业健康风险评估和职业人群健康管理等工作。随着我国疾病谱的改变和健康需求的增长,我国相继出台多项政策法规以加强企业健康管理工作。2001 年,我国通过《中华人民共和国职业病防治法》,之后又进行了 4 次修订完善。该法实施以来,成效显著。根据国家卫生健康委 2023 年 6 月 15 日在北京举行的新闻发布会上的数据显示,全国报告的新发职业病病例数从 2013 年的 26 393 例下降至 2022 年的 11 108 例,降幅达到 58%。历年政策详见表 19-1。

表 19-1　近年来国家层面颁布的企业健康管理相关政策

发布时间	发布机构	政策名称	主要内容
2019 年 6 月	国务院	《关于实施健康中国行动的意见》	专门列出职场健康保护行动,特别关注到工作压力导致的身心问题
2019 年 10 月	全国爱卫办、国家卫生健康委等多部门	《关于推进健康企业建设的通知》,其中《健康企业建设规范(试行)》作为附件发布	提出健全管理制度、建设健康环境、提供健康管理与服务、营造健康文化等全方位推进企业健康建设的措施,指导各地规范开展健康企业建设
2019 年 12 月	全国人大常委会审议通过	《中华人民共和国基本医疗卫生与健康促进法》	明确了用人单位在员工健康促进方面的责任
2021 年 2 月	国家卫生健康委	《工作场所职业卫生管理规定》《职业病诊断与鉴定管理办法》《职业卫生技术服务机构管理办法》	强化职业卫生管理,控制职业病危害,保障劳动者健康

续表

发布时间	发布机构	政策名称	主要内容
2022 年 5 月	国务院办公厅	《"十四五"国民健康规划》	明确提出"推动用人单位开展职工健康管理""推动健康企业建设"
2022 年 12 月	国家卫生健康委	《关于进一步加强用人单位职业健康培训工作的通知》	强化用人单位主体责任,规范和指导用人单位职业健康培训工作,加强企业健康管理信息化建设

数据来源:国务院、国家卫健委、全国爱卫会等官网

2021 年,全国爱卫会将健康企业建设纳入国家卫生城市评审体系中。2023 年 6 月,国家卫生健康委对健康企业建设实践进行了总结,由国家卫生健康委办公厅公布了一批优秀案例名单,其中,职业健康保护行动组织实施优秀案例 18 个、"职业健康达人"优秀案例 33 个、健康企业行政推广优秀案例 50 个、健康企业建设优秀案例 200 个,供学习借鉴。

二、企业健康管理概述

(一)企业健康管理服务特点

当前我国企事业单位职工健康管理主要有以下几个特点。

(1)一线企业和事业单位普遍建立职工医疗体系,为职工提供定期体检和就医保障,但中小企业和部分事业机关尚未建立完善的健康管理体系。

(2)大中型企业和部分政府部门设有工伤保险制度,大中型民营企业则选择为员工缴纳补充医疗保险,职工患职业病或工伤可获得相应报销及慰问金,但仍有部分企业参保情况较差。

(3)主要企业普遍开展年度体检、职业病筛查等活动,提高职工健康监测水平,但体检项目和频率在不同企业之间存在差异。

(4)部分企业与医院签订定点医疗合作协议,便于职工就诊,但就医自费比例依旧偏高。

(5)企业重视心理健康问题,定期开展职场心理疏导及压力管理培训,但参与情况需要进一步提升。

(6)个别大型企业设有完善的职工停薪病假和疾病救助制度,但很多中小企业尚未建立相应制度。

(7)部分地方和企业开始探索职工健康管理新模式,如医务室/微诊所+移动平台+家庭医生,但该模式尚需完善和普及应用。

(8)政府积极推动企业健康管理水平提高,但未形成统一的监督考核办法,企业参与度需进一步提高。

(二)企业健康管理供需市场分析

从需求侧来讲,当前企业员工健康问题较为突出,由于饮食不合理、运动不足、久坐等不良的生活方式,企业员工高血压、高血糖、高血脂、高尿酸、体重超标问题突出,慢病健康管理需求旺盛。企业竞争压力增大、工作节奏加快,一些行业"996"加班文化盛行,微信工作群

等线上办公工具在提供便捷的同时,变相导致工作时间的延长。前程无忧发布的《职场人加班现状调查报告 2022》显示,加班已成当下职场常态。职场、生活压力等原因导致员工精神、心理、睡眠等问题突出。《2022 企业员工健康调研报告》也显示,一方面,无论是企业员工,还是管理层,对企业健康管理服务的需求依次是体检、健康评估、健康教育、绿色就医通道等;另一方面,越来越多的企业意识到员工健康管理的重要性并愿意为之买单,调研显示企业愿意为员工支出的健康管理成本以年人均 500~3 000 元居多,多数支出在员工体检或报销购药费方面。企业持续在员工健康管理方面增加投入的意愿有所增强,企业健康管理需求呈增长态势,其中以国企、外企及一些大型民营企业为代表,如中国石油天然气集团公司,中国海洋石油集团有限公司、玫琳凯(中国)化妆品有限公司等,员工健康福利成为企业人力资源管理的重要内容,但很多中小企业对企业健康管理仍重视不够、投入较少。

从供给侧来讲,主要有两方面的供给服务方,一方面是既有医疗健康服务部门,主要包括企业内设医疗机构和企业外部合作健康管理体检机构两部分,前者例如原隶属航天科工集团下属的航天医科集团、中石油旗下的宝石花公司等,后者则有爱康国宾、美年大健康等。这些健康服务机构基本都从企业员工提供体检和医疗门诊服务入手,将积累形成的优势逐步扩展到服务外部客户;另一方面,市场上涌现出很多提供企业健康管理服务的第三方公司,另外一些保险公司也积极探索为购买团体商业保险的企业客户提供企业健康管理服务,例如民生银行曾推出的"绿魔方"、平安健康"易企健康"等产品,以达到促进企业员工健康、控制医疗费用增长、降低保险理赔支出的目的。

(三)企业员工健康管理策略

据调查,约有 60% 的职工处于亚健康状态,而其中又有近一半的人患有颈椎病、脂肪肝等疾病。此外,由于工作压力大、生活不规律等原因,心理问题也日益凸显。

鉴于企业员工生理特征及在企业内承担的工作决定了其身心健康状况,不同的群体有不同的健康管理需求。一般而言,可根据工作性质将企业内的员工分为普通员工、高级管理及技术人员、离退休人员等三类人群,针对不同人群采用不同的健康管理策略。

1. 普通员工健康管理　普通员工健康管理通常是相对薄弱的环节。其健康方面的特点可归纳为:健康意识比较薄弱,健康观念相对落后,在健康管理过程中受到的重视程度不够,健康付费意愿相对较低。

故普通员工的健康管理重点主要是在做好职业病防护基础上定期为员工进行健康体检;为员工建立完整的健康档案,关注员工的健康变化趋势;及时为员工作出健康评估,调整健康计划;采取全方位的健康干预措施,包括定期为员工举办健康知识讲座,普及健康保健知识;在工作期间为员工提供营养合理的工作餐,保证员工的饮食营养健康;开展适度的员工体育活动与竞赛,调动员工参加体育运动锻炼的积极性;鼓励员工戒烟等健康行为;为员工建立上下级之间畅通的信息沟通渠道等。

2. 企业家、高级管理及技术人员健康管理　这部分人群是企业最核心的人力资源,企业应为这一部分人群提供更完善、更高端的健康管理服务。其健康特点为:生活不规律,工作节奏紧张,精神压力大,体育锻炼严重不足,饮食不合理,睡眠质量差。导致身体老化速度加快,心脑血管疾病等老年病呈现年轻化趋势,与普通员工相比健康形势更为严峻(图 19-1)。

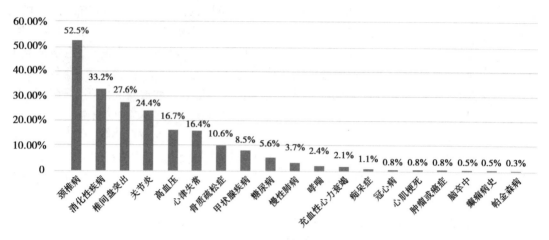

图 19-1 企业家高管人群常见病患病情况

资料来源：复旦大学健康传播研究所《2022中国中小企业家健康管理认知及需求现状研究报告》

健康管理重点是：根据其健康状况以及家庭、心理等方面综合因素，配备专兼职的健康管家，进行个性化健康指导和伴随式保障。健康服务的覆盖面更应充分拓展，满足人群对健康的多元化需求。比如，在基本的健康体检需求上增加防癌筛查、基因检测服务；在营养、运动、睡眠和心理等基础健康管理服务上，拓展如齿科服务、抗衰老服务、中医服务等特色的服务。

3. 离退休人员健康管理 离退休人员在多数企业一直呈增长的趋势，很多企业为节省开支，未将离退休人员这一人群列入企业员工健康管理的范畴。事实上，离退休人员的健康管理同样是关注的重点之一。离退休人员的健康特点为：生理功能，应激能力和心理承受能力都有所降低，但健康意识相对增强，更加注重自身的健康（图 19-2）。

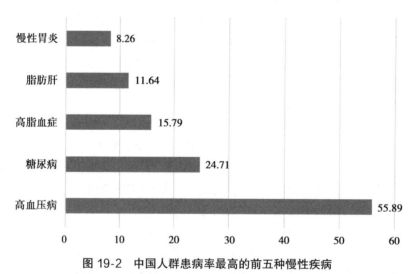

图 19-2 中国人群患病率最高的前五种慢性疾病

数据来源：健康管理与健康产业蓝皮书，《2022中国健康体检人群慢性疾病及其危险因素调查报告》

健康管理重点是：以提高生活质量和社会适应力为目的的慢病管理措施，提高失能、半失能人员的长护水平，加强老年医疗保健康复工作与老年健康教育，做到老有所养，老有所医，老有所乐，达到健康长寿的目的。

（四）实行企业健康管理的价值意义

美世咨询《2020 中国职场员工健康风险报告》显示，我国职场员工 20% 患慢性疾病，65% 存在亚健康状态，59% 存在心理困扰，29% 超重和肥胖，65% 缺乏运动，48% 睡眠不足，57% 膳食不健康。随着职场人群越来越注重健康，健康工作的理念逐步深入人心。越来越多的企业也认识到开展企业健康管理能够提升员工对企业的归属感，提升其工作效率和效能，促进企业良性可持续发展，即健康管理服务中经常提及的"两提升，一下降"。

1. 能够有效提高企业生产力　职业人群是最富有生命力、创造力和生产力的宝贵社会资源，他们的身心健康水平将直接影响到企业的生存与发展、国家的进步与稳定。世界卫生组织研究发现，欧盟国家员工缺席请假的原因，有 50%~60% 归咎于员工的健康问题。研究表明，职业人群的健康管理效果与对健康管理的需求程度呈正相关，有针对性地为企业员工提供健康管理服务可以提高其对健康管理的依从性、干预效果和满意度。

2. 能够持续增强企业凝聚力　开展员工健康管理，可以很好地体现企业以人为本的管理理念，增加员工获得感、认同感和归属感，提高企业的凝聚力。企业本身可以凭借优秀的健康管理手段树立和美化企业品牌正面形象，按照国家和地方政府健康企业建设标准创建申报健康企业，从而有效提升企业品牌价值。

3. 能够显著降低企业医疗负担　美国密歇根大学健康管理研究中心提出了一个【90/10 定律】：90% 的个人和群体通过健康管理后，医疗费用降到原来的 10%；10% 的个人和群体未做健康管理，医疗费用比原来上升 90%。开展企业健康管理，能够有效降低医疗卫生总支出。

当前我们国家仍然处于城镇化和工业化快速发展阶段，仍有许多中小微型企业对健康管理认知不到位，有超过三成企业未给职工购买商业保险；78.5% 的企业中没有专职保健医生；部分劳动密集型企业工作场所职业病危害还存在超标现象普遍的问题。职业人群同时受到职业危害因素和公共卫生问题的双重危害和影响，这些问题的长期存在将给职工、企业乃至整个社会都带来巨大的危害和负担，因此，对职业人群开展企业健康管理具有重大社会学意义和经济学意义。

三、企业健康管理发展趋势

未来企业健康管理服务要以"防大病、管慢病、促健康"为主要服务内涵，通过预防筛查、医学诊疗、慢病管理和健康促进的相关适宜技术、产品和服务，建立线上服务载体，衔接线下实体机构，构建"防、诊、治、管、促"一体的新型优质健康管理服务体系，助力企业提高健康管理能力水平，提升企业员工健康指数、获得感和凝聚力，降低医疗卫生总支出。企业健康管理服务链将呈现以下趋势。

（一）数字化、智能化趋势日益凸显

根据《2022 企业员工健康调研报告》显示，98.88% 的管理层或人力资源管理部门人员对员工健康的数字化管理存在需求，其中 80.32% 认为需要或者非常需要。

企业员工分布分散、需求多样，工作时间与服务时间交织，导致服务时间碎片化，加之企业健康管理要求成本可控、效益优良，而移动互联网、大数据、人工智能辅助技术、可穿戴设备的发展进步，使数字化平台或工具结合人工智能等技术手段高效响应健康管理服

务需求成为可能,通过数字化健康档案、智慧化健康管理系统赋能线下服务,极大提升了服务效能,优化了服务供给。数字化、智能化企业健康管理呈现良好的发展势头,市场发展空间巨大。近年来,市场上也涌现出一批提供数字化、智能化企业健康管理服务的代表性企业。

(二)企业重视程度逐年提高,并从医疗需求向健康需求扩展

全球保险业巨头怡安集团发布的《2022—2023 年全球企业健康实践调研报告》中显示,企业不仅持续重视员工健康,而且在过去几年中,其重要性和优先级也有所提升,已有 71% 的企业将职业发展列为员工价值主张(EVP)的重点领域,因此职业健康与身体、心理、财务和社交健康共同列入整体战略。员工健康会对企业的财务表现产生影响,员工健康水平每增长 4%,企业收益就会上升 1%,企业继续加大对员工健康的支持和投资,并且认识到吸引和留住人才的途径之一是为员工构建可持续的职业生涯。员工健康作为激励人才、提高业绩的措施,是企业的重要组成部分。

目前,很多企业健康管理主要围绕就医的绿色通道、在线问诊、医务室建设或托管、中医康复诊疗、健康体检等内容开展,偏重医疗的服务居多。近年来,一些企业逐步围绕员工的健康需求,如健身、营养、睡眠、心理、生活方式、健康素养等,发展全方位的健康管理服务,已探索出了一批特色创新模式。

(三)围绕压力相关的员工心理健康管理持续受关注

员工健康体现在生理、心理及社会适应 3 个方面。近年来,由于工作模式的改变、工作节奏的加快,员工心理问题凸显,这越来越受到企业管理者的重视。开展员工心理健康管理既是落实"以人为本"经营理念的需要,也是激励员工工作热情、实现员工"幸福工作"与企业"良性发展"共赢的需要。《2022 企业员工健康调研报告》显示,超过 90% 的员工需要心理健康管理、期望有便捷可及的心理干预工具。建设企业心理服务中心或心理健康室的需求高达 65.99%,员工对日常心理健康测评与自动分析报告的需求较大,另有线上、电话或者面对面心理咨询及相关心理干预服务等需求。

员工帮助计划(EAP)及心理健康服务是目前企业心理健康管理服务的主要模式,主要服务内容包括:①对员工心理特征和工作-生活质量状况进行系统的评估。②在评估的基础上提供解决方案。通过在企业内部建立心理健康支持性的工作环境,改善工作流程,树立文化导向,消除问题的诱因。③对需要心理干预和疏导的人群提供心理咨询服务。④心理教育培训:培训员工自我压力管理、应对挫折、保持积极情绪等方面的基本方法与技能。

第二节　面向企事业单位的职工健康管理服务模式

随着互联网技术对公众医疗健康生活的渗透不断加深,建立企业员工健康管理信息系统的重要性进一步凸显。国家与地方对企业健康管理体系的建设愈发重视,鼓励和支持健康中国建设与企业员工健康管理工作成为趋势。2022 年 4 月,国务院办公厅印发的《"十四五"国民健康规划》提出,推广应用人工智能、大数据、5G 移动通信、区块链、物联网等新兴信息技术,实现智能医疗服务、个人健康实时监测与评估、疾病预警、慢病筛查等。

一、服务模式建设方式

企业本身具有较强的组织性,是实施健康管理的有效载体之一,因此企业健康管理具有其独特优势,发展前景广阔。当前企业健康管理的建设方式主要可概括为三种(表 19-2):

表 19-2　企业健康管理建设类型

	内设型	外包型	共建型
优势	有较强的针对性,经济性好,能够及时为员工提供健康管理服务	保护健康隐私,专业水平较高,服务多样细致,能够及时采用最新的信息和技术,员工信任度高	可有效减轻企业内部健康管理人员的压力,提高员工健康管理水平,减少企业经济支出,充分发挥企业内部和外部专业健康管理机构的优势
劣势	专业水平不足,员工信任度低	费用高,及时性差	须提前完成平台型服务系统的本地化部署
健康管理服务执行部门	企业职工医院、医务室	专业健康管理机构、医院、体检中心等	企业内部卫勤保障部门和企业外专业健康管理机构共同参与
适合企业/员工群体	大型央企、国企、公立医疗机构	小微企业、非医院型事业单位	跨国外企、部分国内大型民企

1. 内设模式　企业自行设置员工健康管理的专职部门,自研健康管理操作系统,自建"保健医-健管师"团队来策划实施健康管理活动。

2. 外包模式　企业以整体打包或者分项转包的方式将健康管理项目承包给专业的健康管理机构,采取购买健康管理软件/平台的方式,由外部具有医疗或健康管理等专业背景的机构提供健康管理服务。

3. 共建模式　可理解为内设、外包并举,即企业可能原本有开展员工健康管理服务的机制但能力不足,故采取与外部其他专业健康管理机构合作的方式,使用公用网络软件替代专业健康管理系统,为本企业员工提供健康管理服务。

二、企业健康管理业务类型

(一)体检主导型

体检因其客户基数大,利润率高、现金流稳定,是目前健康管理服务领域最成熟的营利模式,也是客户接受度最高的健康管理服务品种。为了充分挖掘客户资源的消费潜力,部分体检中心开始介入健康管理服务,而多数企业受自身条件的限制,没有能力自己投资建设体检中心,所以二者以团体体检为切入点展开深入合作,成为企业健康管理业务中相对成熟的模式。

(二)资源整合型

由于企业不具备专业健康管理能力,经常需要借助三方机构或平台来满足员工的医疗与健康促进需求,因此,部分健康管理公司转型整合当地的医疗资源,辅助企业打通医疗转诊绿色通道,并对接各类健康管理机构向企业推出符合市场需求的服务,在实现多方共赢的同时,提高了当地医疗资源的优化配置。这类服务具有标准化和网络化的特性,使它们可以不受地域的限制。

(三)康养调理型

此类健康管理的重要特点在于对疾病的前瞻和预防,突出"亚健康"层面的康养调理,主要由三方健康管理机构展开各类健康促进服务,而中医凭借在亚健康领域的理论优势,以及针灸、推拿、膏药等传统的内病外治方法,在这类服务中具有深厚的市场基础。

(四)自我服务型

部分健康管理公司是依托大集团的需求而发展起来的,它的前身类似医务室。这个诉求和功能与国外的健康管理方式已经非常接近了。一些国企或大型民企出于降低医药费,提高员工身体素质,提高劳动生产率的考虑,把最初的医务室改造成为独立核算的健康管理公司。这类健康管理公司依托集团的需求就能解决生存问题,然后借助集团的无形资产如雄厚的实力、良好的市场形象、丰富的客户资源进行市场拓展。

(五)私人医生型

主要面向企业需要重点保障的高级别成员,核心是为其提供主动健康管理,配备一对一健康管家,建立健康档案,开展健康检查,提供健康咨询等服务。优势在于其个性化、全面性和主动性。健康管家能够全面关注会员的健康状况,根据会员的年龄、性别、身体状况、生活习惯等因素,制订个性化的健康管理计划,提供针对性的健康建议和干预措施。

三、企业健康管理服务内容

可以发现,当前企业健康管理行为大多以健康体检、企业医务室等为主流形式,企业健康管理的形式以健康体检、健步走、企业医务室、健康讲座为主。近年来,定期体检已成为企业员工健康管理的标配项目,企业医务室作为处理员工轻症和一般性的康复治疗场所,也在大部分企业落地生根,健康科普讲座、健康团建等活动也是企业健康管理的常见内容。

但针对健康管理的"检测、评估、干预"三大核心环节,目前,很多企业员工的体检仍停留在查病阶段,对健康风险评估干预不足,对体检报告解读不足,对体检暴露出的健康隐患,如体重超标、空腹血糖受损、骨量减少等问题重视不足、干预不足;很多企业健康管理服务仍偏重员工的寻医问药,对群体共性的健康风险干预仍比较薄弱,需要在实践中不断探索和丰富可持续、可操作、有效果的常态化健康管理服务,实现服务的迭代与升级。

世界知名人力资源管理咨询机构美世咨询于2020年和2022年先后发布两版《中国企业健康管理报告》,报告显示企业健康管理通常以健康体检、企业医务室等为主流形式呈现,服务内容有待升级(表19-3)。

表19-3 企业健康管理的主要服务内容

管理项目	服务内容	开展情况
档案管理	提供电子健康档案动态管理	★★★
健康体检	定制个性化体检套餐	★★★★
	体检服务	
	提供团检汇总分析服务	
	提供体检报告解读、专家咨询	
健康风险	员工健康风险评估、疾病预警	★★
预防干预	不良生活方式及工作习惯的干预	
	配套疫苗注射	

续表

管理项目	服务内容	开展情况
健康教育	根据员工的健康状况,提供针对性的健康讲座 提供疾病预警、运动、营养、心理指导、中医养生调理等跟踪干预方案 健康短信提醒、运动步数统计 提供专家健康咨询 个性化健康管理服务包定制教育(例如减重、戒烟等)	★★★★
医疗服务	派驻现场健康管理团队 企业医务室——健康小屋 就医转诊绿色通道 提供家庭医生、健康管家、私人保健医等服务	★★★★
慢病管理	糖尿病、高血压、高血脂、高尿酸等	★★★
职业病防护	职业暴露防护、工伤残退鉴定	★★★

数据来源:《中国企业健康管理发展报告》

四、"互联网+"技术在企业健康管理中的应用

伴随着全球性 5G 移动网络的扩大覆盖、智能手机的全面普及以及大数据、云服务、人工智能、区块链、蓝牙等新技术及可穿戴式监测设备的逐渐成熟和广泛应用,医疗服务和健康管理服务模式发生了深刻变革,基于互联网的高效率的智慧健康管理服务逐渐走入大众视野。如何充分利用现代化的信息技术构建智慧健康管理平台应用到企业健康管理层面,是近几年正在探索和实践的重要问题。以下是常见的应用方式。

1. 智能健康监测 利用智能可穿戴设备和技术,如心率监测、血压监测、睡眠监测等,实现员工健康的实时监测和数据的自动采集。这些数据可以传输到企业健康管理平台,供医生和健康管理人员进行参考和分析。

2. 在线健康咨询 通过在线医疗平台或企业健康管理平台,员工可以随时向医生或健康管理人员咨询健康问题,获得专业的健康建议和治疗方案。这种方式可以避免员工因健康问题而影响工作和生活。

3. 健康档案管理 通过建立员工健康档案数据库,记录员工的健康状况、病史、家族史等信息,方便医生和健康管理人员了解员工的全面健康情况,为制订个性化的健康管理方案提供依据。

4. 健康数据分析 利用大数据和人工智能技术,对员工的健康数据进行处理和分析,发现潜在的健康风险和流行病趋势,为企业的健康管理提供数据支持和参考。

5. 健康活动管理 通过在线平台或线下活动,组织员工参加健康讲座、体检、健身、养生团建等活动,提高员工的健康意识和自我管理能力,促进企业的整体健康水平提升。

6. 心理健康咨询 通过在线心理测评和咨询服务,为员工提供心理疏导和支持,缓解工作压力和生活压力,促进员工的身心健康。

7. 饮食健康管理 通过提供在线饮食建议和营养分析,帮助员工合理安排饮食,提供营养餐、减肥餐、运动餐等定制化产品,控制体重和保持健康的饮食习惯。

8. 睡眠管理　通过可穿戴设备及网络摄像头记录观察睡眠情况,给出健康促进建议,并可链接助眠仪、正念冥想仪、智能漂浮舱等健康管理设备以改善睡眠状态。

9. 健康产品推荐　根据员工的健康状况和需求,通过手机/网络终端向用户推荐适合的健康产品和服务,如保健品、健身器材、医疗保险、可穿戴设备等,满足员工的个性化健康需求。

通过"互联网+"技术的应用,企业可以更好地实现员工的健康管理,其特点是利用移动互联网及大数据技术实现个性化全程管理,提高员工的健康意识和自我管理能力,降低企业的医疗成本和风险,同时提高员工的工作效率和生产力。

第三节　企事业单位职工健康管理服务系统开发

传统的企事业单位职工健康管理服务通常以"年度体检+职业病防护"模式和有限的日常健康管理为主,在职工健康问题的发现和预防上存在明显的局限性。例如年度体检难以及时发现和解决健康问题,可能导致病情恶化或者治疗成本增加。而受限于服务成本、支付手段等因素限制,经常导致日常健康管理服务的精细化程度不足,无法满足职工个性化的健康需求。

利用互联网人工智能等技术,开发建设"互联网+健康管理"服务系统,实现职工健康信息的实时收集、深度分析和及时反馈。可以更好地关注和改善职工的健康状况,了解职工的健康需求和偏好,从而提供更加精准、个性化的健康管理服务,降低因健康问题导致的生产力损失。同时,职工也能及时了解自己的健康状况,积极参与健康管理,从而形成企业和职工共同参与的健康管理模式。

一、企业健康管理系统介绍

开发建设企事业单位职工的"互联网+健康管理"系统,是对在职员工健康状况的一种有效管理模式,每年为职工开展健康疾病体检,有利于早发现早诊治,实现职工健康信息的收集、分析和反馈的工作平台。运行步骤如下。

首先,利用智能设备进行日常健康数据的收集,如心率、血压、体重等,并利用云计算进行实时数据分析,以便对职工的健康状况进行实时监控。

其次,通过人工智能技术对员工的健康数据进行深度分析,识别出潜在的健康风险,并及时进行预警,以便早期介入和治疗。

最后,通过系统终端软件,企业成员可以按权限实时查看健康数据和分析报告,并获得个性化的健康建议和干预措施,以实现精准的健康管理。

综上,该系统需具备以下功能:职工健康档案的管理、定期健康检查提醒、健康咨询与指导、医疗资源推荐以及健康教育宣传等。在技术要求方面,系统需采用先进的软件开发技术,确保系统的稳定性、可扩展性和安全性。

二、平台系统建设要点

(一)系统设计与开发

设计时应遵循最佳时间原则,以确保数据完整性和系统安全性。采用微服务架构,系统分为数据层、服务层和界面层。数据层负责数据的存储与处理,包括职工健康档案、医疗资源信息等;服务层负责提供系统的各类服务功能,如健康检查提醒、健康咨询等;界面层负责为用户提供操作界面,方便用户进行各项操作。

1. 系统架构设计 采用 B/S 模式,制订系统的整体架构,包括前端用户界面、后端服务器、数据库和应用程序接口。客户端使用 APP 或 H5 页面,服务器部署在企业 IDC 内,确保数据安全性,系统应支持 Web 和移动端访问。选择合适的架构能够确保系统的性能,以及可维护性和可扩展性。

2. 数据模型设计 设计数据库模型,用于存储健康数据、用户信息和健康建议等。使用关系数据库,定义数据表、字段、关系和索引,设计职工信息表、体检报告表、问诊记录表等数据表。

3. 用户界面设计 开发设计 APP、PC、H5 程序端界面,应做到直观、易用,以便用户能够轻松访问系统的功能,同时应考虑不同设备和平台的兼容性,以确保用户体验一致。

4. 功能模块设计 根据业务功能规划设计业务功能模块。每个模块应具有清晰的功能和接口,以便开发和维护。系统还要预留外接口,以便后期接入各类健康促进服务模组。

系统功能模块包括职工基本信息维护、报告上传与查询、数据统计与报表、安全防护与加密等;业务功能模块包括健康数据采集(含监测)、健康风险评估、远程医疗咨询、健康教育与学习、健康活动管理、风险人群监测与提醒等。

(二)测试与优化

通过数据库技术实现健康档案的存储与查询;使用定时任务和消息队列技术实现健康检查提醒功能;通过接口调用,集成第三方服务,如在线医疗咨询、健康饮食推荐、运动健身建议等,为用户提供更全面的健康管理服务。同时,也可以与第三方合作,共同开发更先进、更实用的健康管理系统;利用网页、微信公众号/小程序等技术,方便职工获取健康教育宣传信息。

系统测试,包括功能测试、性能测试、安全测试和用户验收测试,解决发现的问题,及时进行优化,并确保系统的稳定性和质量。特别是后期针对数据库建设,要根据实际需求变化及时更新索引设计和查询优化,采用缓存技术减轻数据库负荷,最后要对系统进行高通量压力测试,确保系统能够处理大量同时并发业务的需求。

完成测试后,可以将系统上线,同时需要定期对系统进行维护和更新,以保证系统的稳定性和安全性。在系统运行过程中,也要不断收集用户反馈的意见,以便进行改进和优化。

(三)终端软硬件开发

1. 智能健康管理平台 为整套企业健康管理系统的核心枢纽,能实时收集并储存职工个人健康资料,如体检报告、体征监测数据等。职工可通过手机/PC 终端软件查询近期相关数据,企业管理部门可实现全员健康大数据分析与管理。

2. AI 辅助医疗信息服务 利用人工智能技术和全流程决策支持技术(CDSS),精准用户画像,完成员工健康风险评估,并查询相似案例,为用户提供参考意见。同时根据用户身体数据,给出个性化的健康提醒与管理建议。

3. 智能家居式体征监测设备 通过智能手环、智能健康一体机、动态血压、动态心电、瞬感血糖仪等可穿戴设备,实现健康指标在线监测与跟踪,将数据实时上传至平台,运用数据分析高危人群,为企业提供免费体检推送等服务。

4．智慧医疗平台 链接成熟的互联网诊疗平台或远程医学平台，聘请在线医疗团队为员工提供视频、音频、图文等多种形式在线互联网诊疗服务，实现远程精准咨询。基于大数据，部署网格医生为就近职工提供第一时间救助。

5．移动通信端健康程序 利用 APP、H5 小程序、网页等渠道，组建健康管理师团队通过个性互动给予健康生活方式指导，定期发送健康资讯，开展随访，记录用户行为数据进行大数据分析。

6．线下健康服务中心 HIS 系统 选择医疗机构设立线下服务点，数据联通企业健康管理平台，为职工提供就诊预约导诊、就医绿色通道、职业病防护、健康膳食指导等全程服务，实现线上线下互动。

三、企业健康管理系统核心特点

（一）个性化健康管理服务

"互联网+"企业健康管理服务模式的核心特点之一是个性化。充分利用数据分析和人工智能技术，根据每个职工的健康状况、生活方式和偏好，提供定制化的健康建议和服务。通过监测生物数据、健康习惯和疾病风险，系统可以生成个性化的健康计划，帮助职工更好地管理他们的健康。

（二）远程医疗模式

"互联网+"企业健康管理服务模式使职工能够远程咨询医生、获取诊断、开具处方和接受医疗建议。这一特点尤其在疫情期间变得尤为重要，它能够减少职工前往医院的需求，降低感染风险，提高生产效率。远程医疗服务也提高了医疗资源的利用效率，减轻了医院的压力。

（三）数据驱动决策

由于互联网服务模式高度依赖于数据的收集和分析。通过监测健康数据，系统可以识别潜在的健康风险，并提供及时的建议。同时，大数据分析可以帮助企业更好地了解员工的整体健康状况，制订更有效的健康管理策略。

（四）多样化健康促进手段

除了动态化档案管理及个性化健康监测外，互联网+企业健管模式还可以提供多种形式的健康教育（群体讲座、小组分享、个体教育等）和健康促进活动，通过在线课程、健康讲座和社交互动，职工可以更好地了解如何维护健康，采取积极的生活方式。

（五）数据隐私和安全

考虑到健康数据的敏感性，数据隐私和安全是"互联网+"健康管理服务模式的关键特点之一。系统必须满足数据隐私和安全的法律法规要求。需要建立数据加密、访问控制和数据备份等安全措施，以保护用户的个人健康信息。

第 二 十 章

以居民为核心"健康之家"
健康管理服务系统的开发

第一节　家庭健康管理服务的创新模式

本书讲述的信息化建设都是围绕医疗卫生机构展开的,健康管理和服务的对象是居民。本章采取逆向思维的方式,从最需求家庭端入手,站在全社会家庭的角度全方位思考,应该建设他们使用便捷、唾手可得的信息化系统,为居民架起一座能够快速连接服务方的桥梁,让居民的服务需求能够方便快捷落地,提供所需要的医疗健康管理和服务。

按照全生命周期健康管理的要求,开发一个以家庭应用为核心的全生命周期的医疗健康管理服务系统,服务的生命周期段包括女性受孕期、婴幼儿期、学龄前期、中小学期、成年期、老年期。所提供的服务包括居民家庭医生签约、家庭问诊、居家护理、心理健康援助、疾病预防、妇幼健康管理、中小学生成长健康管理、老年人健康管理、慢性疾病人群健康管理以及家庭健康教育等内容,让居民一机在手解决百姓的基本医疗与健康管理服务的问题。通过医疗健康 APP 或微信公众号能够快速连接二级或三级医院、基层医疗卫生机构、急救中心、心理咨询服务机构、社区养老机构、中小学校等,建立一个有效、方便快捷的沟通交流渠道,提升居民的生活健康指数。

居民利用移动终端设备下载医疗健康 APP 或利用微信小程序,注册登录申请上述各种服务。其中居民家庭医生签约、互联网家庭问诊、护理预约、健康咨询、心理健康咨询、疾病预防与筛查、家庭健康教育等系统是公用模块系统,不论年龄大小都可以注册使用。

如果居民是新婚夫妇家庭,提供"孕产妇健康管理""婴幼儿童健康管理服务系统",注册便可使用。如果家庭有中小学生,需要注册并利用"中小学生成长健康管理系统"开展业务服务。如果是退休老年人需要注册"老年人健康管理服务系统",如果患有慢性疾病的居民需要注册"慢性疾病健康管理系统"。

第二节　打造以家庭为核心多方协同参与的
"健康之家"云平台系统

一、建设以居民为核心的健康管理服务系统

"健康之家"云平台系统,是以居民健康管理服务需求为核心的系统,按照市场经济规

律,以满足居民健康需求方为驱动力,促进医疗健康管理服务产业的发展与兴起。过去的医疗卫生市场,是以提供服务方各级医疗卫生机构为核心开展的。该"健康之家"云平台是以购买服务方为市场驱动,促进各级医疗卫生机构发挥各自的潜能,按照居民的健康需求不断扩大和提升服务能力。

二、建设一款连接多方医疗健康服务机构的协同服务系统

"健康之家"云平台系统不是一个孤立的系统,它是连接多方医疗健康管理服务机构的系统,并且能够快速与服务方已有的医疗健康管理服务系统实施融合对接,实现一体化管理与服务。"健康之家"云平台系统与多方服务系统实现互联互通。多方系统是指辖区内能够为其有义务提供服务的各级医疗卫生机构所拥有的各类业务服务系统。如居民所在地的社区卫生服务中心、二级和三级医院、体检机构等。需要与健康体检机构的健康体检系统实施对接,实现居民健康体检信息的交互与共享;与社区卫生服务中心提供慢性疾病管理系统实施融合对接,实现患有慢性疾病的居民的数据信息交互共享;与二、三级医院的互联网医院系统实施对接,实现居民线上诊疗和健康咨询服务;与二、三级医院的互联网护理系统实施对接,实现居民线上家庭专业护理预约服务等。

除此之外,还需要与之相互配套的系统支持,如实体医疗机构内部信息系统、孕产妇健康管理系统、儿童健康管理系统、中小学生成长健康管理系统、居家康养服务系统、心理健康援助系统、疾病预防控制系统、家庭健康教育系统等。

三、建设实现与区域医疗信息平台互联互通的协同服务系统

"健康之家"云平台系统,是面向家庭居民提供全生命周期健康管理与服务的一个大型服务系统,该系统涉及居民健康档案资料,需要与区域健康档案系统平台互联互通,实现居民健康档案信息共享。一方面盘活现有区域健康档案系统利用率,更好地发挥其作用,另一方面丰富健康管理与服务的内涵,使居民健康档案更加丰富完善。

四、明确"健康之家"云平台建设与管理应用主导方

按照目前国家制定的医疗健康管理制度,各级基层医疗卫生机构是健康管理与服务的主导方,其他二、三级医疗机构和第三方健康管理机构都是协同其开展业务的,如城市内部的社区卫生服务中心,农村地区的乡镇卫生院和村卫生室等。按照这个原则,"健康之家"云平台系统建设主导方应该是医疗卫生行政管理机构,即各级医疗卫生健康委员会。为居民提供健康管理服务的机构是基层医疗卫生服务机构、二级和三级医疗机构、慢病管理机构、中小学校、疾病预防控制机构、社会心理服务机构等。

第三节 "健康之家"家庭健康管理服务云平台系统

一、"健康之家"健康管理云平台系统

基于"健康之家"家庭健康管理服务云平台系统,是面向家庭医疗、护理和健康管理与服务的系统,该云平台是一个面向社会公立医疗卫生健康管理服务机构、私立医疗健康管理

服务机构等开放式的服务系统平台,凡是具有医疗、专业护理和健康管理服务资格的机构都可以入驻云平台,提供面向家庭的医疗健康管理服务。业务板块包括:家庭签约、线上诊疗、线上会诊、家庭护士、健康体检、疾病筛查、心理咨询、慢性疾病管理服务、孕产妇健康管理、儿童健康管理、老年人的健康管理服务、养老管理等业务。

该系统是面向家庭打造的一款专业化软件服务系统,需要有医疗健康服务机构和医疗卫生服务机构提供对应的健康管理和服务。开展上述各种医疗健康管理服务的基础是各级医疗卫生机构具有完善的医疗健康管理信息化系统和服务体系。"健康之家"平台与其实施融合设计,实现数据信息互联互通和共享。如果提供医疗和健康管理服务的机构,没有相应的信息化系统,也可以直接利用"健康之家"云平台提供的业务系统,将医疗健康业务人员入驻云平台即可提供各种服务。

二、基层医疗卫生机构医疗健康系统业务功能设计

基层医疗卫生机构是健康管理服务的主导方,本节描述的为居民所能提供的健康管理与服务业务功能,主要产品形态是基于 Web 端的业务功能,医务人员利用 PC 电脑基于 B/S 架构 Web 端为居民提供各种医疗健康管理与服务业务。具体业务功能如下。

(一)家庭医生签约服务

在本书第十章第三节描述了家庭签约的方法,本节着重描述在家庭签约过程中,基层医疗卫生机构提供两种签约服务模式,一是基层医疗卫生机构利用系统平台提供的签约业务与居民现场进行签约;另一种为居民提供一种线上家庭医生签约方式,居民下载注册 APP 或微信公众号即可签约,填写相关的内容,家庭医生核实完善,线上互动完成签约工作,最终完成一份完整的家庭健康档案的建立与签约服务。同时居民利用健康查阅自己的家庭医生签约档案。

(二)诊疗服务

居民在家里利用统一的"健康之家"系统业务功能,预约辖区内基层医疗卫生机构医生,可以开展线上与线下问诊业务。支持利用手机线上支付预约挂号诊疗费用、药品费用、检查、治疗等费用,如果系统平台与医保系统平台互联互通,可以直接医保结算。

(三)随访服务

家庭随访服务是基层医疗卫生机构所具备的基本业务功能,基层医疗卫生机构签约医生等,利用居民"健康之家"系统,开展线上随访业务。提升随访工作效率,克服挨家挨户效率低下的随访工作。

(四)护理服务

居民利用"健康之家"系统预约业务功能,预约辖区内医疗机构开办的居家专业护理业务,安排专业护士上门提供专业护理服务,居家护理业务种类由服务方医疗机构提供。

(五)疾病筛查服务

利用"健康之家"系统,可以开展慢性疾病的筛查服务,如高血压、糖尿病、肺结核等疾病的筛查服务。利用为居民提供健康之家 APP 和微信公众号,推送各种疾病筛查问卷给居民,采取问卷和互动调查方式开展社区居民疾病筛查服务。

(六)心理健康筛查服务

利用"健康之家"系统,开展面向居民的心理健康筛查服务,利用为居民提供健康之

家 APP 和微信公众号,推送问卷给居民,采取线上问卷的方式开展社区居民心理健康筛查服务。

(七)孕产妇健康管理服务

孕产妇健康管理是全生命周期健康管理中比较重要的业务,也是基层医疗卫生机构必备的管理系统之一,从受孕到产后 42 天这段时间管理周期,基层医疗卫生机构,利用孕产妇健康管理系统,为辖区内孕产妇建立档案,按照孕产妇规定的健康检查要求,提供相应的服务。

(八)儿童健康管理服务

儿童健康管理是全生命周期健康管理中比较重要的业务,从新生儿出生到上学前这段时间的健康成长管理。在这期间儿童家长利用"健康之家"系统中的儿童健康业务,辅助孩子健康成长。

(九)老年人健康管理服务

对辖区内 60 岁以上老年人进行管理,包括老年人基本健康管理业务功能(生活自理能力评估服务),为老年人和失能老年人建档登记、基本情况登记;提供老年人生活能力评估;为老年人和失能老年人提供评估调查问卷,为提供老年人生活自理能力调查业务,为老年人提供生活能力评估服务,辖区内老年人统计业务,具备失能老年人信息的上报、审核、失能率生成、指导率生成四项功能。为老年人提供健康体检项目管理、体检管理、健康体检评估管理等业务。

为 65 岁及以上人群提供免费健康体检管理、健康评估、健康咨询、健康教育等多种服务内容。详见第十二章。

(十)慢性疾病健康管理服务

慢性疾病健康管理是基层医疗卫生机构为慢性疾病患者提供的一种业务服务。提供健康档案管理、诊疗服务、慢性疾病预防与控制、家庭随访、家庭健康教育等业务。

(十一)家庭健康实时监护服务

为居家慢性疾病患者提供心电、血压、血糖、血脂、血氧等实时监护预警服务。

(十二)健康教育服务

基层医疗卫生机构,利用"健康之家"系统为居民提供健康教育科普知识等,通过移动端向居民推送信息的方式开展。

(十三)乙类传染病管理

对辖区内乙类传染病患者进行监督管理,包括辖区内成年居民疫苗接种管理等。

三、医疗机构侧的医疗健康系统业务功能设计

(一)诊疗服务

二、三级医疗机构为居民提供互联网诊疗服务,接受居民利用"健康之家"预约的互联网门诊诊疗服务。预约本地互联网医院专科医生,开展线上复诊开写药品处方;预约医院检查、治疗、专业护理居家服务、门诊手术等业务,支持利用手机线上支付预约挂号诊疗费用、药品费用、检查、治疗等费用,通过互联网医院与医保打通直接医保结算。

(二)家庭护理服务

二、三级医疗机构为居民提供家庭专业护理服务,居民在家里利用"健康之家"业务功

能,预约本地二、三级医疗机构提供的居家专业护理业务,开展居家专业护理服务。

(三)健康体检预约服务

二、三级医疗机构为居民提供健康体检预约服务,居民可利用"健康之家",向医疗机构预约体检服务,医疗机构受理后,可赴医疗机构接受健康体检服务。

(四)慢性疾病健康管理服务

二、三级医疗机构为慢性疾病患者提供病情评估、诊疗业务以及慢性疾病防控方案等服务。

(五)心理健康服务

精神专科医疗机构入驻健康之家云平台,为居民提供心理健康筛查和咨询业务服务,接受居民预约、线上线下心理咨询等服务。

四、居民需求侧的家庭健康管理服务系统设计

该部分内容描述的是将提供医疗健康管理服务机构所提供的业务服务功能集成到"健康之家"系统平台中,为居民提供基于移动端"健康之家 APP"或"健康之家微信小程序"等。方便居民通过这个移动端入口寻找到对应的健康管理和服务,下面以家庭健康为例进行阐述。

(一)家庭签约服务

居民通过移动端"健康之家 APP"或"健康之家微信小程序",登录家庭医生签约系统,按照预先设定的线上签约业务流程和所需要填写的相关内容即可完成线上签约。居民根据自身健康状况进行填报,须经家庭医生核实完善后,最终完成一份完整的家庭健康档案的建立与签约服务。

(二)居家诊疗服务

居民利用移动端"健康之家 APP"或"健康之家微信小程序",可以预约系统上互联网医院专科医生或基层医疗卫生机构医生等,开展线上复诊问诊服务。

(三)居家护理服务

居民利用移动端"健康之家 APP"或"健康之家微信小程序",预约本地互联网医院专业护士,开展居家专业护理服务。

(四)居家心理健康咨询服务

如果居民遇到心理障碍或精神疾病时,利用移动端"健康之家 APP"或"健康之家微信小程序",预约心理咨询师或精神专科医生,开展线上问诊和咨询服务。

(五)健康体检预约服务

利用移动端"健康之家 APP"或"健康之家微信小程序",预约体检项目,健康体检机构受理后,可赴健康体检机构接受健康体检服务。

(六)老年人健康管理服务

辖区内老年群体,利用移动端"健康之家 APP"或"健康之家微信小程序"接受医疗卫生机构提供的老年人健康管理服务。

(七)慢性疾病健康管理服务

对于患有慢性疾病的人群,利用移动端"健康之家 APP"或"健康之家微信小程序"接受医疗卫生机构提供的慢性疾病健康管理服务。

（八）健康教育服务

居民利用移动端"健康之家 APP"或"健康之家微信小程序"接收医疗卫生机构提供的健康教育科普知识等,通过向居民推送信息的方式开展。

（九）孕产妇健康管理服务

孕产妇健康管理系统是基层医疗卫生机构为辖区内孕产妇提供健康管理的系统,辖区内孕产妇利用移动端"健康之家 APP"或"健康之家微信小程序",实现与辖区内基层医疗卫生机构以及三级医院妇产科之间互动与联系。

（十）儿童健康管理服务

儿童家长利用移动端"健康之家 APP"或"健康之家微信小程序",预约各种医疗健康服务,接受医疗卫生机构健康管理服务。

（十一）疾病筛查服务

居民利用移动端"健康之家 APP"或"健康之家微信小程序",接受各种慢性疾病如高血压、糖尿病的筛查服务,采取问卷和互动调查方式开展社区居民健康筛查服务。

（十二）家庭健康实时监护服务

居民可向辖区内的医疗卫生机构申请心电、血压、血糖、血脂、血氧等实时监护预警服务。

上述业务功能,根据供需双方具体需求以及服务方所提供的医疗健康管理服务业务种类,不断地叠加满足居民健康管理服务多样性的需求。

第二十一章

国家老年疾病临床医学研究中心
老年健康管理系统的建设与应用

第一节　国家老年疾病临床医学研究中心概况

国家老年疾病临床医学研究中心是由中华人民共和国科学技术部、国家卫生健康委员会、中央军委后勤保障部、国家食品药品监督管理总局联合批准建设的第三批国家临床医学研究中心。该中心依托北京医院老年医学部主管主建，拥有集国家重点学科、国家临床医学研究中心、国家临床重点专科、北京市及军队重点实验室、军队保健人员培训基地"五位一体"的老年医学优势学科群，连续5年蝉联全国老年医学专科排行榜榜首，涌现出一批德高望重、造诣精深的老年医学大家，已建成体系完整、人才接续的学科体系。

该研究中心成立以来，践行"健康中国"战略，积极应对老龄化社会的重大需求，聚焦"老年共病"机制与防控，推行老年疾病诊疗水平同质化，针对老年共病多器官交互作用机制及转归、老年共病的综合评估及个体化医疗、老年失能失智综合防治关键技术研究、老年多器官功能不全的综合救治等重点领域开展研究应用。研究中心牵头多项国家"主动健康与老龄化科技应对"重点研发计划，牵头建立国内样本量最大、标本最全的百岁老年人队列，发布国内最大人群的《中国老年疾病多中心报告》。获得多项课题、发明专利、论文和科技奖项。

第二节　国家老年疾病临床医学研究协同网络服务体系的建立

国家老年疾病临床医学研究中心针对老年人群的疑难病会诊及健康管理需求，构建"国家中心-核心医院-基层单位"的老年疾病三级远程会诊网络平台，实现各级医务人员对疑难危重老年患者在线远程会诊和学术交流；探索以健康档案、穿戴式设备及跨平台终端等为基础，面向老年患者开发互联网健康服务平台，实现老年患者出院后的远程健康监测、慢性疾病管理、远程健康咨询等服务功能，实现院内和院外服务一体化，为提高老年人的健康水平服务。

一、国家老年疾病临床医学研究协同网络服务平台总体设计

通过综合调研国内外关于老年疾病患者健康促进模式、服务体系以及实现途径，梳理和归纳老年患者医疗和健康管理需求；落实"以人为本"和"以健康为中心"的新健康理念，基

于系统设计理论和软件工程学方法,针对老年住院患者的远程会诊需求和院外的健康管理需求,对国家老年疾病临床医学研究协同网络服务平台的总体架构、功能模块、开发工具等进行总体设计(图 21-1)。

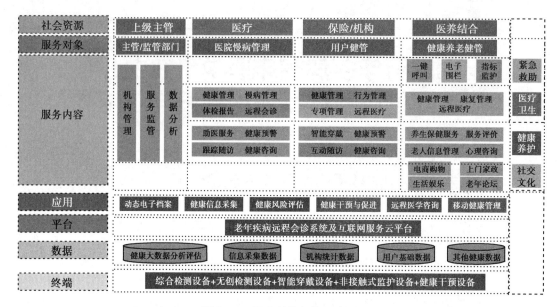

图 21-1 平台总体架构示意图

二、老年疾病远程医疗服务平台建设

运用云平台、物联网技术、音视频多媒体技术,针对各级老年医疗保健机构的需求,构建面向"国家中心-核心医院-基层单位"的三级老年疾病远程医疗服务网络平台,实现远程视频会诊、远程影像会诊、远程心电会诊、远程多学科联合会诊、远程医学教育等功能模块。

(一)远程视频会诊

建立远程会诊门户网站,支持专业会诊硬件终端、电脑、PAD、手机等多种终端登录,为用户访问和使用各项功能提供统一入口。支持国家中心、核心医院和基层医院之间开展远程会诊服务。基于老年患者远程会诊流程,提供会诊申请、病例分配、病例诊断以及整个远程医疗平台的管理、统计等基本功能。用户经身份验证登录后,根据其权限设定,显示并提供相应功能模块(图 21-2)。

(二)远程影像会诊

研发基于 DICOM 标准的远程影像会诊系统,支持从标准 DICOM 接口的影像设备或PACS 系统获取患者的影像资料,并进行存储、再现以及相应的后处理操作。支持影像资料的后处理、关键图标注、保存,影像会诊报告的书写、发布,支持报告模板功能,支持会诊过程中双方的交互式操作。支持远程影像会诊的双方或多方医学影像(含静态和动态影像)实时交互会诊的高保真(保持原图像的质量)。

(三)远程心电会诊

研发基于 DICOM 标准的远程心电会诊系统,支持从浏览器打开标准 DICOM 心电数据,并进行存储、再现以及相应的后处理操作,支持心电会诊报告的书写、发布。

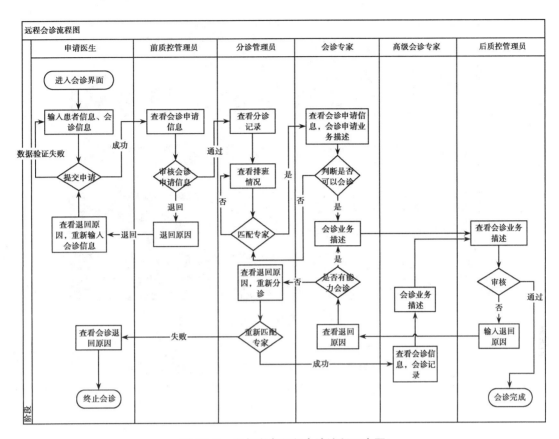

图 21-2　老年患者远程会诊流程示意图

（四）远程多学科联合会诊

研发跨区域、跨机构、跨专科的多名专家同时在线实时联合会诊系统。会诊过程包括音/视频、MDT 申请单填写、病历资料上传、分诊、专家会诊、治疗方案填写、接收核对等过程。支持多路会诊视频多屏同步显示、支持专业级影像显示器无损同步显示和屏幕分辨率差异自适应调整。

（五）远程医学教育

基于在线学习系统和多方远程视频会议系统，以网络音/视频方式开展疑难病实时查房、病例讨论、学术讲座、手术示教等，供基层医务人员参考、学习。

三、老年疾病健康管理平台建设

运用移动互联网、物联网、云计算、大数据技术，基于个人健康档案，通过健康可穿戴设备，对老年患者出院后的血压、血糖、体重等重要慢病指标进行采集和集成，并将数据上传至老年患者健康服务平台，授权的家庭用户和医护人员可以在相应的客户端中查看老年患者的测量数据；开发远程监护、慢性疾病管理、健康教育等多项互联网健康管理功能（图 21-3）。

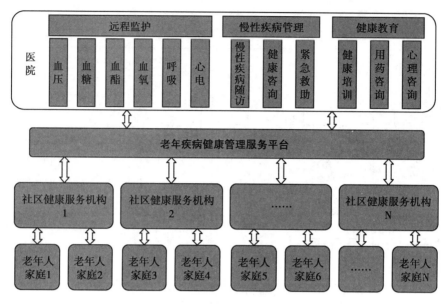

图 21-3   老年疾病健康管理服务平台示意图

第三节   国家老年疾病临床医学研究中心互联网健康管理服务模式

与正常人群不同,老年人年龄大,慢性疾病多、用药多,往往需要多科协作诊治,对医疗服务水平的要求非常高。同时,老年慢性疾病的发生、发展往往是一个连续的过程,院内的治疗固然重要,院外的预防、康复、护理服务对延缓病程、提升生活质量也发挥着重要的作用。但是,目前我国基层卫生机构如社区门诊部或干休所,医疗服务水平普遍不足,难以适应老年群体的多样化医疗健康需求。为此,国家老年疾病临床医学研究中心运用远程医疗、大数据、人工智能、可穿戴医疗健康装备等新兴技术手段,构建"医院-社区门诊部/干休所-家庭"的互联网健康管理分级服务体系,将大医院的优质医疗资源辐射延伸到社区门诊部和干休所,建立上下联动的联合保障机制,推动健康管理关口前移,为老年人群提供全过程、全周期的健康管理服务(图21-4)。

一、构建互联网健康管理服务组织体系

(一)医院多学科健康管理小组

上级医院从心血管内科、呼吸内科、消化内科、神经内科、内分泌科、肾病科等科室抽组医生形成多个"多学科健康管理小组"。每个小组由1名经验丰富的专家担任组长,组员由4~5名专科医生和1名护士组成。

医院多学科健康管理小组工作职责包括:①根据老年患者的分布情况,每个组承担若干个社区门诊部或干休所的医疗帮带任务。②负责与一线家庭医生保持协调沟通,全面了解老年患者健康状况。③指导家庭医生做好老年患者的日常医疗、保健、康复、营养等,实现全程健康管理。④开展远程门诊、会诊,指导合理用药。⑤协助老年患者来院期间的相关治疗。⑥对家庭医生开展医疗和健康管理知识培训。

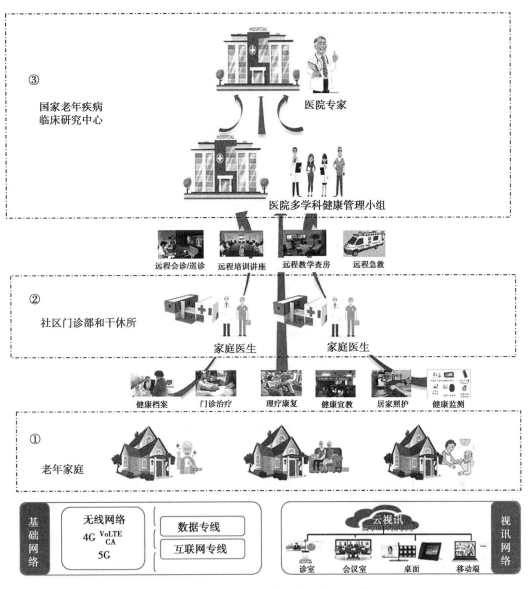

图 21-4 互联网健康管理服务体系示意图

（二）社区家庭医生

社区门诊部或干休所为每名老年患者指定一名家庭医生。家庭医生向上对应医院的多学科健康管理小组,向下为老年患者服务。在上级医院专家的指导下,针对老年患者开展健康管理、常见病诊治、健康宣教、家庭访视等活动,使老年患者足不出户即可享受到优质的医疗健康服务。

社区家庭医生的工作职责包括:①掌握老年患者的基本健康状况,建立并管理健康档案。②与多学科健康管理小组保持密切沟通,协作开展健康宣教、慢性疾病管理和康复、指导合理用药。③协调转诊预约,陪同就诊,协助出院随访。④紧急状况下,在上级医院多学科健康管理小组的指导下,开展急救处理。⑤逐步探索为病情稳定、行动不便的老年患者建立家庭病房,协调居家照护。

（三）老年患者家庭

培养和树立每个人都是自身健康第一责任人的理念。动员每个老年人都要积极行动起来，培养良好的健康习惯、规律作息、合理膳食、适量运动、放松心态、合理用药，担负起护卫自身健康、家人健康和群众健康的责任。

二、构建互联网健康管理服务内容体系

在保证数据安全的前提下，充分运用信息技术手段，实施线下和线上一体化服务，推动医疗健康分级诊疗模式尽快落地见效。

（一）线下服务

上级医院多学科健康管理小组定期下沉社区门诊部和干休所上门提供服务，对老年人群进行健康状况摸查，全面了解老年人群健康状况，制订健康管理计划；指导基层家庭医生做好老年患者的日常医疗、保健、康复、营养等，指导合理用药；解答基层家庭医生和老年患者疑问，提供健康指导、开展健康培训和宣教。

（二）线上服务

开发一体化健康管理信息系统，对老年患者的健康状况进行远程监测、预警、干预和管理；开展远程健康咨询、远程疾病随访；针对社区门诊部或干休所的心电、实验室检查等数据综合分析，开展远程诊断；针对老年患者的门诊和住院需求，建立线上转诊；探索为病情稳定、行动不便的慢性疾病对象建立家庭病房，上级医院多学科健康管理小组定期安排远程查房、会诊、病例讨论等。

三、构建互联网健康管理服务协同机制

（一）组织协调机制

成立由国家老年疾病临床医学研究中心、社区门诊部和干休所、相关主管部门参与的领导组，指定专人负责具体的联系协调工作，定期举行例会研究解决实施过程中的问题。

（二）质量管控机制

明确各类人员职责和工作标准，制定并执行有关医疗质量和安全管理制度，定期抽查职责落实情况、健康档案和病历书写质量、药物合理应用情况，开展质量改进活动，建立突发状况处置预案，保障医疗质量和安全。

（三）人员进出机制

上级医院的多学科健康管理小组由各科室推荐，医务部门审核；成员应具备比较丰富的临床经验，能够独立处理本学科的常见问题。如因工作任务调整不能继续从事顾问工作，或个人能力不能胜任相应岗位的，经医务部门批准，可由科室安排其他相应资历人员予以顶替。

（四）人才培养机制

定期组织开展远程教学、学术交流等活动，帮助基层医生夯实基础、拓展眼界；从社区门诊部和干休所遴选中青年骨干进入医院进修学习，帮助基层培养人才。

（五）激励约束机制

多学科健康管理小组工作完成情况计入医院计划考评和工作量统计，年底进行评比。社区门诊部和干休所从工作数量、质量、效果、满意度等方面对一线家庭医生进行考核评价，定期进行通报讲评，纳入绩效考核，并与晋职晋级、评优评先挂钩。

第四节　国家老年疾病临床医学研究中心互联网健康管理服务案例

一、老年动态心电远程监护与预警

国家老年疾病临床医学研究中心老年动态心电远程监护与预警平台利用云平台及互联网技术,以国家老年疾病临床医学研究中心为核心终端,采用可穿戴心电设备 AI-ECG 智能分析系统,形成院内外管理的闭环模式,有效弥补了院外管理的盲区,助力老年患者心血管急性事件的早期预警及老年共病的个体化管理。

针对老年患者就诊不便问题,远程心电监测可依托各社区和干休所设置医疗站点,由社区医务人员上门佩戴设备,提高了高龄老年、失能患者的居家管理水平,探索形成老年慢性疾病主动健康管理的新模式(图 21-5)。目前,该智能监测系统在基层医疗机构开展了远程动态心电的监护和实时预警,北京多家单位老年医学同行前来参观学习,培训专业医务人员 500 余人,心电监测阳性事件发生率达 90% 以上。

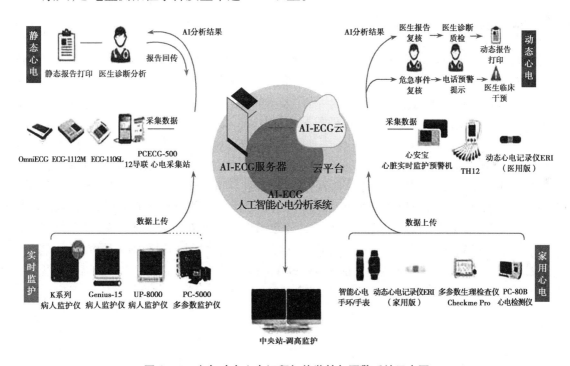

图 21-5　老年动态心电远程智能监护与预警系统示意图

二、"互联网+"健康体检服务

国家老年疾病临床医学研究中心为来自全国的百姓提供门诊和住院体检服务、"互联网+"体检、专家门诊、远程会诊和全方位全周期健康管理服务。"互联网+体检"服务内容涵盖了网上体检预约、套餐选取、智能导诊、智能健康风险评估、网络体检结果和报告查询、智能健康监测、网络检后随访等服务。依托远程医学平台,开展远程体检报告解读、远程专科会诊等服务,实现院内外一体化、全流程、全周期的健康体检服务。

三、"互联网+"老年人群传染病防护

新冠疫情期间,为使基层医务人员能够及时掌握疫情防控技能,为基层养老机构和居家慢性疾病共病老年人提供自我防护知识,国家老年疾病临床医学研究中心利用网络为 300 余家基层医院和养老机构举办"新冠病毒感染疫情防控远程系列培训"等一系列多元化线上培训宣教活动。同时,还编写《"新型冠状病毒感染肺炎"居家老年人防护科普手册》《老年人新型冠状病毒感染肺炎防控指南荟萃》,制作方便快捷、通俗易懂的视频资料,发放至 140 余家协同网络单位、100 余家养老院,方便老年人学习,积极做好防护工作。

研究中心还远程连线多位国际知名专家,举办多学科专家国际疫情防控"云对话",就疫情防控新进展线上交流,介绍中国疫情防控经验,共同分析全球疫情数据,研究探讨临床防控、工作指南和救治要点,重点围绕老年患者的发病特点、防控措施、合并慢性共病的救治策略等焦点问题进行深入交流,受到世界卫生组织慢性非传染性疾病管理司的称赞,被中国红十字总会授予"抗疫集体"称号。

四、"互联网+"医学教育与科普

国家老年疾病临床医学研究中心认真履行对协同网络成员单位的帮扶带教职能,基于网络先后组织"老年共病认知功能评估培训班""青年医师线上读书报告会""老年医学高峰论坛""慢性疾病管理与数字诊疗学术年会"等多种形式的学术活动,听课人数达 10 余万人次,为基层单位培养了大量的中青年骨干人才。

国家老年疾病临床医学研究中心还加强"互联网+"医学科普服务。利用互联网普及健康生活方式,提高居民自我健康管理能力和健康素养,合力打造"互联网+精准健康科普"模式。充分发挥融媒体优势,在"科普中国"累计发表和评审标注"原创"的健康公益科普作品 400 余篇,其中,在人民日报、人民网、新华网、新华社等中央级媒体公众号转载发表医学健康科普文章 50 余篇,单篇阅读量超 10 万的原创科普文章 100 余篇。依托医院官方网站和微信公众号建立科普宣教专栏,制订科普文章宣传推广计划,定期发布临床研究、协同创新、学术交流、前沿技术等咨询信息。推送老年疾病相关科普文章及宣教 2 000 余篇,单篇阅读点击量最高达 37 万余次,累计点击量超过 2 000 万次,拥有巨大社会公信力。

第二十二章

天津市创新支付模式助力数字健共体
慢性疾病健康管理业务快速发展

天津基层数字健康管理共同体模式(以下简称"天津数字健共体"),是天津市卫生健康委牵头组织的,为解决基层医疗机构实施慢性疾病健康管理服务智能化、数字化能力不足的问题,以创新支付模式为抓手,依托社保按病种打包的付费系统。将全市具备公卫职能的基层医疗机构纳入医保智慧服务平台,以慢性疾病健康管理为切入点,上线互联网医疗卫生健康数字管理平台,通过云药房、云检查、云服务、云管理和"四朵云",赋能基层医疗机构管理,推进构建分级诊疗,促进医保基金得到有效利用。围绕"以健康为中心"制定了有效的管理和绩效机制,探索按人头/按病种打包付费的医保支付方式创新改革,成功实现了医疗服务"按效付费",真正提升了"三医联动"运行效率和水平,促进医保基金得到有效利用,提高了医疗机构和医生收入水平,降低了医保支出幅度。

在全国深化医改经验推广会上,天津数字健共体模式入选"推进医改服务百姓健康十大新举措",荣获"2023健康中国创新实践典型案例"称号。

第一节　天津区域医保智慧管理发展概况

天津区域医保智慧管理主要依托医保智慧服务平台实现,包括基础信息标准化;相关政务信息互联互通;患者全量信息、医疗服务方信息、药品耗材厂商信息、医保直接联网结算、异地联网结算、医保付费方式智慧管理、医保智慧监管、违规信息筛查、诚信档案信息、医联体信息互联互通等综合模块组成。

一、天津区域医保付费模式

天津市推行区域点数法总额预算管理下的多元复合式医保支付方式,将病种(病组)、床日、项目等各付费单元以点数形式体现相对比价关系,以各定点医疗机构所提供服务的总点数作为分配权重,将统筹区域内医保基金和参保人员向全市定点医疗机构购买服务的年度总额预算,按照分类管理原则分配至各定点医疗机构。按照全市总额控制、基于当年数据分配的原则,建立"钱随人走"的总额分配机制和"量价挂钩"的医保购买机制。

全市医保购买总额,按照支付类别(门诊/住院)、机构类别(与医院等级挂钩,其中家庭医生签约独立编组)、费用类别(药品/医疗服务)细分。推行按病种定额付费、按人头总额付费和按项目付费相结合的多元复合式医保支付方式,逐步降低按项目付费占比。

按病种定额付费,主要包括住院的按疾病诊断相关分组(DRG)付费、按病种分值付费(DIP)、慢性精神疾病等长期住院按床日付费以及门诊腹膜透析、丙型肝炎等慢特病种按人头付费等。

按人头总额付费是根据定点医疗机构或紧密型医联体签约管理的参保人员及病种(或支付类别)范围,参照其往年医疗费用数据核定按人头付费总额的付费方式,包括个体医疗资源消耗差异较大的门诊慢特病种按人头总额付费(如糖尿病门诊患者)、结合家庭医生签约服务对紧密型医联体实行全部或部分支付类别的按人头总额付费等。

二、医保智慧服务平台信息化建设介绍

天津医保智慧服务平台是由天津市卫生健康委委托微医集团有限公司研发,从 2001 年开始建设至今分四期迭代完成。一期建设从 2001 年至 2006 年,满足职工医保结算要求;二期建设从 2006 年至 2015 年,实现居民医保结算;三期建设从 2015 年至 2022 年,实现职工医保、居民医保、异地医保结算功能整合;四期建设从 2022 年投产,对接国家医保服务平台。

平台硬件端采用自建机房和数据库,同时在海南建立容灾备份数据库实时同步信息。对接天津市政府电子政务平台、天津市公共卫生信息平台、天津市人力资源和社会保障系统平台、天津市税务信息平台、天津市公安数据库等众多信息平台,实现信息互联互通。

建设"金医保"互联网门户,实现全部社保经办网点、劳动服务机构、定点医疗机构、零售药店全覆盖,开通全国异地医保结算,率先实现院级间处方流转,参保人员实现"就近办理医保、就近就医,医保实时结算",医保电子凭证使用率全国领先,医保结算能力应用日臻完善。

采取医保要素标准化管理,按照国家 15 项标准要求,建立"标化门诊"样板;率先开展药品耗材集采,信息实时同步,纳入医保集采考核,并率先实现医保付费方式改革全覆盖,包括病种付费、总额管理、区域总额点数法、DRG 与 DIP 同时在不同医院实现。

系统后台建立事前预警、事中提示、事后评价的综合智能监管体系。不仅可在医疗机构内实现医保信息实时共享,也在协助社保服务机构对总额管理、付费方式、可疑违规、诚信评分进行智能分析。

目前,天津智慧医保平台已基本实现数据全覆盖、信息化建设无死角,标准化建设全国领先,数字化应用场景涉及医保医疗全生态,智能化应用逐步推进。

第二节　天津数字健共体智慧健康服务平台建设情况

一、系统介绍

天津数字健共体依托微医集团有限公司自建设的互联网医疗卫生健康数字管理平台,将全市基层医疗卫生机构纳入建立医疗和健康管理服务的共同体模式,以慢性疾病健康管理为切入点,完善区域基层医疗卫生服务体系,全面打造云管理、云服务、云药房和云检查平台,并以此为基础,通过 AI 赋能构建了"医、药、检、健、管"五项数智化能力中枢,推动实现"居民健康指标提升""基层医院诊疗能力提升"及"医保支出下降"的"两升一降"。

二、功能模块

（一）打造"四朵云"集约化服务平台

基于在基层医院落地统一的云管理、云服务、云药房、云检查"四朵云"平台及线下标准化慢病管理中心,通过逐病种的标准化诊疗、集约化云药房、集约化云检查,为居民提供线上线下一体化的医疗健康服务(图22-1)。

1. 云管理　搭建可视化数据监管平台,打破医疗机构间信息壁垒,促进数字健共体内各类医疗服务纵向贯通融合,实现不同医疗机构间预约挂号、双向转诊、远程医疗、教学培训等多项功能,协助管理者全面、精准地了解现状和决策。

2. 云服务　搭建线上"云服务平台",将家庭医生部分需要入户采集的内容集中到线上办理,结合居家康复、智慧养老、"互联网+护理"、可穿戴医用设备等内容为居民提供多形式、多层次、多样化的医疗护理和健康管理服务。

3. 云药房　搭建云药房平台,通过"三医联动"综合服务优化各级医疗机构药品采购成本,提高基层医疗机构的药品供应保障能力,提升医保资金的使用效率,满足慢性疾病人群多样化用药需求。

4. 云检查　搭建云影像中心、云心电中心、云检验中心等区域医疗共享中心,推进"基层检查、上级诊断"的服务模式,实现优质医疗资源共享和检查检验结果互传互认。

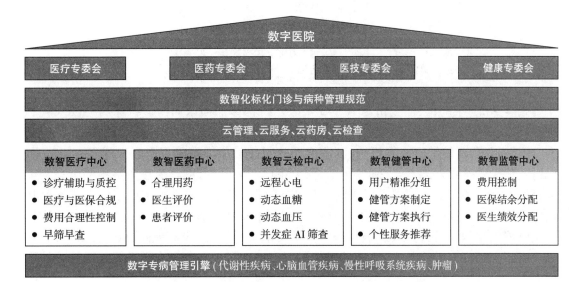

图 22-1　数字医院功能板块

（二）AI数智化基座构建五大能力模组

1. 数智医疗能力　开发专病AI诊疗系统,终端上线睿医AI小助手,并接入三医联动风控引擎,逐病种提升基层标准化服务能力。基于人工智能技术与专业医疗知识库为医生提供全科辅诊与健康服务决策支持,实时监督病历、处方书写,规范诊疗路径。实现诊间资料实时调阅、检查检验项目智能推荐、诊疗方案参考推荐、病历AI智能书写、辅助监督处方、一键智能转诊、诊后健康管理等场景功能。

2. 数智医药能力 开发 AI 智能药品体系,全面赋能药品保供与药事服务。患者端基于患者健康档案,结合药品说明书,药事回访形成的用户画像,进行用药推荐及干预,推荐最优用药方案,辅助基层医生开处方。零售端结合历史脱敏用药数据进行 AI 用药趋势预测分析,保障药品供应,监管药品周转期,动销情况,对站点人员及地理位置进行智能调拨,实现药品精细化高效管理。机构审核端结合患者历史记录、诊疗、医保、商保等多维度医疗数据,引入"AI+人工"双重审核机制,保证审核全过程可追溯,降低审方人力成本。

3. 数智云检能力 睿医 AI 助手根据医疗机构诊疗科目开展情况,提供软硬件一体的 AI 辅诊技术,辅助基层医生开具合理的检验检查单,并持续完善智能阅片、智慧解读、危急值风险预警与干预等相关功能,降低不合理检查造成的医保基金浪费。

4. 数智健管能力 健康管理师团队可凭借 AI 智能诊后健管模块,为患者提供签约建档、并发症筛查、健康处方、健康宣教、智能随访等全流程健康管理,开展个性化健康管理与社群宣教,实现精细化运营,健康管理师管理效率提升 150% 以上。

5. 数智监管能力 研发独立的医保基金管理组件,AI 设计风控模型,筛查医疗数据、结算数据,找出潜在违规风险,展开针对性提醒和干预,形成"事前事中事后"全流程的三医联动智能风控体系。在结算环节实行按人头总额付费,按规定核定各成员单位的医保基金结算金额,实行统一结算。基金结余、转诊、医疗费用、不合理医疗行为、管理效果等质控环节,可自动生成质控报告,并与绩效考评体系挂钩。

第三节　数字健共体模式驱动糖尿病医保打包付费实践应用效果

截至 2023 年末,天津全市已有 543 家医疗机构参加糖尿病门诊特殊病种按人头总额付费工作(简称"糖人头"或"糖门特"),数字健共体所辖 242 家基层医疗卫生机构成为"糖人头"模式的健康主管机构,互联网医疗卫生健康数字管理平台上线"糖人头"医保付费健康管理模块。截至 2023 年 7 月,全市已经有 22 万糖尿病患者签约健康主管机构,纳入"糖人头"模式管理患者 103 325 名,试点基层医疗卫生机构糖尿病患者规范管理率达 81.5%,血糖达标率提升超 12.1%。2022 年 6 月至 2023 年 7 月,数字健共体成员单位开展糖尿病门特按人头总额付费工作平均结余率约为 26%,最高可达 52.25%,有效减少了不合理医保基金的支出,激发了基层医疗卫生机构与医务人员开展健康管理的积极性。

一、促进有序就医,发挥医保基金战略购买作用

利用医疗数据和分析工具,对糖尿病患者的病情、用药情况、医疗服务历史等信息进行深入分析,建立糖尿病患者的风险预测模型,通过电子健康记录系统开展健康监测,及时调整治疗计划;通过医保打包付费模式,将糖尿病治疗的不同阶段和服务整合为统一付费包,实现医保基金战略使用;通过数字化技术和数据分析方法,帮助政府、医保机构及各级医院有效地避免欺诈骗保行为,保证检验检查的合理性,提高医保基金的使用效率,确保医保基金的长期稳定。

二、健康效果提升,助推以治病为中心转变为以人民健康为中心

建设天津市基层标化门诊,提供糖尿病专科门诊建设和管理标准,包括场地规划、科室设置、工作流程、服务内容、设施设备等,通过筛查及康复治疗设备的补充,提供筛查、诊断、检查、治疗全生命周期的健康管理服务,助力基层提高医疗服务水平和医疗效率,提升患者就医体验,促进医院管理水平的提升,降低医疗风险。通过对患者规范化诊疗和管理,签约患者在健康主管机构每月可以享受免费的血糖、血压等指标监测,实现院内院外一体化、线上线下一体化便捷医疗健康服务。

三、医疗能力下沉,提高分级诊疗制度基层实施能力

以家庭医生签约服务为核心,通过便捷化健康风险筛查和健康教育服务,赋能家庭医生糖尿病防控能力,实现"未病能防";通过智能化辅助诊断系统,赋能家庭医生标准化诊断能力,实现"有病能断";通过标准化诊疗路径和统一药事服务,赋能家庭医生诊疗能力,实现"小病能治";通过并发症筛查和双向转诊,赋能家庭医生分层分级管理能力,实现"大病能转";通过标准化全科门诊建设和居家自我管理工具,赋能家庭医生健康管理能力,实现"慢病能管"。家庭医生提升线上线下相结合的延续治疗和健康管理能力,逐步吸引患者回流。

四、探索绩效分配,健全以健康管理结果为导向的激励约束机制

天津数字健共体内成员单位实行"医疗网格化管理"模式,目前已成立 450 个糖尿病管理网格化小组,通过健康主管责任制与医疗网格化相互交织,共同构建了更有效的医疗卫生管理体系,旨在提高医疗服务的质量和可及性。同时,绩效分配机制将医生的薪酬与其在患者健康管理中的表现直接挂钩,医生的绩效不再仅仅基于医疗服务数量,而是更加侧重于疾病的预防、管理和康复。这鼓励基层医生更加关注患者的长期健康,而不是仅仅解决当下的症状。以此来激励医生们更积极地参与健康教育、慢性疾病管理和预防措施的实施。

第四节 典型应用案例介绍

天津市河东区某社区卫生服务中心,2022 年 9 月成为天津数字健共体"糖人头"模式首批健康管理试点机构,针对辖区糖尿病人群进行系统梳理,大王庄街社区卫生服务中心作为健康主管机构,为签约患者建立全周期慢病健康管理电子档案,为辖区"糖人头"患者提供"防、诊、治、管、健"一体化标准诊疗服务,9 月在组 96 人,实现结余率 11%,但 10 月辖区签约人数骤然增多,新增入组超过 300 人,致连续两月出现亏损。

健共体质控组介入管理和帮扶,针对上量后需要规模化管理,采取标准化诊疗与家庭医生责任制管理相结合的网格化管理模式,线下依托天津市第一中心医院实地帮扶,线上委托天津微医互联网医院负责数智化系统升级、标准化质控管理赋能,重塑基层家医团队医疗服务流程、服务模式。一方面优化医生诊间工作站,便捷诊疗流程,加强质控管理,逐人分析诊疗方案,杜绝非必要转诊,另一方面纠正不合理用药,增加患者教育环节,从而降低了诊疗风

险,提高了患者满意度和管理效率,更多患者愿意入组接受健康管理。

经过 1 个月修整,12 月即实现扭亏为盈,结余率 21%。截至 2023 年 7 月,院内签约在组患者 750 人,结余率稳定在 24.5%。网格化管理 8 个月后,规范管理率提升 71.8%,血糖达标率提升 45.42%,血压达标率提升 54.84%,血脂达标率提升 16.28%,并发症筛查提升 76.28%。

2023 年,天津数字健共体模式的成功经验已经在全国范围内产生了广泛的影响,江西、海南等政府纷纷前来实地调研考察,希望借鉴并应用"数字健共体"模式,以促进本地区的健康事业发展。同时,这一成功案例也继医联体、医共体模式之后,催生出"健共体"这一创新模式在各地开花落地,为更多地区的居民提供更高质量的医疗服务和数字化健康管理。

第二十三章

国家数字健康中心"家校社协同心理关爱项目"建设与应用

2021年7月，中共中央办公厅、国务院办公厅印发《关于进一步减轻义务教育阶段学生作业负担和校外培训负担的意见》（简称"双减"）。为积极响应"双减"政策精神，教育部办公厅发布《教育部办公厅关于加强学生心理健康管理工作的通知》。北京师范大学根据这些文件，建设"家校社协同心理关爱项目"，打造青少年心理科技服务平台，并在北京师范大学第二附属中学国际部（清河校区）开展"心育+"教育实践活动，取得显著成效。

第一节　北京师范大学"家校社协同心理关爱项目"互联网平台介绍

"家校社协同心理关爱平台"（以下简称"家校社平台"）是由教育部教师工作司指导，北京师范大学国家数字健康中心联合数家心理健康科技服务机构共同打造的数字化创新搭建的心理健康服务平台，旨在为青少年心理健康保驾护航，为中小学生、教师提供心理健康教育能力培训、心理健康测评指导、暖心义诊等服务项目。平台于2022年6月在北京上线启用，率先在北京师范大学第二附属中学国际部（清河校区）试点，并取得初步成效，目前在北京、上海、陕西、山西、安徽、江西、四川等多省市投入应用。

平台上线以来，已有北京市东城区、上海市嘉定区、陕西省汉中市、山西省临汾市、安徽省阜阳市、江西省庐山市、四川省达州市等地共计40余万师生参与了平台使用、课程学习与心理测评。心理健康教育工作者对平台服务内容、运营管理给予了充分肯定。

为提升教师心理健康教育能力、积极探索促进青少年健康成长新模式新方法，家校社协同心理关爱平台针对教育局、学校、学生、家长的心理健康服务和管理需要，提供多维度、多层次的管理手段和服务内容。建立起"云平台+智能可穿戴设备+面部识别技术"多位一体的早期预警及工作流程管理，在干预上完善了确认问题、解决问题、科学转介的分级干预流程化操作，积极开展包含积极心理课、专题讲座、证书培训、场室建设、身心健康产品、家长课堂等侧重教师及家长群体心育水平提升的常态化预防工作。

平台还面向各级学校领导、德育教师、心理教师、班主任等教职人员，针对学校心理健康防御体系建设，学校师生心理问题概览，师生常见精神心理障碍和疾病，心理障碍识别、对策和危机干预，师生心理调适与提升积极心态五大主题，设置了每人30学时的培训及相关考核。参培教师对平台课程体系反响良好，反馈显示参培教师在后续工作中的情绪管理能力、对学生心理情况的把握能力等显著提升。

第二节 北京师范大学第二附属中学国际部师生心理概况

一、校区概况

北京师范大学第二附属中学是北京市重点中学,始建于 1953 年,隶属北京师范大学,是北京市首批重点建设的普通高中示范校之一,目前已形成一校三部的发展格局(高中部、初中部、国际部)。国际部校区始创于 2008 年,是北京市唯一具有独立校区的公办高中国际部,现有在校中外教师 110 名,中外学生 700 余名,校区致力于汲取中外教育精髓,整合中外优质课程,主要举办英国 SACC 项目以及纳赛尔加拿大项目,提高对中外文化异同的探究意识和鉴别能力,引导师生关注人类发展的现状和前景,促进学生全面而有个性地发展。

二、校区师生心理服务概况

国际部校区自建校以来,一直非常重视学生的心理健康工作,建设心理咨询室、团体活动室等心理相关的硬件设施,开展过不同形式的心理教学活动,但随着校区学段的增加,校区缺乏成熟的心理教学辅导体系,学生心育工作的开展出现资源短缺等现象。

(一)缺少专业心理筛查机制

一是缺少高危学生管理机制,高危学生难以被有效筛出,且无法后续跟进工作。二是缺少识别高危心理的科普教育机制,难以形成班主任-年级组-心理教师-德育主管的教育合力。三是缺少家庭心理辅导机制,家校共育守护高危学生安全优势难以体现。

(二)心理服务教学实力较弱

校区心理教师常年配备不足,通常只有一名教师,且多为学科教师转岗/兼岗,无法形成教研组/备课组,外加没有统一教材,课程质量难以保障,校本课程难以形成。

(三)心理专业知识储备不足

由于大多时候心理辅导工作都是兼职完成,使得大多数心理教师并未取得心理治疗师/咨询师资质,在个案工作中常呈现为劝说教育,不利于个案的关系建立与开展,无法满足学生心理需求;其次心理咨询师需要长期的专业学习成长,对经济、精力投入都是较大的挑战,学校对教师在此方面的支持较少。

(四)心理咨询硬件条件不足

学校虽设有专用心理辅导场地,但缺乏专用心理教学设备,无法体现心理咨询的专业性,使用率较低。

针对上述问题,2021 年底,校区在学校和教委的支持下,引入家校社平台,依托互联网平台、社会资源的学生"心育+"教育实践。

第三节 互联网师生心理健康服务系统业务开展

针对调研发现的问题,家校社平台进驻后,迅速制订专项行动方案,多措并举,完善心理咨询室、团体活动室等配套心理设施硬件建设,并依托"家校社协同心理关爱项目"平台心理测评、心理监测、心理治疗工作,结合线下生涯规划课程教学、举办课外心理活动、一对一师生心理疏导等方式,全面提升心育水平。

一、建机制——搭建三级心理危机干预体系

(一)完善组织架构

鉴于以往校区缺少专职心理辅导老师的情况,平台联合校方共同建立心理健康教育领导小组,指派一名专业心理咨询教师进驻学校实地开展工作,接受学校统一教学指导,并成立了心理专家参与的危机干预工作组,明确心理危机"筛查-评估-干预"的三步工作流程。

(二)通过心理筛查建立学生危机预警库

建立心理网络测查系统,为学生开展心理健康筛查,通过筛查建立学生心理危机预警库。定制不同学段的心理健康量表,通过动、静态心理测评,建立学生心理健康数据库和危机预警数据库,指导心理干预工作。每年面向小学高年级、初中、高中开展一次心理健康测评,指导学校科学运用学生心理健康测评结果,推动建立"一生一策"的心理成长档案。

(三)个性化评估三级预警体系

针对心理普查预警学生,由心理教师进行一对一访谈评估,按照三级心理危机模式进行干预记录。其中一类预警为一般性心理问题,由心理教师指导班主任和学生家长进行干预辅导;二类预警为较严重心理问题,需要在学校心理中心备案,开展个体咨询,家校社平台提供专家支持服务;三类预警则为确诊或出现极端行为等心理危机学生,则启动"一生一策"的危机预案,平台端设立紧急呼叫频道,并联络周边精神专科医院,必要时按"绿通"流程转入专科医院治疗。

二、云教研——提升心育课程质量

成立以心理学博士、硕士等组成的教研小组,依据青少年心理发展任务及特点,搭建符合心理学及教育学的课程体系(图23-1)。

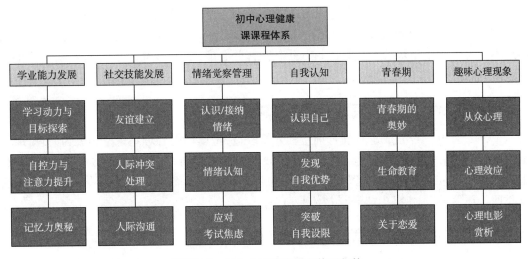

图 23-1 初中心理健康课程体系架构

（一）线上线下相结合

充分发挥互联网视听特点,设计以学生为中心的心理健康教育知识体系教学,建立在线课程平台,结合网络资源、热点等内容制作生动有趣的心理健康教育视频,满足学生从网络中获取信息的心理,让学生更好地理解和掌握心理健康知识。

（二）教学方式多元化

改变单一课堂宣教的传统授课方式,采用游戏体验、艺术表达、小组热点话题讨论、小组心理与生活实践作业探索等方式引导学生思考生活中的心理学知识,掌握心理健康的调节方法,激发学生在体验中领悟,在领悟中探索。

（三）调动学生主观能动性

用科研思维引导学生自主探索式学习,持续优化校本课程,在在线课程中增加问答、讨论、小组合作等互动环节,鼓励学生自主学习心理学知识,辅导学生拍摄心理视频,共创线上课堂,提高学生们的积极性和参与度。

三、云督导——强化教师专业咨询能力

（一）心理工作有抓手

平台根据心理普查情况,按照性别、家庭情况等参数要求制订了多款心理咨询工具包,为心理教师的咨询工作提供抓手。内容包括两大部分,一是心理测试和评估工具,例如性格测试、情绪评估等,可以让学生更好地了解自己的心理状况,从而更好地管理自己的情绪和压力。二是工作制度,协助校方完善包括心理健康教师工作制度、心理咨询室管理制度、心理咨询预约制度、心理咨询记录表、心理咨询、心理危机预警登记表、高危学生干预方案表、自杀自伤评估表等。

（二）个案工作有方向

个案咨询对专业化要求较高,需要咨询师在督导中不断提升个案概念化以及咨询技术的能力。组织以注册系统督导师、心理治疗师为成员的督导团队,定期为校内心理咨询师提供个案督导,帮助其快速成长。

（三）心理健康教育有途径

通过教师培训、家长学校、心理家访等多种形式,普及心理健康知识,形成校内、家校等生命守护线。并以校园公众号为媒介,开展网上心理咨询预约、心灵减压树洞等线上活动,满足不同层面学生需求,帮助其打消心理顾虑、打开心扉、缓解压力,以便培养积极健康的心理状态,更好地适应学习和生活。

四、优硬件——打造专业心理辅导线下场所

于2022年9月份完成了心理咨询室的升级改造,将单一的心理座谈室拓展为心理评估、谈话室、拓展训练室、沙盘屋等多个功能区域,增加脑电认知工作站、运动放松心理训练仪、正念智能训练系统等专业心理设备,一方面为咨询提供温馨而专业的场所,另一方面引入科技心理干预手段,提供脑电心理科技体验服务。

五、塑文化——主题活动建设心理健康文化

在校内组建心理社团,创办心理协会,陆续开展心理健康周、新生破冰、中考减压等主题

鲜明、特色多样的系列活动。特别是 2023 年开展"悦纳·525 心理周"活动。通过举办国旗下演讲、主题签名、爱的拥抱、"爱自己"主题班会、"心随影动"心理电影赏析、寻宝游园会、团体心理拓展等活动,让学生在体验中探索自我、展示自我、悦纳自我,丰富校园文化生活,展现青少年热情富有活力的青春风采。

六、重家育——优化家庭教育方法

针对当前学生教育工作已从学校"单一主体"向家校协同"多元参与"模式转变的特点,入校服务以来,陆续开展 6 场家庭教育讲座,并要求家长与学生、老师共同参与,涵盖疫情居家相处、新生入学适应、考试应对与陪伴、心理问题识别、青春期沟通、亲子沟通技巧等多个主题。针对不同家庭的不同需求,结合初高中家庭教育中的常见问题,开展主题沙龙活动。例如在疫情居家学习期间,从亲子沟通中的语言暴力着眼,以"爱的语言"为主题的非暴力沟通读书打卡活动,邀请入组家长们在 21 天内共读《非暴力沟通》,并在各自的亲子沟通中实践"爱的语言",每天可以在打卡小程序上分享实践的感受、心得、困惑,并由心理老师予以引导和反馈,该活动得到家长们的积极参与及好评。

七、强科研——科研驱动师生共同参与带动学科发展

平台专家组在做好日常心理教学辅导工作之余,用科研思维引导学生自主探索式学习,提升学生自主学习能力、拓展学生人文社科视野,心理教师带领高中段学生开展人文社科类的研究与探索,首次指导国际部 PGA 高一学生心理课题研究,成果论文《中学生家庭关系与线上学习效率相关性调查分析》在中国少年科学院"小院士"、42 届青少年科技创新大赛中分别获得市一等奖、二等奖的好成绩。派驻专职心理教师王某婷获得西城区、北京市优秀指导老师荣誉。同时,平台与学校共研课题《改善家庭教养方式提升中学生心理健康水平的行动研究》通过了北京市"十四五"课题立项,实现校区心理科研"零突破"。

第四节　师生心理健康提升效果

家校社平台驻场运营后,2022 学年首次完成全校师生心理普查共计千余人次;针对各类预警人群开展个体咨询62人次,总计72.3小时;家校联合参与班主任心理疏导沟通10人,家长访谈 9 人,危机干预 2 人,协助处理校园危机事件 1 起。全校学生心理素质明显提升,家长满意度持续高位,校区成为海淀区唯一一所"零投诉"单位。学校心理健康教育工作在海淀区德育督学检查中得到学区高度肯定。

抑郁和孤独是衡量青少年心理健康的重要指标,也是自杀的重要风险因素,会对青少年的认知、社交、学业等多方面产生负面影响。经过线上线下结合的心理监测评估干预体系,各年级学生抑郁、孤独评估得分均有明显改善(图 23-2,图 23-3)。

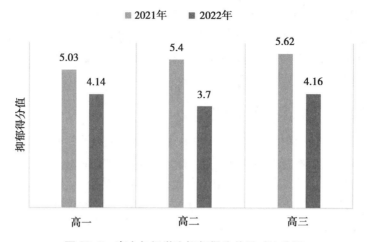

图 23-2 高中年级学生抑郁得分前后对比分析

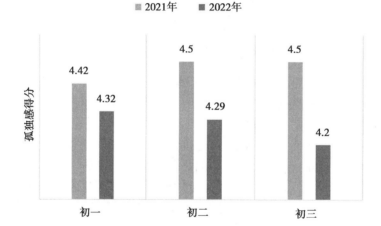

图 23-3 初中年级学生孤独感得分前后对比

第五节 典型应用案例介绍

2022 年中考前,平台心理指导组成功处置干预一名应激心理案例。患者为在校初三学生小 Z,距中考前 1 周,突然在教室大喊腿痛、心脏痛,无法上课。家长带其就医,经查无任何器质性问题,随后由班主任求助心理老师。

心理老师分别与班主任、家长、孩子进行咨询后,发现真实情况为家长非常期待孩子可以考上普通高中继而考大学,而学生根据自己的学习程度,并不想考普通高中,而是想要考取三加二贯通职业高中,家长的高期待给学生带来很大压力,学生在错误的认知下导致无法客观评估自我能力,过分夸大中考难度,害怕失败,不敢面对学习及考试,继而出现躯体化症状。

针对评估结果,专家组采取家校协作,双管齐下的沟通模式进行疏导,一方面通过 REBT 疗法帮助小 Z 建立合理认知,咨询中发现该生受暗示性较高,咨询师与班主任及家长沟通后,采用安慰剂消除学生对躯体不适的恐慌。另一方面指导班主任与家长沟通,帮助家长对子女情况进行重新认知,疏导家长在尊重孩子决定的基础上调整预期,构建平等、和睦的家庭亲子关系。

最终该生成功消除考前恐惧,重新回到课堂顺利参加中考并稳定发挥,中考成绩较模考提升了20分,区排名提升2 000名。该案例作为心理健康干预典型上报教育局。

第二十四章

北京老年医院远程医养
协同平台的建设与应用

第一节 远程医养协同平台建设背景

伴随着中国人口老龄化进度的加快,社会对老年医疗服务的需求急剧增加,更多的老年人迫切需要养老、医疗、康复、护理、临终关怀等集多功能于一体的老年医疗服务机构。为进一步建立完善老年健康服务体系的建设,深化医养结合服务,国家发布《健康中国行动(2019—2030年)》《关于建立完善老年健康服务体系的指导意见》《国家积极应对人口老龄化中长期规划》《关于加强新时代老龄工作的意见》《关于做好2021年基本公共卫生服务项目工作的通知》(国卫基层发〔2021〕23号)等文件,北京市卫生健康委发布了《北京市深入推进医养结合发展的实施方案》,旨在进一步加强市区两级老年健康和医养结合服务指导中心建设,统筹协调、组织指导全市各类医疗机构、医养结合机构开展老年健康、医养结合等工作任务。北京老年医院作为北京市老年健康和医养结合服务指导中心,为搭建"1+17+N+X"老年健康服务网络而建设了远程医养协同平台,以北京老年医院为中心,构建三级医养联合体,实现17个区老年健康和医养结合服务指导中心、100余家医养结合机构联网,初步搭建全市老年健康体系核心架构,围绕老年人健康需求,提供多层次、多样化老年健康服务,构建老年健康服务体系。

远程医养结合平台具备基本的远程协同服务能力,涵盖远程医疗协同、远程教学、慢病管理、运营管理后台、集中展示平台等6个主要业务板块,并完成智能监测设备(血压、血氧、体温、身份证读卡器、血糖)、华为手环等便携式设备对接,实现智能建档与体征监测。平台内的各级各类服务机构建立了既分工明确又功能互补的合作机制,通过探索"慢性疾病管理+远程咨询""基于远程会诊的双向转诊""线上与线下巡诊结合"的三大创新服务模式,利用远程协同服务平台,积极实现老年人与养老机构、医疗机构医生和护理员、子女之间的信息传递与交互,增强养老机构的养老服务水平,为机构内老年人提供智慧化精准化的养老服务,同时涵盖全周期的健康管理。有效提升医养结合服务水平,提升老年人满意度和幸福感,为"老有所养"保驾护航。

第二节 北京市远程医养协同平台的建设

一、平台技术架构

以开放共享为目标,融入能力、数据、技术三大平台设计理念,通过微服务系统架构,整合业务流、数据流和多媒体服务、智能设备等第三方能力,采用先进的、适宜的通信和信息技术,与线下门诊、查房、转诊等业务紧密融合,搭建智能化远程协同服务平台,实现远程医疗协同、远程教育培训、健康管理等服务体系,打造多级联动的全流程医疗服务(图24-1)。

1. 构建标准化的运行体系 包含统一认证和访问授权、统一标准字典与术语、统一数据存储与组织权限管理、统一数据接口访问、统一服务资源池、统一能力调用、统一消息规范、统一监管、统一运维。

2. 提供跨平台的访问接入 各层级用户可通过统一入口进行访问并使用服务,包括统一门户 Web 端、医生 APP 端、大众 H5 和其他 SDK、API、H5 等统一认证接口。

3. 提供低耦合性的平台服务 不同于传统医疗信息化所采用的巨大单体应用,将每个服务场景进行抽象拆分为多个微服务应用,同时将基础服务聚类合并,提供标准 API 供各自调用,实现高内聚低耦合,最大化减少开发环境限制,未来扩展更多应用场景。

4. 支持快速维护与扩容 每个系统应用可单独部署、维护升级及节点扩容,更好地应对互联网医疗因政策与场景产生快速迭代的需求,在用户快速增长、重要服务保障时,可快速扩充服务节点,实现双活甚至更多活跃节点。

二、"云端+本地"的组网架构

"云端+本地"融合一体的创新组网架构防患于未然,业务应用在云端,数据在本地,一方面满足数据在医院的安全管理要求,另一方面摆脱院内物理资源的限制,充分发挥云端高可用、丰富开放能力的优势,快速实现互联网医疗丰富的应用场景。

平台应用部署于专有云内,各层级用户互联网访问请求将通过负载均衡和网关分发至相应微服务节点,按需提供音视频、直播、多媒体等高并发业务服务;应用服务器通过 IPSec VPN,与部署于院内的分布式存储集群和 Mysql 数据库定向交互,保障系统实时性能效率。在安全体系方面,结合云端三级安全等保能力,在互联网用户接入侧,提供 WAF、网页防篡改、防病毒网关等多种实时防护能力,在数据接入侧,通过加密隧道与院内数据互通,提供全生命周期的数据安全保障能力(图24-2)。

三、数据服务整合

以各项应用服务作为抓手,业务应用带动数据融合,建立老年人全生命周期健康档案(老年健康360档案),确保对健康档案数据的动态、实时和连续性,实现跨应用便捷调阅,既解决了传统档案易泄漏、易丢失,且整理费时费力的问题,又能保证档案调阅及时高效。依据"数据集中、能力集中"的原则,构建体系化、智能化的老年健康数据中心,逐步建成跨机构的应用与数据集成平台(图24-3)。

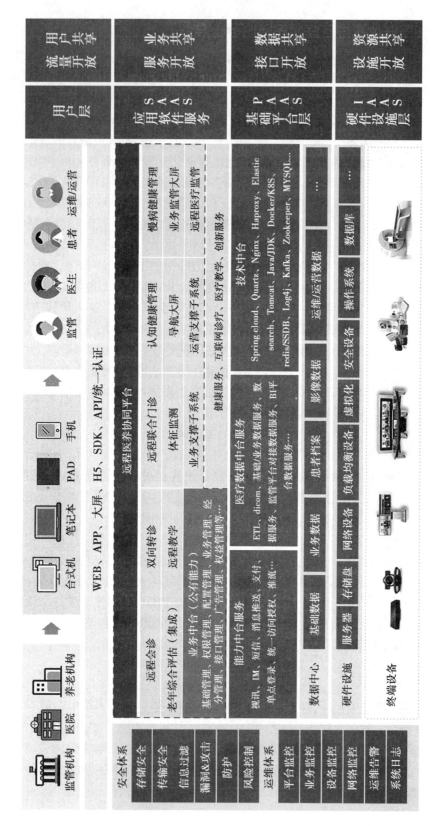

图 24-1 平台技术架构

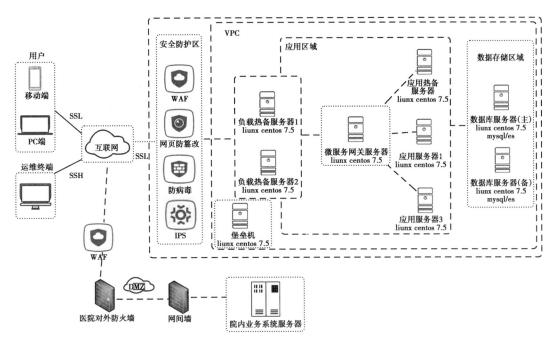

图 24-2　网络拓扑图

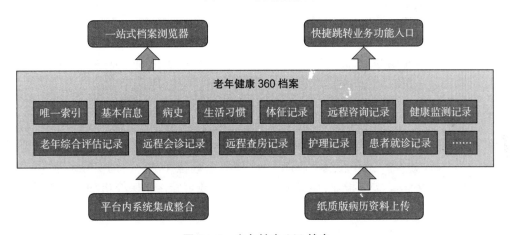

图 24-3　老年健康 360 档案

第三节　北京市远程医养协同平台的服务业务

目前,北京市远程医养协同平台能够为老年人提供多元化医养结合的健康管理服务,满足不同类别老年人群的健康及养老需求。主要涵盖以下业务功能。

一、健康信息管理

试点养老服务机构内的老年人建立电子健康档案,对机构入驻老年人既往健康与疾病信息进行收集整理,提供健康监测预警、病种饮食管理,给予相应健康指导等干预,逐步建立连续性电子健康档案并提供针对性的健康管理服务(含中医药健康管理服务)。

二、线上咨询

养老服务机构内驻医务室医生针对其机构内老年人所出现的健康问题、疑难杂症向合作医疗机构内专家申请线上咨询,可通过电脑端、手机端或 iPad 端建立上级医疗机构专家与养老服务机构内驻医务室医生的有效连接,实现及时有效的医疗、护理、康复等技术指导。

三、远程会诊

北京老年医院作为国家老龄健康医养结合远程协同服务试点的首批核心试点医疗机构,为区域内签约养老服务机构内的老年人提供远程会诊服务,使老年人在机构内即可获得远程诊疗、在线复诊等卫生健康服务。提高养老服务机构的医疗服务水平与老年人的满意度。

四、线上转诊

通过北京老年医院远程医学中心平台的转诊系统,实现信息化双向转诊,促进医疗机构与签约医养结合服务机构之间,与养老服务机构之间合理分级诊疗,实现小病在基层,大病或急症通过绿色通道合理转诊到上级医疗机构治疗。

五、网络讲堂

通过网络课堂形成医疗、护理、康复等系列课程,完善区域内基层医疗机构各科室及养老服务机构中医务室的建设,提升基层医疗、护理人员服务能力,加强服务能力建设,促进优质医疗资源能力下沉。

六、线上巡诊

经向属地卫生健康委申请后,由医务处组织相应科室专家组成立巡诊团队,建立巡诊管理与排班等制度,定期按需开展线下巡诊工作,将线上远程无法解决的实际困难与问题,进入养老服务机构中给予实地指导,现场无法解决的问题可转诊至医疗机构内处理。满足养老服务机构及老年人的健康服务需求。

七、线下巡护

由护理部组织相应护理专家组成巡护团队,设专人管理,建立巡护管理与排班等制度,定期按需开展线下巡护工作,将线上远程无法解决的护理难题,进入养老机构中给予实地指导,现场无法解决的问题可建议其转诊至医疗机构内处理。满足养老服务机构常见基础护理需求。

八、人才培养

根据养老服务机构的实际工作需要,通过多种形式对其机构内医务人员进行医疗、护理、康复等技能培训,选派相应学科专家通过示范教学、线上线下培训等方式进行点对点帮扶,提高养老服务机构内医护人员的技术服务水平。

第四节　应 用 效 果

一、平台开放,满足医养结合的新需求

依托开放式平台可以持续整合多元化医养结合业务应用,不断满足不同类别老年人群日益增加的健康咨询、临床诊断、治疗、患者随访、慢性疾病管理、教学、转诊等新需求。通过远程平台实现医院与医养结合机构、养老院之间高效便捷开展远程诊疗,提高转院老年人质量;临床专科借助平台健康管理实现出院患者定期随访,提升服务满意度;有效借助远程平台对体检患者进行系统管理,为高价值客群提供健康管理服务;借助平台在协同机构间进行远程教学、培训,输出优势学术成果及最新诊疗、照护方案,实现医院与医养结合机构、养老院之间的学科共同发展,诊疗方案衔接,满足医养结合信息化持续性发展的需求。

二、紧密合作,构建分级诊疗新格局

截至 2023 年底,中心已入驻 18 家二级以上医院(北京市区两级老年健康指导中心所在医院),153 余家基层医养结合机构,注册医务人员 419 人,创新紧密型医联体协作模式,促进优质医疗资源均衡布局,升级优化现有分级诊疗基础体系能力,促进临床、科教、管理和服务一体化建设。

院内,围绕老年人群体多样化的康养需求,实现科室间合作,由远程中心、护理部、医务处、老年指导中心、健康管理中心组成专项团队,专人专责,提供全方位诊疗服务。院外,促进优质医疗资源下沉,在专业疾病诊治和上下转诊的基础上,进一步覆盖联合体内各层级单位的健康管理体系,做到病前主动预防、急慢分治、病后康复护理的全程跟踪服务。目前,远程咨询与会诊、双向转诊、健康档案、慢性疾病管理、智能监测与预警、营养方案、直播教学及科普等多项业务均已常态化开展,老年人免于奔波即可享受到上级医院优质医疗服务,基层医生也通过上级医院指导快速提升专业能力。

三、线上+线下,切实关怀老年群体

远程协同服务平台始终坚持"统一标准、互联互通、资源共享、多方参与"的原则,整体规划、统一布局,通过提供线上线下结合的适老化健康常态服务,保障好老年人多样化的养老服务需求,把对老年人的关心关怀落到实处。

远程协同服务平台紧紧围绕医养机构及离院老年人核心诉求,充分利用平台视讯系统、远程诊疗、慢性疾病管理等专业系统,开展与养老机构及基层医疗机构之间的远程诊疗、双向转诊、远程教学、健康管理、监管中心、网络会议等业务。目前,远程业务已在老年科、皮肤科、精神心理科、急诊科、康复科、内分泌科、感染科、泌尿外科共 8 个科室常态化开展业务;平台实现远程咨询 139 人次,远程会诊 14 人次,转诊 94 人次,教学直播 15 场,直播观看9 559 人次。将现有的单点或私人沟通搬到线上,通过资源统一管理及服务运营,提升院间业务协同效能,帮助养老机构更好地服务老年人。

远程协同平台以信息化手段实现合理化转诊,发挥互联网医疗优势,以健康管理、综合评估等作为服务抓手,通过紧密型协同机制,促使基层机构融入平台体系,成为面向区域老

年人的最重要的服务触角,真正促进患者流转起来。

四、联通京津冀,助力医疗合作与共享

北京老年医院通过构建"1+17+N+X"三级医养联合体,充分发挥平台的协同功能,助力提升老年群体的整体医疗服务水平,为构建京津冀老年健康和医养结合服务体系提供医养基础。未来,中心将以"老有所养、老有所依、老有所乐、老有所安"为使命,推动平台覆盖更多老年健康行政管理部门、各级各类老年医疗服务机构和养老服务机构(或医养结合机构)、社区卫生服务机构和老年人的家庭,推进优质在京医疗卫生资源、养老资源向津冀地区延伸布局,截至2023年9月底,北京市159家、河北省20家医养结合机构纳入远程协同服务范围。助力我国老年健康和医养结合服务的高质量发展。

第 二 十 五 章

山东省扁鹊中医医院
互联网中医院建设与应用

第一节　扁鹊互联网中医院平台概况

　　山东省扁鹊互联网中医院平台依托山东省扁鹊中医医院于 2020 年 10 月建成,互联网医院位于济南市山东健康大厦,隶属山东国资委控股的扁鹊中医药健康产业集团。建筑面积 3 800 平方米,现有职工 37 名,病床 20 张,开设中医内科、中医妇科、中医儿科、中医肿瘤科、治未病中心、中医针灸科、中医推拿科、检验科等科室。

　　扁鹊互联网中医院是以"互联网+中医药"融合为特色,以健康服务为中心,集治未病、医疗、养生、康复为一体的中医药专业医疗服务机构,依托山东省扁鹊中医医院开展线上线下一体化的中医诊疗健康服务。

　　医院依托互联网医院平台,与广东省中医医院、山东中医药大学附属医院等医疗机构合作共建紧密型中医医联体,实现"医方药数"协同。自主研发了中医辨证论治辅助诊疗系统应用于医联体内,提升基层中医师诊疗能力;建设扁鹊智慧中药房,无缝连接医联体医院 HIS 系统,可以实现患者处方的实时流转和采集,为医院患者提供中药代煎、送药上门、药事咨询等智慧中药制剂配制服务,实现"在线问诊、送药到家"的一体化全流程闭环服务。

　　医院还积极参与民族医药发展,与中国民族贸易促进会、中国民族医药学会等社会团体合作,承建和运营"民族团结专科联盟"互联网医院平台,与专科联盟成员医院深度合作,共同开发民族医药特色专科及专病的标准化全病程管理模式,并积极探索民族医药特色专科线上医学教育服务的新路径,助推民族医药走出民族地区,推广到全国各地医疗机构。

第二节　互联网中医药服务体系建设情况

一、依托医联体建设互联网医院服务平台

　　针对传统中医医院医疗中存在的就医标准难量化、中医辅诊检查项目不全、依赖名医效应等难点问题,扁鹊互联网中医院通过中医互联网医联体建设,推动中医优势特色病种的数字化传承,把医生资源、传承系统、院内制剂和中医大脑打通,建立标准化单病种的运营路

径,为患者提供"医、方、药、数"一体化的全流程闭环服务,逐病种做深做透。

针对问题特点,扁鹊互联网中医院深度参与共建中医医联体,与全国1 600多家医疗机构建立合作关系,汇集了全国2.6万名中医师,为全国患者提供在线诊疗服务。在区域,依托线上闭环服务能力优势,扁鹊互联网中医院联合山东医保大健康集团,在山东省医保局、山东省卫生健康委相关部门支持下,与济南市150多家基层医疗机构共建紧密型中医医联体,打造"线上+线下"一体化服务,为市民提供"在线诊疗、医保在线结算、中药代煎、送药上门全流程服务",让患者可足不出户尽享"名医良药"。互联网医院药品供应采用"云药房"模式,为合作基层机构"下沉"名医大家,降低药事服务成本。

在中药服务上,利用中药药事服务的智能化发展,在济南市高新区建设扁鹊智慧中药房,为解决群众"候药难""煎药难""煎药品质保障难"等问题提供了良好的路径。扁鹊智慧中药房充分应用计算机控制和网络,通过互联网、物联网技术,运用标准化理论和方法,改造传统诊疗流程,对传统就医取药模式进行创新,实现从电子处方的自动接收、条码打印、中药饮片调剂、复核、浸泡、煎煮、包装、发药、配送等环节信息的全过程信息化控制与管理,实现了煎药质量的全过程把控和信息追溯。

扁鹊智慧中药房通过与各大医院、社会医疗机构的HIS系统对接获取电子处方,进行专业的处方审核,为广大患者提供药品调剂、饮片煎煮、送药上门、用药咨询等一站式综合药事服务,有效提高医院药学服务的工作效率,避免了中药的污染、提高了中药汤剂质量。同时与顺丰、极兔等快递物流行业合作,开展"中药免费代煎和免费代送到家"服务活动,真正惠及于民,有效解决了中医药服务"最后一公里"问题,方便群众就医,大大缩短了患者取药等候时间,提高了患者就医体验的满意度。

根据山东省医疗保障局发布通知要求,自2023年9月8日起,全省参加首次中药饮片联采的公立医疗机构(含军队医疗机构)、民营医疗机构及药店,均须按规定执行首次中药饮片联采中选结果,面向患者销售中选药品。9月,通过山东互联网中药(材)交易中心联合采购的首批21个中药饮片品种开始进入医疗机构使用。

为了落实"保质、提级、稳供",联采设立了由申报品种供应能力、种植(养殖)基地、追溯体系、生产管理能力、质量控制能力、道地药材、联盟采购需求等15个核心指标组成的综合评审指标体系,对饮片质量包括在种植源头的药材溯源提出了较高的要求;联采统货标准高于现行药典标准,选货标准层级更高,既提升了市场基本需求饮片的质量水平,又兼顾了市场对高品质饮片的需求。通过联采降价格、稳价格的作用,群众花同样的甚至更少的钱,就能买到质量更好的中药饮片,同时推动了饮片市场"优质优价"的良性竞争。

交易中心还推动道地药材"产地直供",制定发布了《中药材商品规格等级标准》,该标准基于《中华人民共和国药典(2020版)》,参照中华中医药学会颁布的《中药材商品规格等级》团体标准,并结合市场交易规则和流通现状,经由中药资源研究专家、中药学专家、药品质检专家、中药饮片生产企业质量专家等组成的专家组多次论证后制定。在交易中心的道地药材专区,所有上线交易药材必须符合该标准,专区为道地药材产区和饮片企业建立了数字化交易通道,实现了中药材从地里到家里全过程数字化追溯,形成全程质量保障闭环。

二、互联网医院服务平台业务功能

1. 在线诊疗　上线"悬壶台"中医临床辅助诊疗系统,为中医生提供临床决策支撑。聘请知名专家、国医名师入驻平台,亲自参与线上坐诊。复诊患者可直接在线上预约相关复查,与经治医生视频交流复诊,及时调整诊疗方案。医生可以通过互联网平台为患者直接开具电子处方。

2. 远程医疗　依托"华佗云"人工智能中医平台,平台提供在线体质辨识,利用远程设备可以随时连接数百家医院的大牌中医问诊咨询,开放线上门诊、远程会诊等平台,医生可以通过文字、语音、视频等方式进行诊断和治疗建议。

3. 便捷就医　患者可以通过互联网医院平台在线预约门诊或住院,缩短线下等待时间或者线上进行咨询;患者可以通过互联网平台购买药品,中药颗粒制剂实现可自动精确配方、在线配送。

4. 健康管理　设置专业的中医健康管理师团队,可为就诊客户提供诊前-诊中-诊后全流程中医药健康管理服务,提供包括体质调护、食疗养生、情志养生、音乐养生、经络保健等多种中医特色健康管理服务。

第三节　互联网医院中医药医疗健康管理业务开展情况

2021 年依托互联网医院平台,扁鹊中医药集团与广东省中医医院,建立了中医医联体,与全国 1 600 多家医疗机构建立合作关系,汇集了全国 2.6 万名中医师,为全国患者提供线上诊疗健康管理服务等各类服务。

扁鹊互联网中医院创新互联网技术及中医传统诊疗,以健康为中心,提供中医家庭医生、名医线上线下会诊、高端中医医疗等特色服务,集医疗、养生、保健、治未病为一体。截至 2023 年末累计为全国用户提供了 2 000 多万人次的中医诊疗服务。

医院充分利用互联网平台,开设线上问诊平台,远程会诊中心,线下院内设立国医大师及院士工作室,邀请国医大师、全国名老中医和名中医通过线下+线上方式常年坐诊,在为周边社区居民提供中医服务的同时,也为全国患者提供更加便利、多途径、多层次的疾病诊疗、疾病预防和保健等远程医疗健康服务。

医院开设针灸、艾灸、脐灸、督灸、推拿、拔罐、刮痧、耳穴压豆、中药熏蒸、穴位贴敷等特色中医诊疗项目,推动"未病"治疗。并开通线上、线下医保实时结算功能,患者通过互联网医院就诊也可在线进行医保实时报销,方便快捷。

互联网在新冠疫情特殊时期得到快速发展,在疫情期间扁鹊互联网中医院开通中医新冠门诊、推出新冠 1 号、新冠 2 号等中药方剂,为全国患者提供多样化的中医药服务,为疫情中发挥传统中医药优势作出了应有贡献。

未来医院将采用 B2B+B2C 模式,结合华佗云-悬壶台智能辅助开方系统、蒙医甲状腺诊疗系统、长根堂结石病智能开方系统,达成远程会诊专家与药店、医院、诊所相合作形式。打造新型前店后厂云药房特色,整合全国医院院内制剂、专家名方,形成互联网医联体模式。

第四节 互联网中医院应用效果

一、汇集全国名中医,提升基层中医药服务能力

通过互联网医院平台和互联网中医联体建设,扁鹊互联网中医院为全国患者提供在线诊疗与远程会诊、电子病历互联互通、远程高清音视频通信、电子处方的开具以及药品远程配送等便捷高效中医药服务,提高了患者和医生之间的沟通能力,降低了线下交叉感染的风险,提升了中医药防病治病能力。

尤其是在新冠疫情期间,扁鹊中医药集团联合国家 973 计划中医药首席科学家、北京中医药大学首席专家高思华教授,国家中医药管理局重点研究室(肺病慢性咳喘)主任、中日友好医院中医肺病二部主任李友林教授,以及中国中医科学院原医疗副院长范吉平教授,在"非典 1 号""非典 2 号"中药方剂基础上,推出新冠 1 号、新冠 2 号中药协定处方,依托互联网医院为全国患者提供了 2 000 多万人次以中医药为特色的在线问诊、对症用药和科学治疗服务。

二、打造数字中医馆,提高基层医生辨证开方

针对基层医疗机构服务能力薄弱问题,医院依托"扁鹊社区中医馆"数字中医馆,助力基层医疗机构数字化升级。数字中医馆以数字化中医药为主线,依托中国基层中医馆辨证论治云平台(悬壶台)、基层中医药服务数据驾驶舱及数据筛查采集系列设备,通过"智慧中医药服务、未病先防护健康、中医康复在身边"等三大应用,建立全生命周期中医药智慧健康管理体系,深化家庭医生中医药服务内涵,推进营养膳食、保健理疗和中医适宜技术进家庭,让数字化发展成果融入社区中医药服务、造福广大群众。

互联网医联体内应用的基层中医馆辨证论治云平台(悬壶台),以辨证论治为核心思想,整合挖掘国家中医临床研究基地、名老中医专家工作室以及民间有效疗法技术,筛选优选疗法,经过深度学习和 AI 算法处理,将名中医、名方的经验凝聚成一套涵盖疾病证型、治法、体质、处方、配伍的云化解决方案,为基层社区医院和医生赋能,提升基层医院和医生的诊疗服务能力和诊断效率。目前已在全国 2 000 多家基层医疗机构落地,辅助 6 800 多位基层中医师累计开方 650 多万张,成为应用范围最广的中医云大脑。

三、依托智慧中药房,提供集约化药事服务

作为互联网医联体的线下服务延伸,扁鹊智慧中药房无缝连接医院 HIS 系统,实现患者处方的实时流转和采集,通过数据互联互通,集约化智慧中药房为医联体成员单位提供中药煎煮和配送服务。

扁鹊智慧中药房可以实现自动化排产和全流程监控;从接方环节开始,系统数据库记录了饮片常用计量范围,如有超剂量使用或违反用药禁忌,系统会自动提示,审方人员处理后处方进入生产环节;每一味药材处方调剂都会拍照上传,便于调剂完成后处方复核;根据处方用药量不同及最后得药量不同,系统自动计算重量精准控制加水量;通过调节能源功率大小实现文武火切换,可实现先煎、后下等特殊需求的系统自动化处理;药液罐装可实现每一

包药贴有标签,以便区分药液归属,避免出现混淆现象。扁鹊智慧中药房目前合作医疗机构117家,可提供煎煮、丸剂、散剂、膏方四种剂型药事服务,累计调剂处方165 785方,累计煎煮配送中药864 750方。

第五节 典型应用案例介绍

扁鹊数字中医医联体"互联网+中医药"运营模式,帮助基层医疗机构提高了中医药服务能力,推动了中医药数字便民服务体系的构建,让广大群众"方便看中医,放心用中药"。由扁鹊互联网医院牵头,济南市高新区153家基层医疗机构参加的中医联合体,以数智化全面赋能"医+药",打造"线上+线下"全流程一体化服务,为市民提供在线诊疗、医保在线结算、中药代煎、送药上门全流程服务,实现患者可足不出户尽享"名医良药",打造了全国数字中医药健康服务的济南样板。

联合体为基层医疗机构提供安装嵌有"悬壶台"中医智能辅助诊疗系统的扁鹊数字社区中医馆应用,"悬壶台"以辨证论治为核心,将数千条证型、药物禁忌及处方、上万条知识条目凝聚成一套涵盖疾病证型、治法、体质、处方、配伍的云化解决方案。相当于每个基层中医的背后,都有一位睿智博学的名中医在指导辅助开方,同时还能根据患者情况临证加减。基层中医师利用该系统,大大提升了服务能力。

济南舜华路街道社区卫生服务中心是153家医联体成员单位之一,加入联合体后,得益于扁鹊数字社区中医馆应用,前来进行中医就诊的患者越来越多。但随着患者的增多,社区服务中心却选择关闭了中药房,原因是联合体提供的扁鹊智慧中药房"云药房"服务,不仅方便患者,又能够减少社区医疗机构的人力成本、设备设施投入,降低运营成本。患者在社区医疗机构就诊后,处方通过数字化智能系统自动流转到扁鹊智慧中药房云平台,经过专业药师线上接方、审方无误后,进入自动化调配、煎煮、包装,最后通过物流配送到患者手中。整个流程实现了标准化、自动化、可追溯,审方经过图片、重量、原始处方三重复核之后达到100%准确率,每个处方从原本人工调剂5~6分钟压缩到现在的每方20秒之内。"云药房"模式实现药品供应的集约化和规模化,降低了成员单位的运营成本,并保障药品统一标准质量。

智慧中药房服务利用互联网、物联网等创新技术,实现了医药、物流、配供的全链路创新,变"人等药"为"药等人",省去了患者在医院轮候取药、在家蹲点煎药的麻烦。同时除了药剂,它还能提供丸、散、膏、丹、粉剂、胶囊、片剂等多种剂型,一人一方一剂型,满足民众多元化的中医药服务需求,更受年轻患者欢迎。

同时,智慧中药房实行中药饮片集中采购,加强对从种植、加工、流通销售到临床应用的中药全链条的质量监管,并通过应用大数据、物联网,实现从农户档案到产地整个生产情况、饮片加工炮制过程、厂检报告直观展现。每一服药都有唯一的条形码,实现生产过程全程可追溯。让患者了解自己所服用的每一副汤剂中每一味饮片的质量,解决了百姓对药品质量的担忧。

扁鹊数字中医医联体为区域群众提供了从中医诊断、处方到用药的"一站式"服务,不仅可以让群众用上放心的道地中药,还让群众"少排队""少跑路""少等待",从而提高就医体验;同时,因煎药全流程的可追溯,也为政府监管提供全数字化、实时数据共享,更有利于中药饮片调剂、煎煮等质控工作的管理和监督。

第 二 十 六 章

新疆克拉玛依"互联网+智慧健康城市"平台的建设与应用

第一节　克拉玛依市"互联网+智慧健康城市"的顶层规划

2011年,克拉玛依市率先在全国建设区域人口健康信息平台,逐步升级完善市内各级医疗机构信息化建设,为全市居民构建了完整的电子健康档案。克拉玛依市中心医院于2014年完成了电子病历结构化改造,成为全国第二家通过电子病历六级的医院。通过持续的信息化建设及本市人口流动性小的特性,形成了全人群、全样本、结构化的医疗健康数据。

克拉玛依市人民政府根据《国务院关于实施健康中国行动的意见》(国发〔2019〕13号)和《关于实施健康新疆行动的实施意见》(新政发〔2019〕67号)的文件精神,以"油田城市"和"数字城市"的区域特点,结合医疗资源,构建"互联网+医疗健康"新型服务模式,由克拉玛依市卫生健康委配套政策,油城数据牵头联合技术服务商共同推进健康克拉玛依建设。平台充分利用现代信息技术手段,整合全市医疗资源,完善医疗服务和健康管理水平,秉承"政府主导、企业共建、跨界融合、集聚发展"的建设原则,以市场化运作,创新体制机制,充分发挥市场在非基本医疗领域配置资源的活力,推动克拉玛依产业发展。整体建设目标如下。

一、形成"互联网+医疗服务"闭环

由克拉玛依市中心医院牵头,建成了全市统一的互联网医疗服务平台,市属四家二、三级医院入驻互联网医疗平台,为全市提供线上医疗服务。以常见病、多发病、慢性疾病分级诊疗为突破口,采取线下线上相结合的方式,为患者提供互联网门诊服务,实现患者在线咨询、在线问诊、处方延续、药品配送、远程问诊。全面、快速推进社区居民家庭签约服务,构建"互联网+医疗健康"的服务体系,优先覆盖老年人、孕产妇、儿童、残疾人等人群,以及高血压、糖尿病等重点人群。向居民提供全闭环的线上就医、健康服务。

二、形成"互联网+专病服务"闭环

联合专科医生、健康管理师、营养师、运动师等组成一个团队,为患者提供全病程照护。在疾病服务方向,如肿瘤可围绕肿瘤预防、个体化的精准诊疗和健康管理实行肿瘤专病专治模式;在慢性疾病服务方向,从线下门诊首诊和定期复诊,到每天用药、饮食、运动、心理等方面的线上连续跟踪和健康指导,通过"互联网+健康克拉玛依"平台提供的智能穿戴远程血

压/血糖监测设备的辅助,帮助患者控制好血糖、血压、血脂,通过这种闭环的形成可以有效解决患者信任度不高、黏性不强的互联网+医疗的痛点。

三、形成"互联网+专科服务"闭环

在"互联网+专科服务"方面,以"互联网+护理服务"为例,为患者按专科或病种提供护理咨询及上门居家护理服务。根据"线上预约、线下服务"的原则,上门服务前护士通过平台调出患者的病历资料、健康档案,从而评估需要携带哪些药品、医疗器械等,以便精准地提供个性化护理服务。在"互联网+专科康复服务"方面,平台的注册技师按专科或病种提供康复咨询及康复居家服务。在"互联网+产科服务"方面,平台支持与胎儿监护、多体征采集器等线下可穿戴设备打通,以实现孕期院内外监测与管理。

四、形成全生命周期、全流程的健康服务生态圈

平台将围绕亚健康人群、慢性疾病人群提供整个生命周期的健康管理服务。如针对孕产妇可能存在生理和心理问题开展线上宣导和咨询,对孕产期女性开展外围检测设备管理,记录和查询孕妇及儿童在整个孕期和出生后的日常生活以及体检数据信息,并可获得母婴保险、母婴用品等第三方增值服务。针对0~6岁儿童形成儿童健康画像,包括0~1岁儿童的头围曲线图、儿童周期的身高体重曲线图、儿童基本信息、儿童健康体检、预防接种等,对儿童成长过程中的健康档案进行集成展示,利用居家智能监测设备、可穿戴设备、居民手机移动端等工具,建立针对孕产妇和儿童的居家健康管理服务平台,形成家庭医生和妇幼服务机构协同完成的专项服务模式。

第二节　"互联网+智慧健康城市"平台开发建设

一、总体架构

克拉玛依市"互联网+健康城市"平台以"一个入口提升居民使用体验、一网协同链接医疗健康卫生供给、一码服务全场景应用、一体监管构建全方位综合监管、一个共享平台促进业态数据融合"为5大建设特点:面向居民提供便捷高效的全方位医疗健康服务;面向医护提升工作能效和改善医患关系;面向管理建立标准动态的监管实现区域医疗质量同质化;面向机构构建三级联动机制,提升区域机构服务能力;面向区域健全区域资源共享机制,解决医疗资源配置不均;面向产业促进医疗健康大数据应用,推动大健康产业发展。

通过建设统一医疗健康门户"克拉玛依互联网医疗服务平台"(以下简称"健康克拉玛依")的微信公众号、健康APP,以及与政府APP"玛依伴"对接,为全市群众提供便捷就医和健康服务门户服务(图26-1)。

二、技术架构

以中台思维构建"互联网+健康克拉玛依"平台,包含有业务平台、数据平台、基础技术平台。打破了传统技术系统的功能耦合高、维护成本高、开发效率低、部署方式单一、扩展能力受限的缺点(图26-2)。

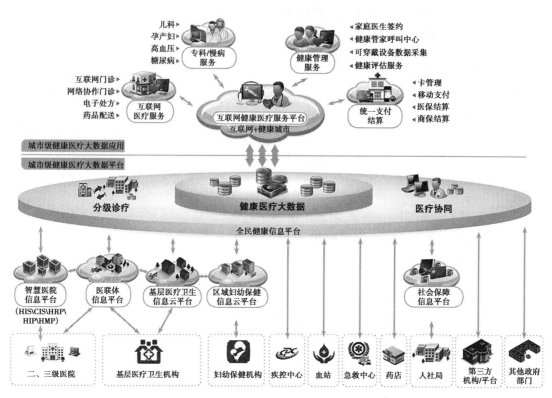

图 26-1 克拉玛依智慧健康城市架构图

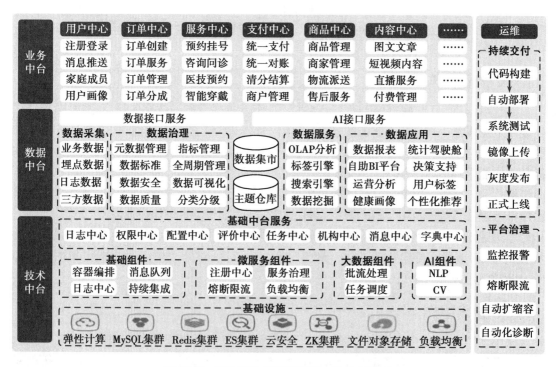

图 26-2 克拉玛依智慧健康城市技术架构图

三、建设内容

（一）"互联网+健康克拉玛依"门户

搭建起一个以用户为中心的一体化居民医疗健康服务体系,为居民提供预约挂号、在线问诊、慢病续方、综合卫生信息发布、个人健康管理、健康咨询、医患沟通、妇幼信息等综合服务。形成"一站式"智慧医疗健康服务,以及个性化的健康保健服务。

（二）区域互联网医院平台

搭建区域级互联网医院平台,对接克拉玛依市所有医疗机构,开展互联网诊疗服务。患者可通过该平台选择对应的医疗机构的医生进行在线远程问诊、线上开处方、线上医技预约、线上医保结算及药品可配送到家等服务。平台可结合可穿戴设备开展远程检测服务,如远程胎心监测、远程睡眠监测等,结合临床科室需要延伸院外服务。

（三）互联网+护理服务平台

医疗机构利用在本机构注册的护士,依托互联网等信息技术,以"线上申请、线下服务"的模式为主,为出院患者或罹患疾病且行动不便的特殊人群提供护理服务。减少患者来医院排队等待的时间,提高护理人员工作效率,方便监管护理质量,使医院能够以较少的投入获得更好的社会经济效益。

（四）家庭医生签约平台

借助移动终端和互联网技术,实现高效电子化家庭医生签约服务,在社区家庭医生与公众家庭之间建立起实时高效的医患信息互通机制,以家庭医生签约服务为基础,以互联网+健康医疗应用为纽带,将基本公共卫生服务与医院的临床诊疗服务结合,深化家庭医生签约服务的实效。功能主要包括线上电子签约申请,用户可通过平台（PC 端或移动端）关注医生建立连接,满足签约居民医疗健康服务需求。

（五）健康服务管理平台

在家庭医生签约服务的基础上,拓展建立"多师共管"的健康服务管理模式,针对糖尿病、高血压等特定疾病开展精细化的健康管理服务;开展医疗机构移动化延伸服务,建立覆盖全生命周期的预防、治疗、康复和健康管理的一体化健康服务体系;将移动终端、可穿戴设备、健康机能检测设备融合远程、互联网医疗等手段,综合、全面地应用于"膳食处方、运动处方、情绪处方"等在内的个性化全套健康解决方案,实现全程的信息化、数据化跟踪与反馈。

（六）互联网+妇幼保健服务平台

通过信息化的方式帮助用户更便利地使用母子健康手册,并在此基础上为孕产妇提供衍生的妇幼健康管理功能。涵盖女性儿童基础档案建册管理、孕期体重、孕期产检、产后 42天检查、疫苗接种、儿童健康体检及生长发育等内容,支持报表统计和综合查询功能,明确和优化保健服务流程,规范技术服务内容。

（七）互联网+医疗健康产业赋能平台

通过建设互联网+医疗健康产业赋能平台,构建具有辐射广、公益性强、开放性高、整合行业资源多、应用场景丰富等特点的新型互联网医疗健康服务体系。整合医疗健康上下游产业链的服务资源,连接医疗机构、药企和药店、人工智能服务厂商、医疗健康设备厂商、第三方增值医疗健康服务企业以及保险、物流、交通、家政、养老、商业、餐饮等相关服务提供方,打造一个可持续发展的"互联网医疗健康服务闭环生态圈"。

第三节 "互联网+智慧健康城市"平台业务开展情况

一、完成"互联网+健康克拉玛依"门户的建设

2020年已完成"克拉玛依医疗服务平台"门户的建设,并对接城市综合移动服务平台"玛依伴",统一为公众提供医疗健康服务。随着健康城市平台建设的推进,将持续不断地完善优化门户的功能应用。

二、完成"城市级互联网医院平台"的建设

2016年以克拉玛依中心医院为主建设"西部云医院",开启克拉玛依市互联网医疗服务的探索之旅。2020年在克拉玛依市卫生健康委的领导下,由市中心医院牵头,率先在全疆建成城市级的互联网医疗服务平台。新冠疫情期间,为居民提供发热门诊线上咨询、核酸检测线上预约、慢病患者线上复诊、药品配送到家等多项便民服务,得到广大市民的高度认可。该平台也将随着线上业务的不断拓展、线上线下业务的深度融合,逐步实现院前、院中、院后全流程,院内院外全闭环服务。

三、完成"互联网+医保结算"服务能力的建设

2022年9月,平台实现了"互联网+医保结算"服务能力,给疫情防控期间的慢病居家用药带来了极大的便利,通过电子就诊卡就能实现医保移动支付,完成"医保+自费"在线一键结算。

四、完成"互联网+护理服务"平台建设

2019年,克拉玛依市中心医院基于原有互联网移动应用的基础,实现了上门护理系统的建设,2020年3月底,中心医院互联网医院护理专科门诊正式开诊,短短几个月即有千余人次获益。随着"互联网+健康城市"平台的整体规划落地,"互联网+护理"平台同步升级为全市平台,逐步接入全市其他医疗机构,实现全市护理服务资源的统筹协同发展。

五、完成"互联网+妇幼服务"能力的建设

平台为克拉玛依市的孕妇和儿童群体提供完整的健康档案、孕期详细信息登记、产检助手、儿童生长发育、疫苗接种等功能,给孕幼群体提供了全周期的健康教育保障,成为身边的健康助手。

六、逐步引进人工智能应用

通平台建设的不断完善,为居民医疗和健康服务过程提供了切实的有获得感的应用场景。根据场景使用的需要,引进了对应的人工智能应用。如在线上问诊过程中引入智能导诊、智能问药等功能,在辅助医生诊断中引入智能影像诊断等。

七、不断完善平台建设,落地创新服务

1. 区域多码融合应用系统 以电子健康卡为主,融合电子就诊码、电子医保凭证等实

现多码合一,实现就医身份识别统一标准。覆盖全市公立医院以及基层卫生服务中心。

2. 区域统一支付结算系统 提供区域内跨医疗机构结算的能力,开通个人健康账户,实现群众医疗就医在线支付结算、在线退费以及医疗机构之间预交金共享支付。

3. 家庭医生移动服务系统 基于公共卫生家庭医生服务系统,建设一套移动端的家签服务系统,提供入户签约、入户健康随访等服务,让家庭医生更好地为群众提供个性化医疗服务和健康宣教服务。

4. 全周期健康医疗管理系统 打造基于医院、社区、家庭场景下的全程就医、专病管理、健康服务,结合可穿戴设备,建立全生命周期的居民健康服务,完善儿科、妇幼保健、肿瘤防治、中医治未病等专慢病管理服务模式。并向医、药、险及第三方服务机构开放接入能力,打造"医商圈"。

5. 医疗健康产业赋能平台 以平台的数据、业务和应用多方面的开放能力,为医疗健康产业中相关上下游合作伙伴提供"业务需求匹配、业务模式设计、服务/产品对接、整体方案输出、落地运营保障"五大服务,全面提升大健康产业的对接能力,在引进和培育大健康龙头企业、集聚发展大健康人才、推动医疗健康产业发展、促进健康大数据的开发应用等方面,为我市大健康产业提供信息支撑平台。以"提高群众获得感,增加经济新动力"为最终目标,建设健康医疗大数据中心平台,面向全市实现人口、企业法人、空间地理等基础数据资源跨部门、跨行业共享,实现医疗、医药、医保和健康各相关领域数据融合应用,激活健康医疗及相关产业的创新发展。通过对健康医疗大数据的挖掘应用和开放共享实现公共卫生决策、临床辅助诊疗、精准扶贫等应用。

克拉玛依市"互联网＋健康城市"平台,不仅为48.7万的人民群众提供了高效的便捷就医服务,还为克拉玛依特殊人群,在准噶尔盆地(北疆)的西北部近4万人的油田职工提供了便捷服务。

第四节 提升管理服务能力,满足人民群众医疗健康获得感

截至2023年8月底,平台接入12家医疗机构,覆盖克拉玛依市4家公立医疗机构、6家基层医疗机构、1家市外(南疆)医院和1家援建的哈萨克斯坦医院;每家机构平均开通50多项功能应用;平台已有1 093名医务人员和996名护士在线开展问诊、咨询服务或上门服务,平台累计注册537 897人次,全市人口覆盖率达100%;服务总人次247 833人次,南疆其他地区服务人次占15%。随着平台应用的不断完善,克拉玛依市"互联网＋健康城市"平台已成为克拉玛依市,乃至南疆地区医疗健康服务的名片,能满足人民群众医疗健康获得感。

第二十七章

山东泰安市"三师共管"模式健康管理系统建设应用

一、建设背景

在党的二十大报告中指出："人民健康是民族昌盛和国家强盛的重要标志,要把保障人民健康放在优先发展的战略位置,深化医药卫生体制改革,促进医保、医疗、医药协同发展和治理。促进优质医疗资源扩容和区域均衡布局,坚持预防为主,加强重大慢性疾病健康管理,提高基层防病治病和健康管理能力。"

为贯彻落实党的二十大精神,坚持"以人民健康为中心"的思想,解决好慢性疾病患者增量快、医保基金支出多、大型医疗机构人满为患、患者就医购药费时费力等问题,泰安市在这方面做了有益的探索实践。

二、泰安市居民慢性疾病态势分析

截至 2023 年末,泰安市现有常住人口 547.22 万人,其中各类慢性疾病患者累计百万余人次。自 2001 年开始实施医保门诊慢性疾病制度,减轻了广大慢性疾病患者的医药负担,在社会上产生了良好反响,但也逐渐显现了一些问题。一是慢性疾病患者增长快,每年以 10% 的幅度增长,呈现出逐步低龄、需求多元、居住流动的新变化,对即时诊疗、在线支付、健康咨询、社区干预提出了新要求。二是慢性疾病患者医保基金支出占比高,支出占总规模的 10% 以上,且每年仍以 10% 以上的速度增长,基金支出压力大。三是大医院经常"人满为患",慢性疾病患者挂号、候诊、交费、取药往往也要跟着排长队,群众反映强烈。四是受取消药品加成、医保总额控制等因素影响,定点医院对门诊慢性疾病服务缺乏积极性,慢性疾病患者有时会在医院里买不到急需的药物。五是部分医生超量、超范围开处方、搭车开药等问题也亟待治理。为有效破解上述问题,泰安市认真贯彻党中央、国务院有关政策,按照省委、省政府的要求,实施医疗保障改革攻坚行动。

三、模式介绍

泰安市坚持以慢性疾病管理为切入点,以信息化建设为手段,积极探索"互联网+医保+医疗+医药"三医联动的体制机制,取得了明显成效,建立了全国第一家慢性疾病互联网医院,开出了全国第一张互联网医保结算单,签订了全国第一个互联网医院医保服务协议,实施全周期服务、全流程再造、全方位融合、全过程监管,初步构建起"医、药、保——三级联动"及专科医生+基层慢性疾病医生+健康管理师"三师共管"的慢性疾病全程管理服务体系,实现了慢性疾病医疗健康管理服务水平提升、慢性疾病患者群健康指数提升、慢性疾病患者医疗费用负担下降的"两升、一降"目标,取得了参保群众、医疗机构、医药企业、地方政府"四方满意"的效果。2020 年 6 月 18 日,山东省医疗保障局在泰安市召开全省"互联网+医保+医疗+医药"慢性疾病管理创新服务现场会,在全省推广泰安的经验做法。目前,所打造的"三医联动泰安模式"被山东省委改革办以文件形式上报中央改革办。中央电视台、新华社等新闻媒体进行了重点报道。

第二节　泰安市互联网医疗健康管理服务系统建设情况

一、系统介绍

立足于"管慢病、防大病、促健康",以医保支付政策为牵引,以互联网医院为支撑,以慢性疾病联合门诊为依托,通过病种管理 GDS 智能引擎与大数据等信息化技术,搭建泰安市互联网医疗健康管理服务系统,构建预约咨询、建档评估、检测检查、在线复诊续方、处方流转、医保结算、药品配送、随访指导、预警干预、健康宣教、远程会诊、双向转诊、平台监管等线下线上一体化的全流程全周期闭环服务体系。

二、功能模块

1. 患者建档　通过建档,将患者入组到专病精细化分组管理,建立患者基础健康档案/专病档案。医生、健康管理师在管理过程中可随时调阅。

2. 形成患者全生命周期健康档案　患者完成建档后,依托健康管理大数据中心,与院内 HIS 对接,形成完善的患者电子健康档案,从而查看患者的健康数据和患者画像。

3. 患者签约　建档后为患者选择合适的健康管理服务并与患者签约。

4. 健康处方　依托 GDS 引擎、并发症筛查引擎、健康处方引擎和患者健康画像,系统制订适宜的简单易懂可执行的管理计划,包含监测计划、用药方案、控制目标、饮食、运动、复诊复查计划/慢病评估报告等各项管理内容。

5. 并发症筛查　通过配备筛查设备,借助并发症筛查引擎,医生可在诊间开具筛查单,并在诊间远程阅读筛查报告。AI 引擎自动提醒医生下次建议检查时间与建议检查项目。

6. 院外健康管理　院外形成远程健康管理一体化服务体系,监督患者健康处方执行、进行异常干预。

7. 医患互动　医生跟健康管理师可以通过健康咨询功能与患者进行线上咨询沟通、在线管理,及时对患者进行干预。

8. 居家自我管理　患者在小程序上可以查看健康管理团队给自己开的健康处方、控制目标、监测方案等,并可以查看自己的健康档案、随时与自己的健康管理团队沟通病情。提升患者依从性,实现有效管理。

9. 易患人群管理　除了"三高六病"确诊患者可以管理外,慢性疾病系统对易患人群也可以追踪测评。患者通过小程序进行健康评估,评估后的结果可以在慢性疾病系统中看到,后期健康管理师可根据评估情况跟进管理。

第三节　泰安市互联网医疗健康管理服务系统业务开展情况

一、全周期服务

一是健康信息一库共享。依托区域全民慢性疾病档案数据库,实现健康管理服务系统与公卫系统、医院 HIS 系统对接。医生在接诊时就能一键查询患者一年内的就诊信息、用药记录、辅诊报告等诊疗数据,也能查询患者饮食、运动、健康教育、生活方式管理等健康管理信息,提升医生诊疗水平和效率。将互联网医院、健康管理服务系统和慢性疾病档案数据库统一纳入泰安市"政务云"平台管理,接受卫生健康委、医保等职能部门监管,杜绝药品"惜用"和过度医疗现象,确保慢性疾病全流程诊疗健康管理行为依法合规。二是慢性疾病中心一站办理。全市全部 15 家二级及以上医院设立慢性疾病联合门诊并接入慢病互联网医院平台,近千名医生在线为患者提供用药指导、在线复诊、线上开方、线上医保支付、送药到家的全流程服务。泰安市 73.6 万门诊慢性大病城镇居民可足不出户,享受跟线下医院一样的一体化服务,实现了线下慢性疾病就诊、在线慢性疾病复诊、健康管理、处方审核、医保支付、送药到家服务一专区办理、一站式服务、一单制结算。三是慢性疾病用药一体管理。互联网医院按照统一品种、同质同价、带量谈判的方式,开展慢性疾病用药集采,降低采购价格,压缩不合理空间,实现数字医共体内上下级机构间药品、制剂的共享共用和流通配送,减轻患者用药负担,节省医保资金。四是社区服务一网通办。以做好居民高血压、糖尿病"两病"管理为重点,互联网医院与二级及以上医疗机构组建慢性疾病互联网医联体,与基层医疗机构组建数字医共体,首批为全市 30 个乡镇街道配置云巡诊车、云巡诊包及智能可穿戴设备。整合区域医疗卫生资源,结合地缘关系、人口分布、群众就医需求、医疗卫生资源分布等因素,建立网格式管理布局。明确互联网医院+基层医疗机构+家庭签约医生三方的职责分工,进一步落实分级诊疗制度,提升疾病预防与健康管理有效性。五是医保支付一键完成。2019 年 9 月,成立了全国首家慢性疾病互联网医院——泰山慢性疾病互联网医院,开设"泰安市门诊慢性疾病医保患者复诊专区",将高血压、糖尿病等 30 余种门诊慢性疾病纳入线上医保支付范围,实行同质化管理,同额度报销。2020 年 2 月 27 日,泰山慢性疾病互联网医院开具出全省首单电子医保处方,与武汉同步实现医保线上支付。

二、全流程再造

一是再造经办服务流程。将原来的各种申报材料精简为院内一张《申请表》;将办理时限由甲类病种月度受理、乙类病种季度受理、次月享受待遇,调整为甲类随时受理、乙类月度受理、当月享受待遇;取消长处方备案手续,由定点医院审核即可。二是再造申请审核流程。在全省率先将门慢特病待遇审核鉴定权限下放至定点医院,将原来门慢特病待遇申报"个人申请—医院审核—单位(社区)盖章—医保经办机构审核—查体鉴定—确认发证"的流程,简化为由门慢特病定点医院直接审核确认,一站式办理。三是再造药品采购流程。由药品经营企业与药品供应企业通过"二次议价""以量换价"的方式进行带量采购,降低药品采购价格。四是再造药品配送流程。根据患者的单次用药量,应用智能设备对整盒药品进行分拆包装,方便患者实现科学服药;在中药服务上,建设智慧中药房,利用互联网、物联网技术,对个性化中药方提供集约化煎药保障,解决中医药服务"最后一公里"问题。五是再造智能监管流程。在全面推行智能监管事后审核的基础上,加快事前提醒和事中预警功能的开发应用,完善提升智能监管平台,对诊疗服务实行全过程监控,进一步规范诊疗行为。六是再造资金筹措流程。由药品经营企业解决智能监管平台建设等项目所需资金;药品经营企业进销存系统与市医保局直接联网,留取 3% 的净利润,其余部分用于让利于患者、智能监管平台建设或其他项目支出。

三、全方位融合

依托泰山慢性疾病互联网医院,组建慢性疾病医联体、数字医共体,推行慢性疾病决策支持与健康管理系统(WCDSS)、移动数字健康便民服务,居民可在家享受在线健康咨询、健康档案查询、慢性疾病复诊续方、医保在线结算、药品配送到家等服务。

(一) 推动专科与全科融合

以数字信息化手段为工具,构建专科医生+全科医生+健康管理师的"三师共管"慢性疾病管理机制,即:专科医生只需负责明确诊断与治疗方案,并带教、指导基层的全科医生;全科医生负责落实、执行治疗方案,进行病情日常监测和双向转诊;健康管理师则侧重于指导、随访和干预(图 27-1)。"三师共管"机制强化了慢性疾病全流程服务,推进了个性化健康管理、规范化诊疗服务,提高慢性疾病的有效控制率。

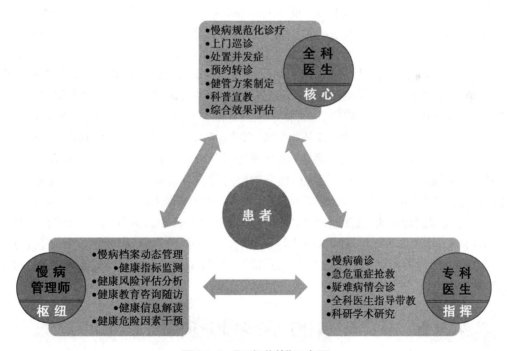

图 27-1 "三师共管"示意图

(二) 推动线上与线下融合

对需要慢性疾病复诊、年度体检或者因病情原因需要调整治疗方案的慢性疾病患者,一方面,通过互联网医院区域内远程会诊功能,及时请上级医疗机构对慢性疾病患者提供远程诊疗服务;另一方面,通过互联网医院的预约转诊功能,根据病情需要引导患者到线下进行检查、诊断和治疗,修正和调整治疗方案。慢性疾病患者出现并发症或病情控制不理想的,可以在线下直接进入住院环节进行治疗,通过住院病情得到控制后,再根据实际需要转到线上继续接受诊疗和管理。

(三)推动治病与防病融合

基层医务人员、健康管理师可通过健康管理服务系统,依据循证医学、循证公共卫生标准、学术界公认的诊疗和预防控制指南及规范,吸纳顶层医学知识及专家经验,为患者提供规范化慢性疾病诊疗健康管理方案。慢性疾病患者通过提高依从性,主动参与健康管理,实现慢性疾病的治疗与预防相结合的效果。四是推动人工与智能融合。医生开具电子处方后,智能摆药机按照单次服药量自动将药品分装到一个个小包装袋中,根据早、中、晚服药种类和数量的不同,以不同颜色区分,患者每次服药不用担心拿错、拿多、拿少等问题,减少了患者特别是高龄患者服药过程中的各种困难,也解决了采购小包装药品带来的高成本问题,还能够有效防止药品非法倒卖。

四、全过程监管

医保基金是群众的"治病钱""救命钱"。在强化医保基金协议管理、预算管理、稽查稽核的同时,积极研发医保综合智能监管平台,通过大数据、云计算、人工智能等现代信息技术,织密扎牢医保基金监管的"笼子",提升了医保资金使用效能。一是流程监管。医院端,通过技术手段嵌入医院HIS系统,实现了对医院、医生和参保人员的事前、事中实时监控,对医生开具的每一个处方或下达的每一条医嘱进行动态监测,并通过规则进行提醒和预警。医保中心端,突出事后监管,对全市医保监管信息进行大数据分析,总结归纳出基金监管风险点,制定有针对性的监管措施。目前,医保智能事后审核系统已覆盖200多家定点医疗机构。二是精准监管。规范标识医保药品、服务项目、医用耗材、疾病编码、手术编码等各种数据指标,形成基础数据、审核规则、评价体系三项标准,建立医保监管规则库和知识库。三是综合监管。监管平台设计了"宏观分析""机构监控""药品监控""结算监控"四个功能区。在监管领域上,覆盖医疗机构、药品、报销结算等不同内容。在监管机制上,综合日常监管、专项检查、明察暗访、信访举报等渠道,加强对信息综合分析运用,实施系统综合监管,形成了监管合力。四是联合惩戒。建立医疗机构、医保医生、参保人员和药品供应企业信用评价体系。对医疗机构实行信用管理,与医疗保险服务协议签订和总额分配额度相结合;对医保医生实行"12分管理法",与其医保医生资格、职称评聘、职务晋升、评先树优等挂钩;对失信参保人员实行"黑名单"管理制度,实行重点监控;对药品供应企业,严格监管,实现"一处违规、处处受限"。

第四节 泰安市互联网医疗健康管理服务系统应用效果

一、健康管理一体化,服务更周全

把以人民健康为中心的思想融入工作全过程,聚焦生命健康全周期提供全方位服务,构建起"健康医保、健康医疗、健康医药"大格局。坚持医防并重,通过对慢性疾病患者进行筛查,达到早发现、早诊断、早治疗、早干预,并积极开展健康教育,提高了居民健康水平的目的。构建起"预防、诊断、治疗、慢性疾病管理和健康促进"一体化的新型医疗健康服务体系,有效降低了慢性疾病并发症和死亡率。

二、诊疗服务一体化,群众更满意

通过慢性疾病联合门诊建设,把慢性疾病复诊、续方、配药服务从大型医疗机构剥离出来,实现了诊疗、开方、医保审核、结算、取药一站式服务,极大地方便了患者,各项医保待遇100% 兑现,医疗服务更高效、更经济、更有人情味。一是群众少跑腿。推进慢性疾病联合门诊与互联网诊疗、复诊购药、送药上门服务和医保在线支付,有效保障了患者购药需求。二是群众少排队。患者就诊取药等待时间明显缩短,解决了排长队问题,就诊取药时间由以前的 2~3 小时缩短为 30 分钟。三是群众少花钱。慢病患者个人负担下降 5% 以上,取得了参保群众、医疗机构、医药企业、政府"四方满意"的效果,有力地促进了全市医养健康产业发展和"健康泰安"建设。

三、智能监管一体化,诊疗更规范

根据国家医保局、省医保局的要求,全面推进智能监控上线应用。市医保局联合微医集团有限公司投资建设的事前事中监管系统已覆盖全市所有定点医疗机构,医保局、医院和慢性疾病联合门诊实现了信息互通和共享,对医生开处方、下医嘱及开具检查项目等各个方面进行事前提醒、事中预警和事后审核的全过程监管,实施有力的约束和规范,大处方、大检查现象将会明显减少,实现医疗支出节约 10% 以上。

四、三医联动一体化,机制更完善

以慢性疾病联合门诊为突破口,落实了医药分开、按需改革的要求,实现了对公立医疗机构、药品经营企业的一体化管理;规范了医护人员的诊疗行为,促进了医疗机构的精细化管理;压缩了药价虚高的不合理空间,保障了药品供应;减少了医保基金支出,提高了医保基金的使用效率,较好地发挥了医保在"三医联动"中的基础性作用。

第五节　典型应用案例介绍

近年来,在泰安市委、市政府的坚强领导下,泰安市中心医院积极与微医集团有限公司加强合作,建立了以慢性疾病医联体为主要形式的慢病服务中心,通过对门慢特病患者的服务管理进行流程再造,全力推进了医疗、医保、医药三项能力的数字化协同,打造出线下+线上、院内+院外、专科+全科相融合的慢性疾病服务管理流程,构建了"预防、诊断、治疗、慢性疾病管理和健康促进"一体化的医疗健康服务体系。

泰安市中心医院慢性疾病服务中心通过三级联动的慢性疾病管理服务机制,实现"院内+院外""线上+线下"的慢性疾病连续管理。目前,门诊慢性疾病患者在中心医院的挂号、复诊、开方、医保审核、交费、取药等一系列就诊流程,由过去的 2~3 小时缩短到现在的20~30 分钟,大大减少了患者等待时间,有效缓解了线下就诊压力。疫情期间,泰山医院互联网医院迅速上线慢性疾病复诊购药专区,为广大慢性疾病患者提供在线复诊、医保结算、送药到家等服务,有效缓解了线下就医压力,减少了交叉感染风险,保障了慢性疾病用药需求。截至目前,中心已服务慢性疾病患者 15.5 万人次,线上服务 8 800 余人次,已对 2 476 名糖尿病患者进行建档管理,其中加入糖尿病专病管理群 561 人。

第二十八章

厦门大学附属第一医院互联网医院建设与应用

第一节 创新的互联网医院服务模式

2016年4月15日,厦门大学附属第一医院互联网医院上线试运行,采取"医院主导、企业共建、区域联动、服务全城"的建设模式,充分发挥互联网的技术创新优势和资源整合能力,为市民提供安全、便捷、高效的互联网医疗服务。互联网医院项目的建设通过统一平台,统一门户,统一终端和统一服务体系的模式,即"四个一"模式,来构建整体业务框架,为群众高效供给优质医疗健康资源,具体如下。

1. 统一服务平台　统一的互联网医院平台,作为各级医疗机构,行政主管部门,医生,患者,第三方机构的综合服务和运营服务平台。平台通过与医疗机构的信息系统进行对接,实现对基础诊疗服务的数据支撑;同时与区域性的卫生信息系统进行数据共享和交互。

2. 统一服务门户　为厦门市民打造统一的"互联网+医疗健康服务"网站门户,提供如预约挂号、互联网门诊、检验检查开单、报告查询、药品配送、在线随访等功能。

3. 统一服务终端　为医务人员量身定制统一的医疗服务管理工具APP,为患者提供多渠道的统一应用入口,例如APP、微信公众平台、小程序、支付宝服务窗等,方便医患进行有效连接和互动。

4. 统一服务体系　建立"研发+运维+运营"的一体化服务体系,保障互联网医院平台的实际运营效果能够达到项目预期。研发承担整体平台的系统建设、技术服务、系统运维和升级改造;为居民、医生、医疗机构提供相应的支持服务,包括机构接入服务、操作培训服务等;为平台推广、结算、合作方接入提供运营支撑服务(图28-1)。

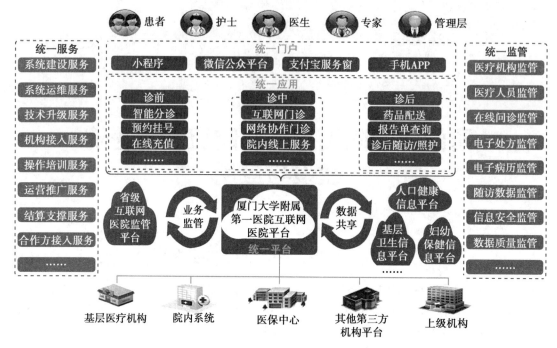

图 28-1　互联网医院业务架构图

第二节　互联网医院创新服务功能

一、互联网医院建设内容

互联网医院是以厦门大学附属第一医院为主体,联合智业互联(厦门)健康科技有限公司共同打造的医疗健康服务一体化的互联网平台,主要构成包含公众端、医生端(APP)、运营平台和管理平台。主要功能如下。

(一) 门诊服务

1. 预约挂号　支持使用无卡或绑定就诊卡两种方式进行预约,选择就诊日期、就诊科室、就诊医生,并完成预约挂号(分时段预约)功能。系统可通过配置实现是否允许挂当日号功能并支持退号功能。

2. 排队叫号　患者绑定就诊卡后,可实时查看就诊人的候诊信息(当前叫号/候诊人数等),及时推送候诊提醒业务。

3. 充值缴费　提供门诊在线支付的功能(诊间支付、扫码付等),支持支付宝、微信、银联等第三方支付方式。支持手机端查看可退费单据,包含退费单据项目明细、可退费金额,患者申请退费后,款项将退回原支付账户。

4. 就诊记录　可按时间轴、查询历次门诊信息,包括挂号科室、挂号医生、诊断、处方、检查检验、费用明细等。

5. 费用查询　支持按照时间轴,查询历史门诊记录,包含就诊时间、费用类别、已扣费用、未扣费用、合计费用、费用明细等。

6. 报告查询　系统支持患者查询检查、检验报告信息、病历、体检报告等功能,并实现在就诊各个环节及时给患者推送通知等功能。

（二）住院服务

1. 住院登记　患者绑定就诊卡后进行在线预约住院登记,填写联系电话、身份地址、所在地区后即可在线预约,医生在线开具住院申请后,患者持社保卡前往住院窗口办理住院即可,优化了患者办理住院的流程及等待时间。

2. 住院清单　支持患者线上查询每日住院清单,包括住院期间处方项目名称、价格、用法用量等信息。

3. 住院充值　通过微信医保电子凭证获取患者医保信息,支持患者线上进行住院押金充值,患者可持医保卡或电子医保凭证前往自助机打印腕带办理入院。

4. 住院结算　通过微信医保电子凭证获取患者医保信息,支持患者线上进行出院费用结算,并支持医保结算与自费补缴,减少患者排队等待时间。

（三）互联网诊疗服务

1. 线上线下一体化门诊　患者绑定就诊卡后,系统即可自动关联到患者线下、线上既往病史、诊断记录及检查检验报告等信息,患者自行选择相关记录提交复诊申请,在线完成复诊续方。

2. 医技开单/预约　医生可通过互联网医院在线开具血常规、超声、磁共振、心电图等检查检验项目申请单,患者在线完成缴费后即可预约检查时间（目前暂仅支持自费）。

3. 远程胎心监护　可为孕妇提供远程胎心监护服务。结合可穿戴胎心监护设备,在家可自主进行胎心监护,并且数据能自动传输到互联网医院,由医生在线完成报告判断。

4. 远程睡眠监测　患者在家使用无线呼吸监护仪和血氧指环进行监测,设备可远程实时采集体征数据,无须在院完成,体验舒适,数据精准。

（四）便民服务

1. 代寄服务　患者选择需要代寄的类别,输入姓名、病案号、影像号信息后上传相关凭证即可,目前提供检查、检验、病理、疾病证明书等二十余类的代寄服务。

2. 信用就医　患者通过互联网医院完成与信用机构或金融机构签约授权获取授信额度后,即可享受先诊疗后付费服务,支持亲情账户模式,实现个人额度多人共享使用。

3. 体检服务　体检前用户输入身份信息后即可进行半年内的体检时间预约,体检后可在线查询体检报告,并在线上设有健康管理门诊,为用户提供报告解读及转诊服务。

二、互联网医院特色业务功能

（一）实现了医技检查智能全预约

患者可在互联网医院平台通过医技预约功能,一键预约线上及线下所开单的检查项目,系统将自动根据各检查项目间的冲突规则,结合各检查项目的优先级和检查科室位置的最优路线等算法,对患者所选的待检查项目进行全自动预约,制订最优检查计划及路线。此外,在患者病情允许的情况下,系统会尽可能地将其多个待检查项目安排在同一天内完成,以减少患者多次往返医院的麻烦。

（二）实现了高效复诊

复诊患者完成互联网医院注册,绑定就诊卡后系统即可自动获取患者在线下的诊疗记录,自动完成身高、体重、过敏史、既往史等诊前信息的填写,免去了烦琐的人工输入环节,极大地提高了患者的线上就诊体验。接诊医生在判断患者病情稳定的前提下,可直接调研该患者线上或线下的历史处方,实现一键续方,快速完成接诊服务。

(三) 精准用药指导

患者在医院门急诊就诊结束后,若有在院内购药,医院系统将在药房摆药时,根据患者特征信息(基础信息和处方信息)生成个性化的精准性用药指导,并通过互联网医院推送至患者。该用药指导将专业的用药知识转化为通俗易懂的语言,以帮助患者理解处方,知晓特殊用药的注意事项以及药品特殊贮藏方法等,指导患者正确用药,避免用药事故的发生。

(四) 排队叫号提醒

通过互联网医院平台排队叫号功能,患者不仅可查看当前排队叫号情况,且能够设置叫号提醒,系统将推送一条提醒消息通知患者准备就诊/检查,避免在窗口前反复查看、询问叫号信息等重复性工作,同时,排队叫号的界面上会根据患者的检查项目,给出相应的检查注意事项,缩短检查准备时间。

(五) 在线办理入院手续

患者办理入、出院手续排队时间长的问题日益突出,为有效缓解该问题,提高患者满意度,在互联网医院推出入院手续在线办理功能,患者在线向医生申请开具住院证后,可直接线上进行住院预缴费用并申请办理入院,结合医院空余床位情况完成患者入院手续办理;同时,患者和陪护家属还可通过互联网医院在线完成门禁授权,直接扫脸进入病区,在护士站处打印腕带完成入院。

(六) 远程胎心监护

依托互联网医院平台,开展辐射全省的远程胎心监护服务,通过将传统电子监护技术、移动通信技术、产科医生一起组成一个闭环的网络系统,实时监测胎儿宫内情况,孕妇通过手机客户端上传,系统后台会进行大数据智能分析,根据评分高低匹配推送给值班医生进行最终判读。后台判读医生都是厦门大学附属第一医院主治医师以上职称,保证判读准确。孕 30 周起就可进行胎心监护检查,对于一些年龄偏大或者有一些合并异常情况的高风险孕妇,制订个性化的监护方案和时机,保证 7×24 小时全天候无死角的监测。

(七) 实现了在线医保结算

打通互联网诊疗"最后一公里"。实现了常见病、慢性疾病的患者仅需凭医保电子凭证即可进行在线复诊、续方、开药、在线即时结算诊察费和药品费用,并为患者提供送药上门服务,目前互联网医院医保目录上线 816 种药品,线上与线下实体医院的药品保持"同品同规同价"。

第三节　互联网医院业务运营模式

一、成立互联网医院管理组织架构

互联网医院运营管理是系统性工程,涉及临床科室、医务、信息、质管等业务部门的紧密配合,需要调动全院资源协同参与,因此医院采用线上同质化管理模式,由厦门大学附属第一医院互联网医院根据开展业务内容设置相应临床科室,并与实体医院的临床科室保持一致;设置了综合管理办公室、医疗药学质量管理办公室、信息技术服务与管理办公室、科研教学办公室、运营拓展办公室等行政职能科室(图 28-2)。

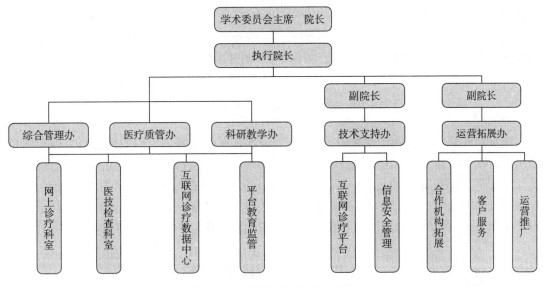

图 28-2　互联网医院组织架构图

二、院企联合运营,设置专岗专职

合作企业职业健康人员加入运营管理组织,互联网医院运营拓展办人员由医院专职人员与企业人员共同组成,双方共同负责互联网医院日常管理工作。运营拓展办设置专职人员编制为科员 2 名;企业派驻医院专职运营人员 2 名,后端远程运营支撑人员 5 名,分别为内容运营、平面设计、活动策划、400 客服等多个岗位,共同负责互联网医院运营日常事宜。

三、实施院科两级质量管理体系,管理线上线下一体化

1. 院级质量管理　由医院质量与安全委员会统一领导和总协调,院长为第一责任人。为确保互联网医院的全面质量与安全管理有效实施,设立互联网医院专业质量安全管理委员会,以进行专业化、精细化管理。

2. 诊疗平台质量管理　科主任是科室质量与安全管理第一责任人,诊疗平台相应的临床科室应负责组织成立科室互联网平台诊疗质量与安全管理小组,全面落实本科室质量与安全管理工作,完成医院质量与安全管理持续改进相关任务。

3. 职能部门质量管理　综合办、医疗质量管理办公室和科教办作为互联网医院管理职能的实施部门,明确本职责范围内的质量和安全管理重点,切实有效地实施质量改进和安全管理的监控与推进。组织实施质量改进和安全管理年度计划,质量与安全管理政策、方案,如卫生健康委进一步提高医疗服务行动计划、省市满意度调查、质量控制中心检查、等级医院年度评价方案等。

四、建章立制,最大限度地保障互联网医疗安全与质量

为了加强互联网医院的质量管理,确保医疗质量与安全持续改进,依据国家《互联网诊

疗管理办法(试行)》《互联网医院管理办法(试行)》《远程医疗服务管理规范(试行)》等规定,结合省级互联网医疗服务监管平台工作、总院开展的三级公立医院绩效考核、医院评价等医疗质量工作的部署和推进,积极开展各项医疗安全与质量评价工作,重点监管互联网医院的人员、处方、诊疗行为、患者隐私保护和信息安全等内容,围绕网络接诊规范、医疗质量管理、电子处方管理、药品审方等方面,拟定了14项管理规章制度。将互联网医院纳入总院的医疗质量控制体系,开展线上线下一体化监管,确保医疗质量和医疗安全。

五、建立互联网医疗服务用户评价管理体系

在互联网医院患者端设置患者评价入口,患者在医生服务结束后对服务医生进行满意度评价。以1~5颗星分别体现患者满意程度,按五星级数量占比统计医生好评率。对满意度低于等于3星的医生,由互联网医院400客服每月对患者进行回访,从医生接诊是否及时、医生回复是否及时、患者本次就医感受等方面进行统计调查。每月对3次以上出现小于或等于3星的医务人员,予以约谈,暂停互联网医院执业资格。

第四节　应用效果

厦门大学附属第一医院互联网医院的服务主要覆盖了厦门、漳州、泉州等地近1 000万人口,上线至今开通了儿科、妇产科、皮肤科、内分泌糖尿病科等136个科室;参与服务医生1 267名,截至2023年11月注册用户突破200万人,累计开展网络门诊91万余人次,为我国30个省级行政区及14个海外国家的用户提供诊疗服务,其中最远的患者来自英国伯明翰,用户好评率98.3%;发布原创科普文章1 600余篇,累计阅读量1 382万,微信公众号被新媒体大数据平台"清博指数"收录,WCI指数在全省医疗机构月榜排名中蝉联第2名,在厦门市蝉联第1名;累计开展远程胎心监护服务1.2万余人次,累计判读约6.4万份,紧急入院处置危重病例12例,挽救胎儿生命5例;2021年厦门市卫生健康委授予该院为"厦门市远程胎心示范培训基地",互联网医院先后获得"厦门市科技进步奖二等奖""全国改善医疗服务行动全国十佳案例""全国改善医疗服务行动推广多学科诊疗模式铜奖案例""线上线下一体化互联网医院全国最佳案例"等多项殊荣。

第二十九章

脑卒中智能康复慢性疾病
管理服务平台建设与应用

第一节　贵州省专慢疾病管理基本情况及创新模式

贵州省自2009年起启动慢性疾病综合防控示范区建设,截至2022年底,已成功创建10个国家级示范区,全省覆盖率达11%,还有41个省级慢性疾病综合防控示范区,全省覆盖率为46.6%。通过示范创建,以"政府主导、多部门协调、全社会共同参与"的慢性疾病防控模式正在逐步形成。贵州省卫生健康委于2019年9月成立了贵州省慢性疾病健康管理中心,并积极利用临床医疗机构的技术力量,建立了由疾病预防控制机构、医院、基层医疗卫生机构组成的综合防治体系。为解决基层医疗卫生机构的慢性疾病防治体系问题,已明确下文支持基层医疗卫生机构设立慢性疾病一体化门诊,建设慢性疾病一体化防治专科。

各市州根据不同条件,采取多种方式推进相关工作。例如,贵阳市第二人民医院(金阳医院)以下简称"金阳医院",为解决脑卒中后居民的"看病难、就医贵"和"三长一短"问题,打造了面向脑卒中康复及慢病管理等重点业务的智能康复慢病管理服务平台。该平台依托人工智能、物联网、5G通信等技术手段,依托智能康复诊疗平台和智能硬件的应用,可随时随地开展智能精准康复评估、主动康复训练等服务,实现远程问诊等功能,为居民提供优质的康复医疗服务和全生命周期的慢性疾病主动健康医疗管理。

第二节　脑卒中智能康复慢性疾病管理服务平台建设情况

一、整体规划与设计

脑卒中智能康复慢性疾病管理服务平台以"1135规划"为蓝图,分两阶段为贵州省脑卒中康复慢性疾病管理提供全生命周期自我健康医疗管理服务,实现"健康贵州、数字贵州"的宏伟目标。

第一阶段,拓展数字医疗领域,建立标杆型智慧康复医院示范项目,提升医疗资源共享和流转,加速康复科室的核心服务能力建设,实现智慧远程康复医疗服务的推广和应用。

第二阶段,提高智能康复与慢病管理医疗领域的深度融合应用,实现脑卒中全域主要综合医院、专科医院、社区卫生中心等多层级医疗机构的覆盖和应用,提高康复医疗智慧与决策的综合服务能力,实现居民就诊"小病在社区,大病进医院,康复回社区,健康进家庭"的模式。

（一）精准实施"1135 规划"

1. 建设一张智慧康复与慢性疾病管理服务网络　实现全场景覆盖,贵州全域康复医疗服务网络。

2. 构建一个脑卒中智能康复慢性疾病管理服务平台　运用云计算、云存储技术构建市、县"两级"脑卒中康复医疗平台,基于电子病历和居民健康档案两大基础数据库提供医疗、公卫、管理"三类"智慧医疗卫生云服务。

3. 打造三套体系　脑卒中智能康复慢性疾病管理平台建设管理体系、医联体脑卒中智能康复慢性疾病管理服务标准规范体系、脑卒中远程康复服务标准规范体系。

4. 实现五大系统模块　智慧康复健康管理、智慧康复院内运营、智慧康复计算机视觉评估、智慧康复多模态感知、智慧康复服务管理模块。

（二）智能康复医疗框架体系设计

对照国家《"十四五"全民健康信息化规划》,结合贵州省《贵州卫生健康发展"十四五"规划》以及全省实际情况,平台整体建设内容如下。

1. 建设一个综合平台,四大应用端口　①建设和完善金阳医院脑卒中智能康复慢性疾病管理服务平台,构建多级智能辅助诊疗、远程居家康复、远程会诊、康复共享学习平台和远程医疗与日常慢性疾病管理系统;②建设以医生端、用户端、运营端、管理端四大应用端口,涵盖智慧康复健康管理、智慧康复院内运营、智慧康复计算机视觉评估、智慧康复多模态感知、智慧康复服务管理五大系统模块。

2. 建设区域性共享智慧康复和慢性疾病管理服务平台　拓展紧密型医联体合作模式,构建紧密型康复医联体,从而增强居民就医保健幸福感、缓解居民就医难,费用高等问题,提高医生的诊疗工作效率,切实改善医患之间的关系。

3. 建设基层智能康复体系,打通数字智能医联体流转应用　建设基层智能康复体系,打通数字智能医联体流转应用,依托康复中心开展医联体之间跨医院、多病症、多场景的康复医疗服务,实现对远程居家康复的指导和服务。

4. 建设区域共享的康复学习、考核管理平台　根据一线康复医师、治疗师需求,建立集宣传教育、科普文化、专业提升、培训考核等内容于一体的成长型平台,面向医疗人员、患者提供康复内容。

5. 建设智慧康复科研一体化平台　充分利用临床数据和患者康复数据,康复数据反哺临床、科研,研发不同病症的主动康复干预方案,提升临床科研水平,加速康复医疗发展。平台总体逻辑架构见图 29-1。

二、应用场景及业务功能

针对脑卒中预后及运动功能障碍康复患者的管理,正逐步构建全域主要综合医院、专科医院、社区卫生中心等多层级医疗机构的应用和全覆盖（图 29-2）,以建立标杆型智慧康复医院示范项目,大幅度提升医联体/医共体间医疗资源共享和流转,加速康复科室医疗智能化、信息化、标准化等核心服务能力建设,同步实现智慧远程康复医疗服务推广和应用。

（一）院内康复场景

位于金阳医院的 MDT 多学科智能康复评估训练中心（图 29-3）,依托康复中心开展医

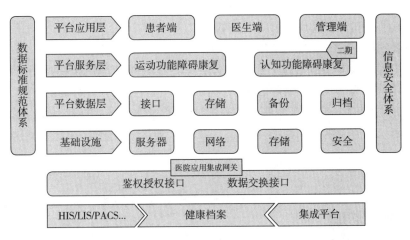

图 29-1 脑卒中智能康复慢病管理服务平台总体逻辑架构

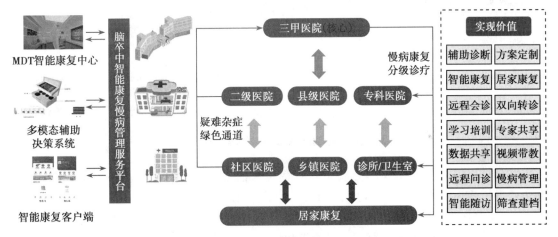

图 29-2 脑卒中智能康复慢病管理服务多级体系

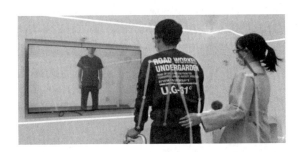

图 29-3 MDT 多学科智能康复评估训练现场

联体之间跨医院、多病症、多场景的康复医疗服务,实现对远程居家康复的指导和服务;实现多级智能辅助诊疗、智能康复评估、主动康复训练方案定制、远程居家康复管理、远程会诊、康复共享学习平台和远程医疗与日常慢病管理。

(二)居家康复场景

通过智能远程康复系统 APP(图 29-4),从患者到院就诊再到居家康复训练,形成了闭环式的康复评估体系,通过远程精准评估,提供了个性化、科学化的康复方案,有效改进康复进程,降低康复成本。金阳医院脑卒中智能康复慢病管理服务平台,依托人工智能技术,构建了集筛查、评估、诊断、干预治疗、服务、健康管理等于一体的综合康复医疗管理服务平台。

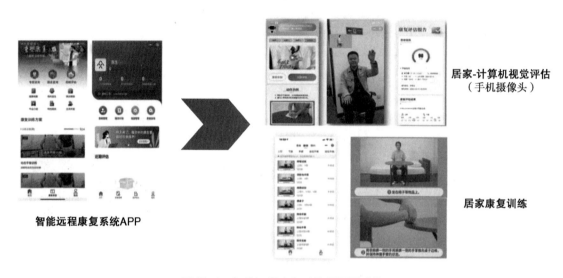

图 29-4　智能远程康复系统界面及功能

平台核心功能包括脑卒中风险筛查、AI 康复评估、康复训练、康复服务、专家咨询、主动健康管理等核心模块。

1. 脑卒中风险筛查功能　面向辖区内重点人群,提供脑卒中风险筛查预警服务,依托风险模型提供健康预警,给出脑卒中风险指数。

2. AI 康复评估功能　针对康复及慢性疾病人群,提供数字智能化评估,用户按照系统要求上传评估视频,既可得到康复评估结果,也可根据自身需求选择专家评估。

3. 康复训练功能　针对居家康复患者,无专业康复人员指导情况建设的一套主动康复训练模式,通过构建底层训练处方视频库,用户评估完成后,智能系统将推荐适宜患者的个性化康复方案,用户每日跟随方案进行训练,智能系统动态监测并优化方案,真正实现精准康复训练。

4. 康复服务功能　为居家康复用户提供专业化康复服务(包括远程精准评估、康复方案定制、训练监督反馈、康复训练指导、康复科普、随访工作等),用户可根据自身需求选择不同套餐内容的居家康复服务包。

5. 专家咨询功能　为解决用户医疗咨询需求,依托平台开通远程门诊,定期专家通过平台与患者进行双向交流,用户能够绑定服务医生享受专属的家庭医生服务。

6. 主动健康管理功能　针对每位用户个性化建立全周期健康档案,用户可依托平台开展自我主动健康和慢病管理,平台风险模型根据身体特征指标的变化形成健康指数和风险提醒,大幅提升居民主动健康意识和水平。

第三节　脑卒中智能康复慢性疾病管理服务平台业务开展情况

为构建完善的康复医疗服务体系,满足居民的康复医疗需求,金阳医院开展了以下业务:

(1)依托金阳医院建立智慧康复大脑,打造智慧康复医疗创新服务样板及核心,加速康复医学的信息化发展。

(2)建设 MDT 多学科智能康复医学中心,实现康复的智能评估诊断、康复干预方案智能定制、康复训练智能动态监测等功能,提升康复服务效率和质量。

(3)创建新型院内-居家康复医疗服务模式,构建院内-居家康复的桥梁,让居民享受高品质居家康复医疗服务。

(4)建立院内-社区-居家康复的全病程模式,依托智慧康复大脑和康复医学中心服务社区和居家康复患者,真正落地践行分级康复的理念。

(5)积极开展康复医疗人才培养和技能提升,提高康复医疗团队的专业素质,以满足全病程康复医疗服务的需求。

(6)优化与社区、居家康复服务机构的合作,构建完善的康复医疗服务体系,实现资源共享、优势互补。

(7)加大科研创新力度,提升康复医疗技术水平,为患者提供更加先进的康复医疗服务。

(8)开展心理疏导和康复科普工作,全面提升康复医疗服务质量,帮助患者缓解心理压力,提高康复信心。

第四节　创新应用模式提升服务能力

通过构建“全场景全生命周期自我健康医疗服务”模式,帮助医疗机构实现“智慧化康复诊疗、全面康复信息化”的转变,最终形成康复医疗的“全病程康复、主被动融合康复医疗”全新服务模式。

一、新技术应用提升了服务质量

根据康复的分型分期特点,结合人体生物力学原理、个体化差异及穿戴异常干扰等因素,构建基于动态特征的学习方法和自动判别适配模型,研发计算机视觉与可穿戴康复模块的高精度、高性能、个性化、智能化的适配技术和方法。

项目应用的产品包括脑卒中智能远程康复慢性疾病管理服务系统、可穿戴智能设备、康复智能化诊疗整体解决方案等产品。针对三甲医院医生,辅助诊断将减少医生重复性工作,为其提供更多的信息,以便医生制订最佳的治疗方案;针对基层医疗机构,系统将直接给出结果,快速有效地进行疾病的初筛,提高基层医生的诊疗效率及质量,释放医疗资源。同时依托平台打通上下级转诊及数据互通,解决了分级诊疗的难题。

二、创新服务模式提升了服务水平

搭建评估、训练、反馈一体化智能远程系统,打通院内、外全场景康复,构建覆盖医疗机构、社区家庭以及居家场景的智能评估、反馈、适配、训练的全流程康复服务新模式。

通过线上远程康复服务的模式,彻底摆脱传统就医不便的难题,依托智能系统实现线上、线下的全病程跟踪互动,大幅度提高服务效率和质量,专业康复师全程陪伴监督,通过多模式的康复指导加速患者康复进程。

打通居家康复"最后一公里",医院可实时掌握患者康复训练信息、及时调整训练方案,实现智能远程康复;降低康复医疗成本,降低医保和患者经济负担;扩大康复医疗服务半径,解决康复医疗资源不对称、时间空间成本高的行业难题;从被动康复改变为主动融合康复,通过人工智能算法及大数据分析体系专业定制个性化康复方案;基于专家资源和大量临床经验,利用人工智能优势,将既往康复量表主观评估提升为数字化、标准化、智能化评估,颠覆康复医疗模式;先进的康复闭环服务理念,配套软件+硬件+服务体系,实现不同场景下患者的康复评估-训练-反馈-再评估的全程服务。

第五节　系统应用成效

2023年,脑卒中智能康复慢性疾病管理服务平台在金阳医院进行临床试用,已累计服务患者近2 000人次,康复评估效率提升300%以上,评估准确性与临床评定一致性达95%以上,智能康复方案与临床康复方案吻合度达90%以上,取得了良好的社会效益及经济效益。其应用效果主要体现在以下几个方面。

1. 有效改善肢体运动功能　智能康复系统可以通过针对性的康复训练,改善患者肢体运动功能。

2. 有效提升患者平衡能力　智能康复系统能够通过训练帮助患者重新获得肢体运动协调能力,进而改善平衡功能。

3. 提供个性化治疗　智能康复系统能够根据患者的具体情况,提供个性化的康复治疗方案。

4. 增加康复治疗的效率　智能康复系统能够通过人工智能辅助,快速进行患者的评估,并形成针对性强的康复训练方案,减轻了治疗师的工作负担,提高了康复治疗的效率。

5. 促进患者参与　智能康复系统能够通过游戏化、虚拟现实等技术,增加患者对康复治疗的参与度和兴趣,提高患者的积极性和依从性。

6. 实时监测和数据分析　智能康复系统能够实时监测患者的生理数据和训练情况,并通过数据分析,为医生和患者提供全面的健康管理和治疗建议,有助于及时调整治疗方案和改善治疗效果。

如今,脑卒中智能康复领域已发展为能够实时有效采集院外康复训练反馈信息,循环迭代,为每位患者打造属于自己最优的、最匹配的康复方案,同时具备可量化、高精度、多场景、个性化的数字智能康复新模式。

第三十章

梅州市人民医院"5G+智慧物流配送系统"建设与应用

第一节 "5G+智慧物流配送系统"开发建设

一、项目建设目标

为建设智慧医院,梅州市人民医院(黄塘医院)在医院数智化方向进行了有益探索,尤其在"5G+物流机器人"方面进行了创新建设与应用。5G物流机器人融合了5G通信、人工智能、自主导航等多项前沿技术,有效替代了人工进行物资运输,不仅大大提高了工作效率,更重要的是降低了院内交叉感染的风险,为医护人员和患者的健康安全提供了有力保障。这一转型不仅有助于降低医院的运营成本,更能在服务质量上实现质的飞跃,为患者提供更加高效、便捷、安全的医疗服务。

医院于2022年初全新启用了现代智能化的住院大楼,该楼地下三层,地上二十层,占地广阔,整体占地51亩,总建筑面积超过10万平方米,为患者提供了一个舒适、便捷的疗养环境。然而,新住院楼原有的物流配送方式主要依赖患者家属、医护人员或专职递送人员来完成,这种方式不仅使得人与物流频繁交叉,增加了交叉感染的潜在风险,同时也可能导致物品在传递过程中受到污染、损坏甚至丢失,给医院的正常运作带来不便及隐患。

医院为致力于提升物流配送效率,降低人员交叉感染、物流混乱的风险,实现药品、标本等物资闭环管理,借助5G专网通信技术的强大支持,在全院各楼宇的多个关键场景(涵盖药房、静配中心、核医学病区、员工餐食、供应室、医疗废弃物、临检中心、手术室等)深入实践和探索智慧物流的创新应用。通过这一系统的逐步构建与完善,医院为患者提供了更加安全、高效、便捷的医疗服务环境。

二、智慧物流配送系统架构设计

借助无人物流系统,医院成功地将无人驾驶技术与5G物联网、机器视觉、云计算等尖端科技相融合(图30-1)。通过灵活搭配不同的底盘和箱体,该系统能够高效地满足户内外配送多类型物资的运输需求,从而彻底改变了传统的人工物流方式。它不仅能在户外、阳光下以及高温环境中稳定运行,还具备出色的防水性能。最重要的是,该系统实现了物资运输与流转的全流程闭环管理,为现代化物流体系树立了新的标杆。

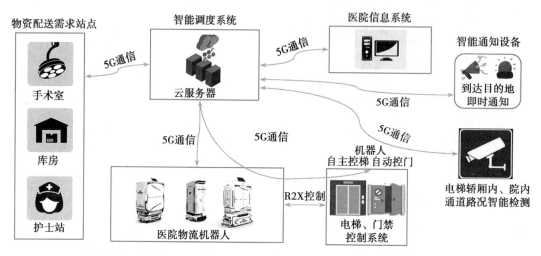

图 30-1　梅州市人民医院"5G+智慧医院"智慧物流配送系统总体架构图

　　智慧物流配送系统是由多机调度系统、路径规划系统、导航系统、避障系统以及智能管理系统等多个精心设计的子系统所组成的综合解决方案。

（一）多机调度系统

1. 任务分配　合理地为各个机器人分配配送任务。

2. 故障响应　在机器人发生故障时,迅速作出反应并进行处理。

3. 监控地图　提供实时的地图监控,掌握全局动态。

4. 机器人状态监控　实时监测机器人的工作状态和性能。

5. 路况监控　对配送路径的路况进行实时监控,确保通行顺畅。

6. 动态位置监控　实时追踪机器人的位置,确保配送的准确性。

（二）路径规划系统

1. 实时路径规划　根据实时路况和机器人状态动态规划最优路径。

2. 动态纠错　在配送过程中实时纠正路径偏差,确保配送的准确性。

3. 高精度地图　提供高精度的医院环境地图,支持复杂的路径规划需求。

4. 复杂条件预设　预设多种复杂条件下的路径规划方案,提高应对能力。

5. 立体交规与道路管理　定义并管理医院内的立体交通规则,确保机器人通行得安全有序。

6. 规划特殊节点定义　对医院内的特殊地点进行定义和管理,满足特定的配送需求。

7. 交通规则定义　为机器人设定需要遵守的交通规则,保障其在医院内的合规行驶。

（三）导航系统

1. 感知融合　融合多种传感器数据,提高导航的准确性和稳定性。

2. AI 学习　通过 AI 技术不断学习优化导航策略,提升导航效率。

3. 医院环境认知　深入理解医院环境特点,为导航提供精准的环境模型。

4. 3D 视觉建模　利用 3D 视觉技术建立医院环境的详细模型,支持复杂导航需求。

5. 高精准定位　提供高精度的定位服务,确保机器人在医院内的准确导航。

（四）避障系统

1. **智能绕行** 在遇到障碍物时,智能地选择绕行路径,确保配送的连续性。

2. **基于环境理解的运动规划** 根据对环境的深入理解,规划出安全、高效的避障路径。

（五）智能管理系统

1. **机器统筹** 对医院内的所有机器人进行统一管理和调度,确保配送任务的高效执行。

2. **站点组态管理** 对配送站点进行灵活配置和管理,满足多样化的配送需求。

3. **地图融合** 将医院地图与机器人地图相融合,实现全局统一的地图管理。

4. **权限控制** 对系统用户进行权限管理,确保系统的安全性和稳定性。

5. **数据统计与大数据分析** 对配送数据进行统计和分析,以优化配送策略提供数据支持。

6. **站点数据监控** 实时监控配送站点的数据状态,确保配送的准确性和及时性。

7. **交接闭环管理** 对物资交接过程进行闭环管理,确保配送过程的完整性和可追溯性。

三、智慧物流配送系统网络技术方案

智慧物流配送系统采用 SA 独立组网的 5G 网络架构,依据院内主要建筑和接入点密集区域进行精准基站部署,确保整个院区都能享受到稳定高效的 5G 网络覆盖(图 30-2)。智慧物流配送系统充分利用 5G 云边缘计算能力,实时采集机器人行驶环境的图像数据,并进行精准物体识别。同时,借助 5G 网络的超低延迟特性,系统能够实时追踪机器人的运动轨迹,实现精准合理的调度。此外,5G 网络支持海量、高密度连接的优势使得云端服务器能够集中管理多个场景中的机器人、门禁、电梯、智能通知设备及路况检测设备等,确保机器人在复杂的医院环境中能够自如穿梭、安全高效地执行任务。

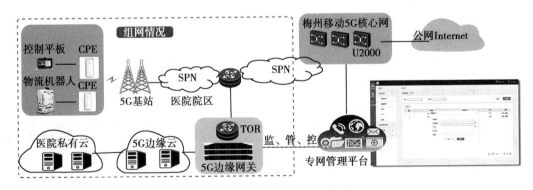

图 30-2 5G 专网技术方案架构

四、业务功能设计

1. **基本功能** 本系统集成了智能任务分配、自主导航避障、电梯门禁控制和自动回充等功能,设计重点考虑安全性,配备急停开关、语音提示和防撞传感器。结合物联网技术和蜂巢货柜管理,实现物资流向的实时监控和安全交接,操作简便且高度自动化,符合医院业务流程。

2. 订单管理与调度　系统以"订单"形式分配机器人任务,支持多种前端设备下单方式,实现柔性对接。订单按任务类型设优先级,机器人可动态接受和处理不同优先级订单。

3. 动态路径规划　系统根据时间和交通情况规划最优路径,包括电梯使用,可适应夜间特定路线和避免拥堵的动态调整,确保高效运输。

4. 交通资源监控与调度　在多机器人协同工作场景中,系统智能监控和调度交通资源,如电梯,根据机器人和电梯状态优化分配,减少冲突,提高运输效率。

5. 可视化管理　系统提供全天候机器人状态监控和订单跟踪功能,实时掌握物资状态和机器人运行情况。可视化界面直观展示运行数据、工作状态和配送分析,助力医院高效管理。

6. 应急处理机制　物流机器人系统具备完善的应急处理机制,包括紧急制动、异常情况报警、手动调整优先级等功能,确保机器人在遇到紧急情况时能够迅速响应并恢复正常状态,保障医院物流的顺畅运行。同时,智慧物流配送系统提供可视化的订单管理界面,方便人工临时调整订单优先级,满足特殊情况下的医疗物资配送需求。

第二节　"5G+智慧物流配送系统"业务应用情况

智慧物流配送系统依托 5G 物联网、无人驾驶、机器视觉及云计算等尖端技术,为医院量身打造了一种新型物流方式。该系统通过灵活适配不同机型和业务流程,满足医院在物资运输方面的特定需求,且无须对建筑进行大规模改建,即可快速部署使用。

梅州市人民医院便是这一技术的先行者。通过构建全院级的"5G+智慧医院"智慧物流配送系统,医院成功地将人流和物流流线分离,从而解决了传统人工配送方式所带来的诸多问题,如高昂的人力和管理成本、交叉感染风险、配送时效性差、高错误率以及难以管控的配送过程等。这不仅大幅提升了药品、标本、器械等物资的配送效率,还为一线医护人员减轻了工作负担。

自 2023 年初起,梅州市人民医院以口服药品、静配输液及检验标本三大业务场景为核心,率先在住院楼开展了 5G+智慧物流配送系统的应用。此举不仅体现了医院在智能化转型方面的决心和实力,也为实现全院区全场景应用奠定了良好的基础。

一、口服药品智慧物流配送服务

梅州市人民医院在住院楼的南北塔楼 30 个病区部署了 6 台一体式(门货柜)机器人,负责全天候的药品运输工作(图 30-3)。这一创新举措彻底改变了以往依赖人力自行取药、手工登记且无法有效追溯的传统模式。现在,通过全程机器人配送,住院楼所有病区的药品实现了无人化、自动化运输,不仅保障了药品运输的安全、精准和高效,还能够轻松定位和追溯任何差错,从而实现了药品的闭环管理。

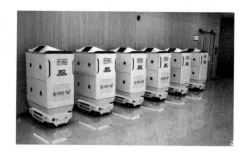

图 30-3　机器人药房外等待呼叫上岗图

当病区需要药品时,医护人员通过 HIS 系统下发医嘱。药房的药师根据这些医嘱,包括长期和临时医嘱,为每个住院病区准备好所需药品。随后,药师只需在平板上启动机器人运输任务,智能调度系统便会指派合适的机器人前往装货地点。药师将药箱放入机器人的货柜中,机器人便会根据指令开始配送。

这些机器人具备自主开关门和自主乘梯的能力,在运输过程中全程保持封闭式状态,确保药品的安全和卫生。当机器人到达护士站时,医护人员通过鉴权开门,轻松存取本科室下单的药品(图30-4)。这一流程不仅大大提升了药品配送的效率,还降低了人为错误的可能性,为医院的药品管理带来了革命性的改变。

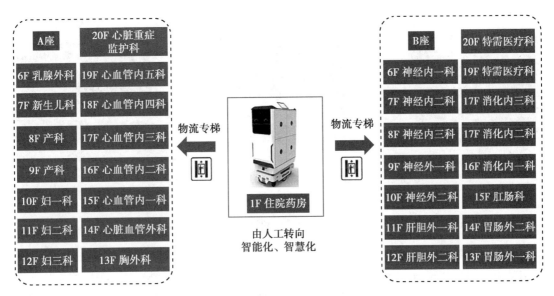

图 30-4　机器人配送药品服务区域示意图

二、静配输液跨楼宇智慧物流配送服务

为满足医院静配中心跨楼宇的大输液运输需求,梅州市人民医院采用了分体式机器人替代传统护工。静配中心每天需处理两个批次的药品,同时还需应对不固定的临时医嘱,药品运载量相当大。神内、神外、胃肠等科室平均每次需求为2~4箱,而其他科室则基本为1箱。

在这一背景下,分体式机器人展现了其卓越的性能和灵活性。它们根据医嘱,在静配中心完成大输液的配制后,将药品按科室分类装入智能货柜。随后,机器人便根据指令,从5号楼9F静配中心出发,跨楼宇将药品配送至9号楼的30个病区(图30-5)。这一过程完全实现了24小时户内外的全程封闭式运输,无论是强光、黑暗还是小雨等户外场景,都能确保药品的安全和卫生。

通过智能调度系统,机器人能够高效地执行多病区、多配送的并发任务。分体式设计的灵活性和高复用性,使得机器人在高峰期能够轻松应对固定医嘱和临时用药的及时运输需求。当机器人到达护士站时,医护人员只需通过鉴权开门,便能快速、准确地存取本科室所需的药品。

这一系统的应用,不仅保障了药品运输的安全和精准性,避免了错拿、漏拿等人为错误,还实现了全程的闭环管理。梅州市人民医院通过引入分体式机器人,成功提升了静配中心的工作效率和配送准确性,为医护人员和患者提供了更加优质的服务。

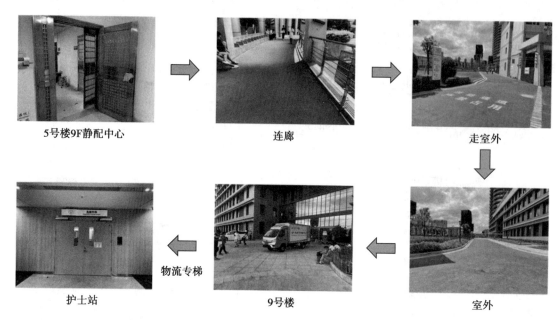

图 30-5 机器人跨楼宇配送静配物资服务运输路线

三、临床检验中心标本智慧物流配送服务

标本送检是医院繁杂且重要的工作,每天从早上6点30分开始,固定送检6次,而临时送检则平均每个科室每天3次。为了满足9号楼30个病区的标本配送需求,医院采用了分体式机器人进行配送。这种机器人不仅能够满足固定送检模式的需求,即按科室需求自主定时回收标本,无须人工下单,还能够适应临时送检模式,即科室按需呼叫机器人运输临时标本。

在具体操作中,各科室将需要送检的标本分类装入智能货柜。随后,机器人根据指令跨楼宇配送至检验中心。在这一过程中,机器人能够满足24小时户内外的全程封闭式运输需求,无论是强光、黑暗还是小雨等户外场景,都能够确保标本的安全和完整性。

梅州市人民医院通过引入分体式机器人进行标本配送,不仅提高了工作效率和准确性,还为医护人员提供了更加便捷、高效的服务体验。这是医院在智能化转型和提升医疗服务质量方面取得的又一重要成果。

第三节 提升了医院管理和服务水平

一、助力提升医院综合管理水平

智慧物流配送系统,以5G物联网技术、无人驾驶技术、机器视觉技术、云计算为基础,通过灵活搭配不同底盘和箱体,精准满足医院各特定场景的物资运输需求。此系统高效替代了传统的人工或机械化物流方式,实现了医院内部物资的高效流转。其低资源消耗、高带动系数及卓越的综合效益,不仅与国家、省、市的发展政策相契合,更能有力推动医院信息化的快速发展,显著提升医院综合管理水平,实现医疗发展与改革的双赢。

二、降低物流综合成本

相较于传统人力物流方式,智慧物流配送系统的医院物流机器人无须建设专用通道,不占用额外建筑面积,运行更为安全可靠。它能 7×24 小时全天候待命,快速响应需求,且信息化程度高,管理成本低廉。此外,机器人还能独立操控电梯、自动门、防火门等设施,轻松实现跨楼层、跨科室的物流运输。其部署灵活简便,路径和站点可随需调整,彻底解决了传统物流系统一旦建成便难以更改的难题。

三、提升物流运输的时效性和安全性

该系统确保了物品运输的全程封闭性和高度安全性,通过权限管理功能,确保各科室药品的独立性和准确送达。同时,系统还实现了药品运输的全流程闭环管理,可实时追踪药品流向。其自动识别目的地功能更是大幅提升了药品运输的精准性,彻底消除了人为差错的可能性,实现了全年配送服务的零差错纪录。

截至 2023 年底的统计数据显示,药品智慧物流配送服务已成功完成 38 809 次配送,平均每次仅需 15 分 08 秒;静配物资跨楼宇配送服务完成了 28 567 次,平均每次 30 分 05 秒;临床检验中心标本配送服务也已完成了 22 136 次,平均时长为 20 分 50 秒。这些物流机器人以 0.8m/s 的适中速度,全天候提供响应服务,累计运行距离达到了惊人的 105 267.6 公里,高效地替代了医院内的运输工作人员,出色地完成了各项繁重的配送任务。

梅州市人民医院 5G+智慧物流配送系统应用项目不仅为医院物流运输领域带来了新的变革,更为医护人员和广大患者带来了实实在在的福祉。这一创新实践值得广大的医院借鉴和学习。

参 考 文 献

［1］国家统计局.中华人民共和国2019年国民经济和社会发展统计公报［EB/OL］.(2020-02-28)［2023-05-06］. https://www.stats.gov.cn/sj/zxfb/202302/t20230203_1900640.html.

［2］国家发展改革委,中央宣传部,教育部,等.国家基本公共服务标准(2021年版)［EB/OL］.(2021-04-21)［2022-06-06］. https://www.ndrc.gov.cn/xwdt/tzgg/202104/t20210420_1276842.html.

［3］国务院应对新型冠状病毒肺炎疫情联防联控机制综合组.关于印发以医联体为载体做好新冠肺炎分级诊疗工作方案的通知［EB/OL］.(2022-12-07)［2023-08-08］. http://www.nhc.gov.cn/yzygj/s3593g/202212/8a38e403dea2489bae9b292868073b27.shtml.

［4］国家卫生健康委.中国健康老年人标准:WS/T 802—2022［S/OL］.(2022-09-28)［2023-07-04］. http://www.nhc.gov.cn/wjw/lnjk/202211/89cb032e5a4a4b5499dfa9f0d23243ff.shtml.

［5］国务院办公厅.国务院办公厅关于印发中国防治慢性病中长期规划(2017—2025年)的通知［EB/OL］.(2017-01-22)［2022-12-06］. https://www.gov.cn/gongbao/content/2017/content_5174509.htm.

［6］教育部办公厅.教育部办公厅关于加强学生心理健康管理工作的通知［EB/OL］.(2021-07-07)［2022-11-06］. http://www.moe.gov.cn/srcsite/A12/moe_1407/s3020/202107/t20210720_545789.html.

［7］国家卫生健康委,财政部,人力资源社会保障部,等.关于推进家庭医生签约服务高质量发展的指导意见［EB/OL］.(2022-03-03)［2023-09-16］. https://www.gov.cn/gongbao/content/2022/content_5699934.htm.

［8］国家统计局.2021年第七次全国人口普查公报(第一号)［EB/OL］.(2021-05-11)［2023-09-26］. https://www.stats.gov.cn/sj/zxfb/202302/t20230203_1901081.html.

［9］中华人民共和国国务院."十四五"国家老龄事业发展和养老服务体系规划的通知［EB/OL］.(2021-12-30)［2022-11-06］. https://www.gov.cn/zhengce/content/2022-02/21/content_5674844.htm.

［10］王稳,范娟娟.健康保险经营与管理［M］.北京:中国财政经济出版社,2018.

［11］冯鹏程.社商融合型多层次医疗保障制度:国际经验和中国路径［M］.北京:中国财政经济出版社,2021.

［12］动脉网.2022年数字化精神心理健康服务行业蓝皮书［EB/OL］.(2022-04-27)［2023-03-22］. https://www.vbdata.cn/54789.

［13］中国周刊网.2019年中国精神心理互联网医疗服务行业白皮书［EB/OL］.(2020-01-08)［2023-03-22］. http://www.chinaweekly.cn/39108.html.

［14］中商产业研究院网.2022年中国慢性病管理市场现状及发展困境预测分析［EB/OL］.(2022-06-15)［2023-05-16］. https://www.askci.com/news/chanye/20220615/1040571890442.shtml.

［15］姜中石,尤莉莉,杨思琪,等.我国居民健康档案的建立及利用情况:基于东中西三省份的需方调查［J］.中国全科医学杂志,2022,25(13):1539-1544.

［16］卢正源.2023—2028年中国慢病管理行业市场前瞻与投资战略规划分析报告［EB/OL］.(2021-07-26)［2022-12-18］. https://www.qianzhan.com/analyst/detail/220/210726-850029e0.html.

［17］张树峰,杨建宇.中医治未病学教程［M］.北京:人民卫生出版社,2018.

［18］林冰,张欣悦,张永康,等.中医体质辨识系统的设计与实现［J］.成都中医药大学学报,2016,39(4):
　　 123-125.

［19］任晋宇,白琳,钟华.中医辅助诊疗推荐系统设计与实现［J］.中国中医药图书情报杂志,2021,45(3):1-5.

［20］孙明俊,张丹,郑明智,等.基于人工智能的类风湿性关节炎中医辅助诊疗系统［J］.模式识别与人工
　　 智能,2021,34(4):343-352.

［21］郑建欣,郑煊斐,朱善岚.探索基层医院开展智慧中药房的思路［J］.海峡药学,2021,33(9):210-212.

［22］田利源,朱玲,刘静男,等.2022年中国企业健康管理发展报告［M］//武留信.中国健康管理与健康产
　　 业发展报告 NO.5(2022).北京:社会科学文献出版社,2023.

［23］国家卫健委办公厅.国家卫健委办公厅关于公布一批职业健康保护行动组织实施、"职业健康达人"
　　 和健康企业建设等优秀案例的通知［EB/OL］.(2023-05-26)［2023-10-06］. http://www.nhc.gov.cn/
　　 zyjks/s7824k/202306/f1e9284ebf7941a38cdd6b5fbbd3ac09.shtml.

［24］杨坤,刘爱萍,薛勇,等.企业职工健康管理需求调查及影响因素分析［J］.中华健康管理学杂志,2014,
　　 8(5):4.

［25］何慧,吴伟晴,廖淑萍,等.智慧健康管理的实践与探索［J］.中华健康管理学杂志,2023,17(1):63-66.

［26］曾强,高向阳,白书忠.智慧健康管理的理论与实践［J］.中华健康管理学杂志,2022,16(1):3-6.

［27］曹瑞华,王凌妍,朱敏.第二医学中心远程数字医疗助力老年健康干预［EB/OL］.(2022-01-26)［2023-
　　 05-06］. https://www.301hospital.com.cn/want/news/Hospital/detail/9382.html.

［28］祁思远,刘传斌,徐国.爱心汇聚红十字·携手同行战疫情！第二医学中心国家老年疾病临床医学研
　　 究中心获"抗疫集体"荣誉［EB/OL］.(2020-5-14)［2023-05-06］. https://www.301hospital.com.cn/want/
　　 news/Hospital/detail/5267.html.